PEET 대비

OX
문제집

mega MD

메가엠디는
당신의 꿈을 응원합니다
megaMD Roots for You, Your Victory!

OX 문제집

왜?
OX 문제집 인가?

메가엠디 자연과학추론연구소가 제안하는
PEET 개념 완성 비법

> 이론은 열심히 공부했는데, 문제는 풀리지 않는다. **무엇이 문제일까?**

메가엠디의 고민은
문제풀이를 막 시작한 수험생들의 고민으로부터 시작되었습니다.
이론은 열심히 공부했는데 문제를 풀지 못한다면, 무엇이 문제일까요?

문제풀이를 어려워하는 수험생들을 분석한 결과,
대부분의 수험생이 이론 학습 완성도가 미흡하거나
실전 유형의 지문, 보기, 선지에 대한 이해가 낮았습니다.

문제 해결의 핵심은
이론과 문제풀이 사이의 연결고리를 찾는 것입니다.

OX문제집은
실전 유형의 보기와 선지를 활용하여
이론 학습과 실전 문제풀이를 잇는 연결고리입니다.

문제풀이 전 이론 정리를 위한
개념 완성 "**OX 문제집**"

더욱 새로워진 OX 문제집
어떻게 구성되어 있을까?

l 문제편

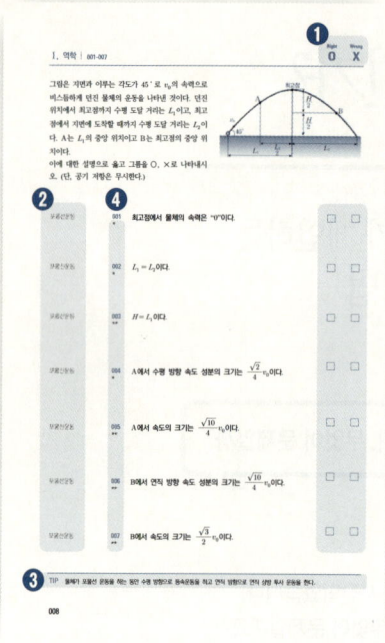

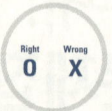

❶ OX 체크
과목별 특성에 맞는 실전 유형 문제,
핵심 이론에 대한 깊이 있는 문제를
OX로 판단하여 PEET 개념 및 이론 학습

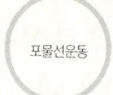

❷ Keyword
핵심 개념 키워드를 수록하여 주요 개념을
한 번 더 확인하고, 틀린 문제는
해당 개념 위주로 효율적인 복습

❸ TIP
핵심 이론을 TIP으로 정리하여
문제 풀이 시 중요 이론을 한 번 더 확인하고,
PEET의 주요 출제 포인트까지 확인

❹ 난이도
문항별 난이도를 확인하며 자신이 취약한 유형
또는 현재 자신의 학습 수준을 파악

l 해설편

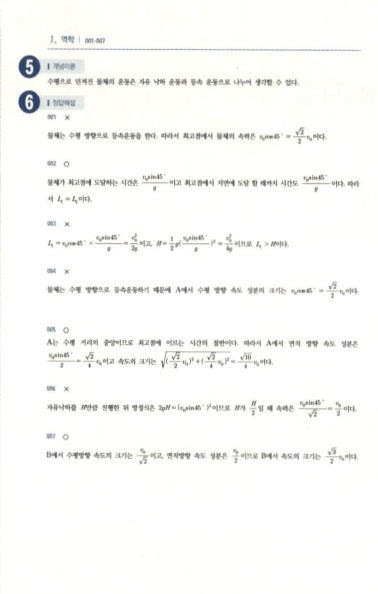

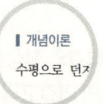

❺ 개념이론
문제 풀이를 위한 주요 개념 및 핵심 이론을
수록하여, 지문과 문제를 완벽하게 이해

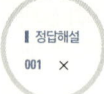

❻ 정답해설
메가엠디 자연과학추론연구소가 제시하는
상세한 풀이와 자료 분석 내용을 학습하며,
출제자의 의도까지 확인

이 책의 차례

Ⅰ. 역학 ··· 007

Ⅱ. 유체역학 ·· 037

Ⅲ. 열역학 ·· 047

Ⅳ. 파동과 빛 ·· 071

Ⅴ. 전자기학 ·· 103

Ⅵ. 현대물리학 ·· 149

문제풀이 전 개념 정리를 위한
OX 문제집

I
역학

I. 역학 | 001-007

그림은 지면과 이루는 각도가 45°로 v_0의 속력으로 비스듬하게 던진 물체의 운동을 나타낸 것이다. 던진 위치에서 최고점까지 수평 도달 거리는 L_1이고, 최고점에서 지면에 도착할 때까지 수평 도달 거리는 L_2이다. A는 L_1의 중앙 위치이고 B는 최고점의 중앙 위치이다.
이에 대한 설명으로 옳고 그름을 ○, ×로 나타내시오. (단, 공기 저항은 무시한다.)

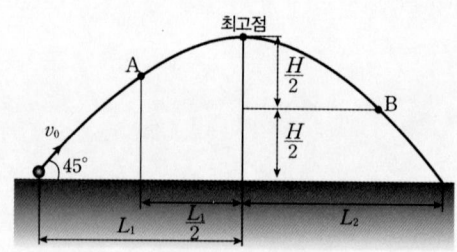

| 포물선운동 | 001 ★ | 최고점에서 물체의 속력은 "0"이다. |

| 포물선운동 | 002 ★ | $L_1 = L_2$이다. |

| 포물선운동 | 003 ★★ | $H = L_1$이다. |

| 포물선운동 | 004 ★ | A에서 수평 방향 속도 성분의 크기는 $\frac{\sqrt{2}}{4}v_0$이다. |

| 포물선운동 | 005 ★★ | A에서 속도의 크기는 $\frac{\sqrt{10}}{4}v_0$이다. |

| 포물선운동 | 006 ★★ | B에서 연직 방향 속도 성분의 크기는 $\frac{\sqrt{10}}{4}v_0$이다. |

| 포물선운동 | 007 ★★ | B에서 속도의 크기는 $\frac{\sqrt{3}}{2}v_0$이다. |

TIP 물체가 포물선 운동을 하는 동안 수평 방향으로 등속운동을 하고 연직 방향으로 연직 상방 투사 운동을 한다.

I. 역학 | 008-014

그림은 아주 작은 공을 v_0의 속력으로 수평하게 던진 물체의 운동을 나타낸 것이다. 던진 위치로부터 수평 거리가 l과 $2l$ 만큼을 지나는 순간 h 만큼의 높이 차를 나타내었다.
이에 대한 설명으로 옳고 그름을 ○, ×로 나타내시오. (단, 공기 저항은 무시하고 중력 가속도는 g이다.)

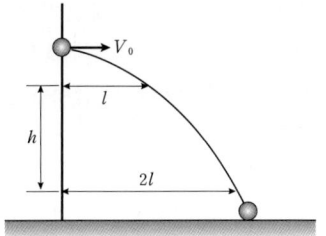

알짜힘, 가속도 | **008** ★ | 물체가 운동하는 동안 알짜힘의 크기는 증가한다.

2차원 운동 | **009** ★ | 던진 위치로부터 수평거리가 l이 되는 동안 걸리는 시간은 $\dfrac{l}{v_0}$ 이다.

등가속도운동 공식 | **010** ★★ | 던진 위치로부터 수평거리가 $2l$이 되는 동안 높이 차는 $\dfrac{2gl^2}{v_0^2}$ 이다.

등가속도운동 공식 | **011** ★ | 중력 가속도 $g = \dfrac{v_0^2 h}{3l^2}$ 이다.

등가속도운동 공식 | **012** ★★ | 다른 조건은 일정하고 v_0가 증가하면 h는 증가한다.

등가속도운동 공식 | **013** ★★ | 다른 조건은 일정하고 l이 2배가 되면 h는 4배가 된다.

등가속도운동 공식 | **014** ★★ | 던진 위치로부터 수평거리가 l이 되는 동안 높이 차는 $\dfrac{1}{4}h$이다.

TIP 포물선 운동의 수평 방향은 등속운동이고, 수직방향운동은 연직상방운동이다.

I. 역학 | 015-021

그림은 높이 h에서 물체 A가 자유낙하하고, 동시에 수평거리 L만큼 떨어진 곳에서 물체 B가 속도 v_0로 수평하게 던져지는 것을 나타낸 것이다. 두 물체는 동시에 지면의 같은 지점에 도달하였다.
이에 대한 설명으로 옳고 그름을 ○, ×로 나타내시오. (단, 중력 가속도는 g이고, 공기 저항력과 물체의 크기는 무시한다.)

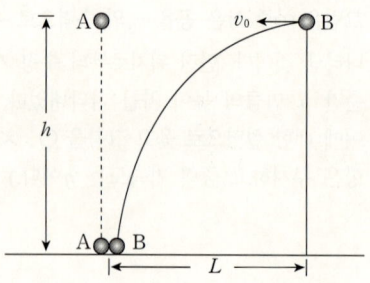

자유낙하 | **015** ★ | 떨어지는 동안 두 물체의 높이는 같다.

자유낙하 | **016** ★ | 떨어지는 동안 두 물체의 가속도는 같다.

자유낙하 | **017** ★ | 떨어지는 동안 두 물체의 속력은 같다.

상대속도, 자유낙하 | **018** ★ | 떨어지는 동안 A에 대한 B의 상대속도의 크기는 v_0이다.

등가속도운동 공식 | **019** ★ | A가 지면에 도달할 때까지 걸린 시간은 $\sqrt{\dfrac{2h}{g}}$이다.

등속도운동 | **020** ★ | B가 지면에 도달할 때까지 걸린 시간은 $\dfrac{L}{v_0}$이다.

등가속도공식, 등속도운동 | **021** ★★ | $v_0 = \sqrt{\dfrac{2gL^2}{h}}$이다.

TIP A, B의 수직 성분 운동은 같지만, 수평 성분은 다르다.

I. 역학 | 022-028

그림은 수평면 상에서 P점으로부터 거리가 각각 R_A, R_B인 지점에서 물체 A와 B를 같은 속력 v_0으로 각각 수평면에 대해 $45°$, θ의 각으로 동시에 쏘아 올리는 것을 나타낸 것이다. A와 B는 같은 위치인 P에 도달하였고, 수평면으로부터 최고점의 높이가 A가 B의 2배이다. 이에 대한 설명으로 옳고 그름을 ○, ×로 나타내시오. (단, g는 중력 가속도이고, 공기의 저항과 물체의 크기는 무시한다.)

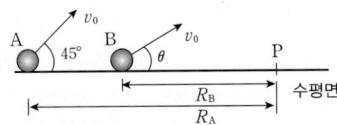

포물선운동　022 ★　최고점에 도달하는 시간은 A가 B의 $\sqrt{2}$ 배이다.

포물선운동　023 ★　P점에 도달하는 시간은 A가 B의 $2\sqrt{2}$ 배이다.

포물선운동　024 ★　출발점에서 속도의 수직방향 성분은 A가 B의 $\sqrt{2}$ 배이다.

포물선운동　025 ★　$\theta = 30°$이다.

포물선운동　026 ★　$R_A : R_B = 2 : \sqrt{3}$ 이다.

포물선운동　027 ★　최고점에서 속력은 A가 B의 $\sqrt{2}$ 배이다.

포물선운동　028 ★★　$\theta = 60°$이면 최고점의 높이는 A가 B의 $\sqrt{\dfrac{2}{3}}$ 배이다.

TIP　최고점에 도달하는 시간은 속도의 수직 성분에 비례한다.

I. 역학 | 029-035

그림은 크기는 같고 질량이 다른 두 물체 A와 B를 같은 속력 v_0로 윗 방향으로 동시에 던진 것을 나타낸 것이다. 물체가 운동하는 동안 공기의 저항력을 받고, 속력이 v인 물체가 받는 공기 저항력의 크기는 kv이다. B의 질량은 A보다 크다. 이에 대한 설명으로 옳고 그름을 ○, ×로 나타내시오. (단, 중력 가속도는 g이다.)

분류	번호	설명	O	X
연직상방운동, 공기저항력	029 ★★	최고 높이에 도달하는 데 걸리는 시간은 A가 B보다 짧다.	☐	☐
공기저항력	030 ★	최고 높이에 도달하는 동안 속도변화량은 A가 B보다 크다.	☐	☐
가속도, 공기저항력	031 ★★	최고 높이에 도달하는 동안 평균가속도의 크기는 A가 B보다 크다.	☐	☐
연직상방운동	032 ★★	최고점의 높이는 B가 A보다 높다.	☐	☐
연직상방운동, 최고점	033 ★	최고점에서 물체의 가속도는 B가 A보다 크다.	☐	☐
연직상방운동, 최고점	034 ★	최고점에서 물체에 작용하는 알짜힘은 B가 A보다 크다.	☐	☐
공기저항력	035 ★	출발위치로 되돌아왔을 때 A의 속력은 v_0이다.	☐	☐

TIP 평균가속도의 크기는 속도변화량을 시간으로 나눈 값이다.

I. 역학 | 036-042

그림은 수평면에 대한 경사각이 θ로 일정한 마찰이 없는 경사면의 한 점 O에서 물체를 수평 방향으로 속력 v_0로 던졌을 경우 P점에 도달한 것을 나타낸 것이다. O점에서 P점까지 빗면 방향의 거리와 수평 방향의 거리는 각각 h, d이다.
이에 대한 설명으로 옳고 그름을 ○, ×로 나타내시오. (단, g는 중력가속도이고, 물체의 크기와 공기저항은 무시한다.)

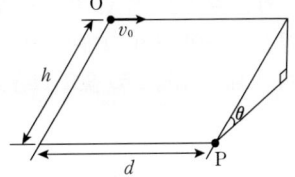

2차원 운동   **036** ★   물체는 O와 P를 연결한 직선 위를 움직인다.

역학적에너지 보존, 보존력   **037** ★   O점과 P점에서 역학적에너지는 보존된다.

2차원 운동   **038** ★★   물체의 운동시간은 $\sqrt{\dfrac{2h}{g\sin\theta}}$ 이다.

2차원 운동   **039** ★★   P점에서 물체의 속력은 $\sqrt{v_0^2 + 2gh}$ 이다.

등속도운동   **040** ★   O점에서 속력을 $\dfrac{v_0}{2}$로 하면 수평 이동거리는 $\dfrac{d}{2}$가 된다.

역학적에너지 보존, 등가속도 운동   **041** ★★   O점과 P점의 속도 차는 $\sqrt{2gh}$ 이다.

등가속도운동   **042** ★★   다른 조건은 일정하고 빗면방향 거리를 $4h$로 하면 수평 이동거리는 $2d$가 된다.

TIP 보존력만 존재할 때 역학적에너지는 보존된다.

I. 역학 | 043-049

그림은 직선상에서 한 방향으로만 운동하는 물체의 시간에 따른 속도의 크기 그래프를 나타낸 모습이다.
이에 대한 설명으로 옳고 그름을 O, X로 나타내시오.

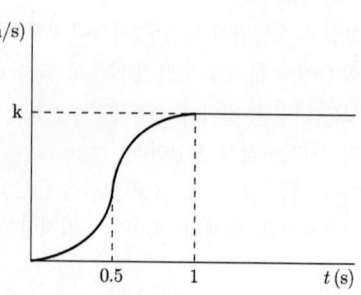

| v-t 그래프 분석 | 043 ★ | $0 \leq t \leq 1$에서 $t=0.5$에서일 때 물체에 작용하는 합력의 크기가 최대이다. | □ | □ |

| 알짜힘, 가속도 | 044 ★ | $0 < t < 1$에서 물체에 작용하는 합력의 크기가 0인 경우는 한 번이다. | □ | □ |

| v-t 그래프 분석 | 045 ★ | $0 \leq t \leq 1$에서 물체의 가속도의 크기는 일정하다. | □ | □ |

| v-t 그래프 분석 | 046 ★ | $0 \leq t \leq 1$에서 물체의 최대 속력은 $t=0.5$초일 때이다. | □ | □ |

| v-t 그래프 분석 | 047 ★ | $0 \leq t \leq 1$에서 물체의 최대 변위는 $t=0.5$초일 때이다. | □ | □ |

| v-t 그래프 분석, 가속도 | 048 ★★ | $0 \leq t \leq 1$에서 물체의 가속도의 크기가 $k(\mathrm{m/s^2})$인 경우는 두 번이다. | □ | □ |

| v-t 그래프 분석, 변위 | 049 ★ | $t=1$까지 물체가 움직인 거리는 k보다 작다. | □ | □ |

TIP v-t 그래프의 기울기는 가속도를 나타낸다.

I. 역학 | 050-056

그림은 질량이 $2m$인 물체 A를 수평면에 놓고 질량이 m_x인 물체 B를 질량을 무시할 수 있는 줄을 이용하여 매달아 놓은 모습을 나타낸 것이다. 이때 줄은 벽면과 45°를 이루고 있으며 A와 B는 정지해 있고, A와 수평면 사이의 최대 정지 마찰 계수는 μ_s이다.

이에 대한 설명으로 옳고 그름을 ○, ×로 나타내시오. (단, 줄에 걸리는 장력의 크기는 T이고 m_x의 크기가 변하여도 실의 위치는 변하지 않는다.)

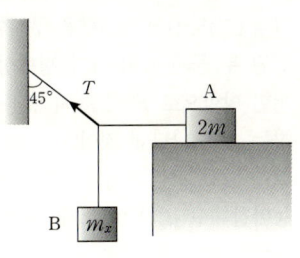

| 여러가지 힘 | 050 ★ | A의 알짜힘은 0이다. |

| 여러가지 힘, 장력 | 051 ★★ | A의 장력은 $\dfrac{T}{\sqrt{2}}$ 이다. |

| 여러가지 힘, 평형, 마찰력 | 052 ★ | A의 정지마찰력은 장력과 같다. |

| 여러가지 힘, 장력 | 053 ★★ | B의 장력은 $\dfrac{T}{2}$ 이다. |

| 평형 | 054 ★ | B의 중력과 A의 정지마찰력은 같다. |

| 최대정지마찰력 | 055 ★★ | $\mu_s = 0.5$일 때, m_x의 최대 질량은 m이다. |

| 여러가지 힘, 평형 | 056 ★★★ | 다른 조건은 일정하고 줄은 벽면과 30°를 이루고 있으며 m_x가 $\sqrt{3}\,m$일 때 미끄러지기 시작하면, $\mu_s = \dfrac{1}{2}$이다. |

TIP 정지마찰력은 외력과 같은 값을 가진다.

I. 역학 | 057-063

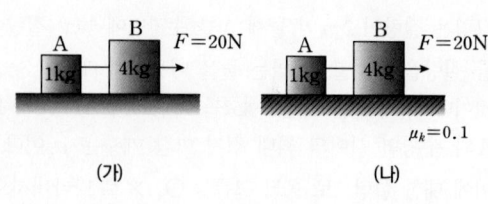

그림 (가)와 (나)는 질량을 무시할 수 있는 줄로 연결된 두 물체 A와 B가 평면상에서 바닥면과 수평한 방향으로 $F=20N$의 일정한 힘을 받아 운동하는 것을 나타낸 것이다. 그림 (가)의 평면은 마찰이 없고, 그림 (나)의 평면은 물체 A, B와의 운동마찰계수 μ_k가 0.1이다. 물체 A의 질량은 1kg이고 물체 B의 질량은 4kg이며 두 경우 모두 각 물체는 정지 상태로부터 등가속도운동을 한다. 이에 대한 설명으로 옳고 그림을 O, X로 나타내시오. (단, 실은 팽팽한 상태를 유지하고, 중력 가속도는 $10\,m/s^2$이다.)

| 에너지보존법칙, 보존력, 비보존력 | 057 ★ | (가)와 (나)에서 역학적에너지는 모두 보존된다. | □ | □ |

| 마찰력, 운동방정식 | 058 ★ | 물체 A 가속도의 크기는 (가)에서가 (나)에서보다 작다. | □ | □ |

| 알짜힘, 운동방정식 | 059 ★ | 물체 B의 알짜힘은 (가)에서가 (나)에서보다 작다. | □ | □ |

| 운동방정식 | 060 ★★ | A와 B사이 줄의 장력은 (가)와 (나)에서 같다. | □ | □ |

| 등가속도운동, 에너지의 개념 | 061 ★★★ | (나)에서 마찰에 의해 손실되는 에너지의 크기는 시간에 비례하여 증가한다. | □ | □ |

| 운동방정식 | 062 ★★ | (가)에서 외력 $F=15N$을 가하면 (가)와 (나)가 동일한 운동을 한다. | □ | □ |

| 마찰력, 등가속도운동 | 063 ★★★ | (나)에서 $F=20N$을 3초 동안 가한 뒤 제거하면 A는 $20m$를 더 이동한 뒤 정지한다. | □ | □ |

TIP 마찰력은 비보존력이다.

I. 역학 | 064-070

그림은 질량이 m인 물체가 정지상태에서 경사각이 θ인 경사면을 내려가는 모습이다. 이 물체는 내려가면서 속력이 v일 때 공기 저항력 kv를 받는다. 이때 등속운동하는 속력을 종단 속력(v_t)이라고 한다.
이에 대한 설명으로 옳고 그름을 O, X로 나타내시오.
(단, k는 비례상수이며, 경사면과의 마찰력은 무시한다.)

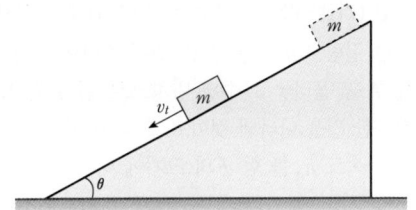

종단속력 관계식	064 ★★	종단속력에 도달하였을 때 물체의 일률은 0이다.
저항력, 중력 방향	065 ★★	정지 상태에서 빗면방향으로 가속운동을 하는 동안 알짜힘의 방향은 빗면 아래 방향이다.
종단속력 관계식	066 ★	물체가 종단 속력(v_t)에 도달하면 알짜힘은 0이다.
종단속력	067 ★	빗면이 충분하면 물체는 잠시 후 빗면에서 정지한다.
종단속력 관계식	068 ★★	다른 조건이 일정할 때, 경사면의 각도(θ)를 증가시키면 종단 속력(v_t)은 증가한다.
종단속력	069 ★★	다른 조건이 일정할 때, 물체의 질량이 2배가 되면 종단 속력(v_t)은 $\frac{1}{2}$배가 된다.
종단속력, 마찰력	070 ★★★	만일 다른 조건은 같고 마찰력이 존재하면, 종단 속력(v_t)은 마찰력이 없을 때보다 크다.

TIP 종단속력은 저항력에 의해 물체가 등속으로 운동할 때의 속도이다.

I. 역학 | 071-077

Right Wrong
O   X

그림 (가)는 마찰이 없는 수평면 위에서 정지해 있던 질량 $3m$인 물체 B 위에 질량이 m인 물체 A를 올려놓고 수평 방향으로 힘 F를 B에 작용한 것을 나타낸 것이고, 그림 (나)는 물체 A의 가속도 a_A를 힘 F의 크기에 따라 나타낸 것이다. (나)에서 a_1과 a_2는 각각 일정한 가속도와 가장 큰 가속도의 크기를 나타내고, F_0는 a_2일 때 B에 작용하는 힘의 크기이다. A와 B 사이의 정지마찰계수와 운동마찰계수는 각각 μ, μ'이다. 이에 대한 설명으로 옳고 그름을 O, X로 나타내시오. (단, 중력 가속도는 g이고, 공기 저항은 무시한다.)

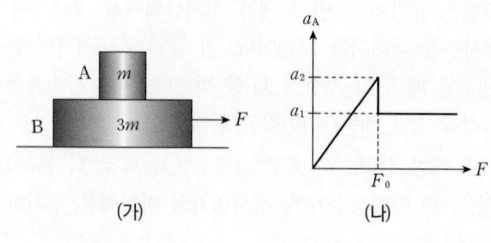

| 마찰력 | 071 ★ | $0 < F < F_0$인 경우 B에 작용하는 알짜힘의 크기는 F이다. | □ □ |

| 가속도, 알짜힘 | 072 ★ | $0 < F < F_0$인 경우 B의 가속도의 크기는 $\dfrac{F}{3m}$이다. | □ □ |

| 가속도, 알짜힘 | 073 ★★ | $F > F_0$인 경우 A에 작용하는 알짜힘의 크기는 0이다. | □ □ |

| 가속도, 알짜힘 | 074 ★★ | $F > F_0$인 경우 B에 작용하는 알짜힘의 크기는 F이다. | □ □ |

| 마찰력의 방향 | 075 ★★ | A에 작용하는 마찰력의 방향은 F의 방향과 같다. | □ □ |

| 가속도 | 076 ★★★ | $0 < F < F_0$인 경우, (나) 그래프에서 기울기는 $\dfrac{1}{4m}$이다. | □ □ |

| 운동마찰력 | 077 ★★★ | $F > F_0$인 경우, B의 가속도의 크기는 a_1과 같다. | □ □ |

TIP 알짜힘의 크기가 0인 경우는 정지한 상태이거나 등속운동일 때.

그림은 질량이 $2m$, m, m_x인 물체 A, B, C를 질량을 무시 할 수 있는 실과 도르래에 연결한 모습이다. 이 때 A와 수평면 위의 마찰은 없고, A와 C사이에는 마찰력이 존재하며 이 때 최대 정지마찰계수는 0.25이다. 그리고 C는 A 위에서 미끄러지지 않고 함께 운동하였다.
이에 대한 설명으로 옳고 그름을 ○, ×로 나타내시오.
(단, 중력 가속도는 g이며, 공기저항은 무시한다.)

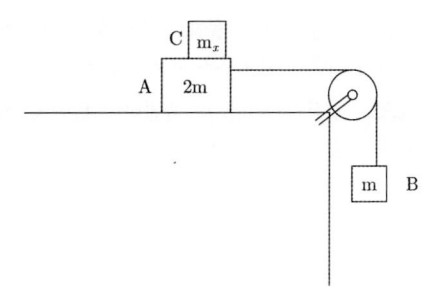

078 C에 작용하는 알짜힘은 정지마찰력이다.

079 C에 작용하는 정지 마찰력의 방향은 왼쪽이다.

080 B의 가속도의 크기는 $\dfrac{m}{m_x+3m}g$이다.

081 장력의 크기는 $\dfrac{mm_x+2m^2}{m_x+3m}g$이다.

082 A에 작용하는 알짜힘은 $\dfrac{mm_x+2m^2}{m_x+3m}g$이다.

083 C가 A위에서 미끄러지지 않기 위한 m_x의 최솟값은 m이다.

084 A와 C의 운동마찰 계수가 0.2라고 하고 $m_x=0.5m$이면 B의 가속도의 크기는 $\dfrac{2}{7}g$이다.

TIP 알짜힘은 가속도와 질량의 곱이다.

I. 역학 | 085-091

그림은 질량이 m인 물체를 길이가 l이고 질량을 무시할 수 있는 가늘고 긴 막대에 매달아 원운동을 하는 모습을 나타낸 것이다. 물체는 A에서 v_0의 속력으로 수직한 방향으로 출발하여 C에서 정지하였다.
이에 대한 설명으로 옳고 그름을 ○, ×로 나타내시오.
(단, 중력 가속도는 g이고, 공기 저항은 무시한다.)

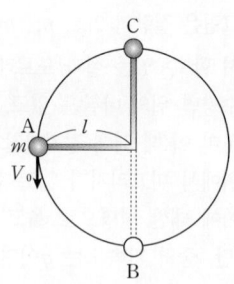

중력, 장력, 알짜힘	085 ★	A 점에서 알짜힘의 방향은 연직 아래 방향이다.
알짜힘, 가속도	086 ★★	B 점에서 막대가 작용하는 힘은 중력보다 크다.
알짜힘	087 ★	C 점에서 알짜힘의 크기는 0이다.
에너지 보존의 법칙	088 ★★	B에서의 속력은 $\sqrt{v_0^2 + gl}$ 이다.
위치에너지	089 ★	A와 C의 중력에 의한 위치에너지 차이는 mgl 이다.
운동에너지	090 ★	B와 C의 운동에너지 차이는 $2mgl$ 이다.
역학적에너지 보존	091 ★★	$v_0 = 2\sqrt{gl}$ 이다.

TIP 가속도의 방향은 원운동 중심 방향이다.

I. 역학 | 092-098

그림은 질량이 m이고 x축 방향으로 속도 v로 움직이던 물체 A가 질량이 $2m$이고 정지해 있는 물체 B와 충돌한 뒤 x축 방향과 45°를 이루며 각각 속도 v_A와 v_B로 움직이는 모습을 나타낸 것이다. 이에 대한 설명으로 옳고 그름을 ○, ×로 나타내시오. (단, 바닥면과 마찰력은 무시한다.)

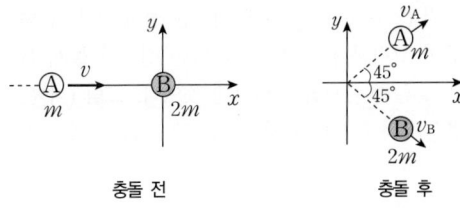

충돌 전   충돌 후

| 운동량 보존 법칙 | 092 ★ | A와 B 모두 충격량은 같다. |

| 운동량 보존 법칙 | 093 ★ | $v_A = \dfrac{\sqrt{2}}{2}v$이다. |

| 운동량 보존 법칙 | 094 ★ | $v_B = \dfrac{\sqrt{2}}{4}v$이다. |

| 2차원 운동에서의 충격량 구하기 | 095 ★★ | 충돌시간이 t_0이면 A와 B가 충돌하는 동안 A에 작용하는 평균힘의 크기는 $\dfrac{\sqrt{2}}{2}\dfrac{mv}{t_0}$이다. |

| 운동에너지 | 096 ★★ | A의 운동에너지 감소량은 B의 운동에너지 증가량과 같다. |

| 운동에너지 | 097 ★★ | 충돌 과정에서 손실된 에너지는 처음 운동에너지의 $\dfrac{1}{4}$배이다. |

| 탄성 충돌, 에너지 보존 법칙, 운동량 보존 법칙 | 098 ★★ | 만일 B의 질량을 바꾸어 탄성충돌이 일어났다면 바꾼 B의 질량은 m이다. |

TIP 완전탄성충돌에서만 전체 운동에너지가 보존된다.

I. 역학 | 099-105

그림 (가)는 속력 v로 달려오는 물체 A가 한쪽 끝이 고정된 용수철이 달려있는 정지한 물체 B와 충돌하는 모습을 나타낸 것이다. 그림 (나)는 충돌과정에서 B가 받은 힘 F를 시간 t에 따라 나타낸 그래프이고, 힘 F는 t_1일 때 가장 크다. 두 물체의 질량이 m으로 동일할 때, 이에 대한 설명으로 옳고 그름을 ○, ×로 나타내시오. (단, 열, 빛, 소리, 마찰 등에 의한 에너지 손실은 없다.)

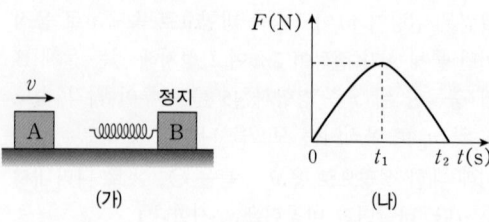

(가) (나)

?	**099** ★	두 물체는 탄성충돌을 한다.
충격량	**100** ★	(나) 그래프의 면적은 0에서 t_1까지와 t_1에서 t_2까지가 같다.
충격량	**101** ★	(나) 그래프의 면적은 mv이다.
탄성력	**102** ★	t_2에서 용수철이 최대로 압축된다.
운동량 보존 법칙	**103** ★	t_1에서 물체 A의 속력은 $\frac{v}{2}$이다.
탄성에너지	**104** ★★	t_1에서 용수철에 저장된 에너지는 $\frac{1}{4}mv^2$이다.
운동량 보존법칙	**105** ★★	t_1에서 t_2까지 물체 B가 받은 충격량의 크기는 mv이다.

TIP 두 물체가 외력이 작용하지 않은 상태에서 충돌을 하면 작용, 반작용의 법칙에 의해서 서로 주고받는 힘의 크기는 같고 방향은 반대이다. 이 때 한 물체의 운동량의 변화량이 충격량이 된다.

I. 역학 | 106-112

그림은 수평면 위에서 질량이 2kg인 물체 A가 10m/s의 속력으로 운동하다가 정지해 있던 물체 B와 충돌하였을 때, 충돌 전후의 모습을 나타낸 것이다.
이에 대한 설명으로 옳고 그름을 O, ×로 나타내시오. (단, $m > \dfrac{16}{15}$이고, 마찰과 공기 저항은 무시한다.)

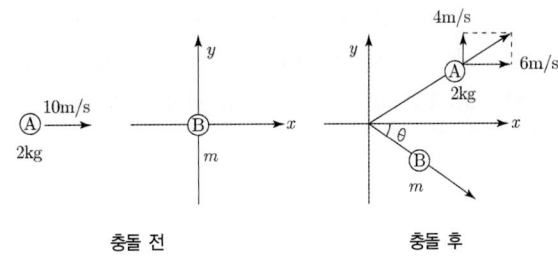

충돌 전   충돌 후

| 충격량 | **106** ★ | B의 y방향 충격량 크기는 $8\,\text{kg} \cdot \text{m/s}$이다. |

| 충격량 | **107** ★ | B의 x방향 충격량 크기는 $12\,\text{kg} \cdot \text{m/s}$이다. |

| 2차원 충돌 | **108** ★★ | m이 증가하면 θ도 증가한다. |

| 2차원 충돌 | **109** ★ | 충돌 후 A의 속도와 x축이 이루는 각을 α라 하면 $\tan\alpha = \dfrac{2}{3}$이다. |

| 2차원 충돌 | **110** ★ | $\theta < 45°$이다. |

| 운동량 보존법칙 | **111** ★ | 충돌 후 B의 속도의 크기가 $4\sqrt{2}\,\text{m/s}$이면 $m = 2\text{kg}$이다. |

| 운동량 보존법칙, 완전탄성충돌, 에너지 보존 법칙 | **112** ★★ | 완전 탄성충돌일 때 $m = \dfrac{4}{3}\text{kg}$이다. |

TIP   2차원 충돌 상황으로 외력이 작용하지 않기 때문에 충돌 전후 운동량이 보존된다.

I. 역학 | 113-119

그림은 속력 v_0로 발사된 질량이 m인 총알이 정지해 있는 질량 M인 나무토막에 충돌하여 나무토막과 함께 용수철 상수가 k인 용수철을 압축시키는 상황을 나타낸 것이다. 이에 대한 설명으로 옳고 그름을 ○, ×로 나타내시오. (단, 용수철은 탄성 한계 내에서 압축되고, 용수철의 질량과 마찰력 그리고 중력의 효과는 무시한다.)

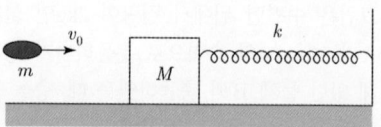

| 충격량 | 113 ★ | 나무토막이 받는 충격량의 크기는 mv_0이다. |

| 역학적에너지, 탄성력에 의한 위치에너지 | 114 ★ | 충돌 과정에서 손실된 역학적에너지는 용수철의 탄성력에 의한 위치에너지로 전환된다. |

| 탄성에너지 | 115 ★ | 충돌 후 용수철에 저장된 탄성에너지의 최댓값은 $\frac{1}{2}mv_0^2$이다. |

| 최대 압축 거리, 역학적에너지 보존 법칙 | 116 ★★ | 충돌 후 용수철의 최대 압축 거리는 $\dfrac{mv_0}{\sqrt{k(M+m)}}$이다. |

| 역학적에너지 보존 법칙 | 117 ★★ | 충돌 과정에서 손실된 역학적에너지는 $\dfrac{Mmv_0^2}{2(M+m)}$이다. |

| 주기 | 118 ★★ | 충돌 직후 용수철이 최대로 압축될 때까지 걸린 시간은 $\dfrac{\pi}{2}\sqrt{\dfrac{M}{k}}$이다. |

| 주기 | 119 ★★ | 다른 조건은 일정하고 v_0를 2배로 증가하면 충돌 직후 용수철이 최대로 압축될 때까지 걸린 시간은 감소한다. |

TIP 완전 비탄성 충돌이므로 충돌 전후의 역학적에너지는 보존되지 않지만, 충돌과정에서 외력이 작용하지 않으므로 운동량 보존 법칙을 이용할 수 있다.

I. 역학 | 120-126

그림 (가)는 질량이 m_A, m_B인 물체 A, B가 반지름이 각각 r, $2r$인 원통에 감긴 줄에 매달려 있는 것을 나타낸 것이며 그림 (나)는 이것을 정면에서 바라본 것을 나타낸 것이다. 두 원통은 한 덩어리로 축바퀴를 이루며 회전축에 대한 관성모멘트는 $I=kMr^2$이고, 회전축을 중심으로 마찰 없이 회전할 수 있다. 현재 축바퀴는 회전축을 중심으로 회전하지 않는다. 이에 대한 설명으로 옳고 그름을 ○, ×로 나타내시오. (단, 줄은 늘어나지 않고 팽팽하게 유지되며, 원통에서 미끄러지지 않는다. 또한 M은 축바퀴 전체의 질량이고, k는 상수이다.)

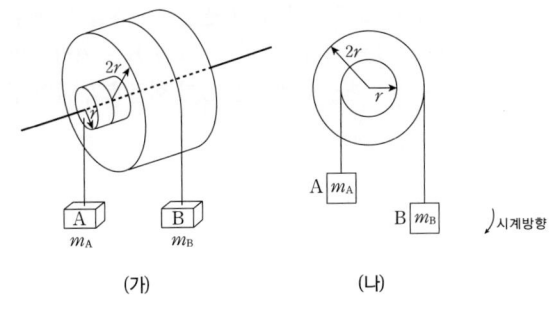

| 돌림힘, 중력 | 120 ★ | A의 질량은 B의 2배이다. |

| 가속도, 각가속도 | 121 ★★ | 물체 B가 매달린 줄을 갑자기 끊었을 경우 물체 A의 가속도는 k가 클수록 커진다. |

| 가속도, 장력 | 122 ★★ | 물체 B가 매달린 줄을 갑자기 끊었을 경우 물체 A의 가속도는 M이 클수록 커진다. |

| 가속도, 돌림힘 | 123 ★★ | 물체 B가 매달린 줄을 갑자기 끊었을 경우 물체 A의 가속도는 m_A가 클수록 커진다. |

| 돌림힘의 방향 | 124 ★ | 물체 A, B의 질량이 같다면 그림 (나)에서 축바퀴는 반시계 방향으로 회전한다. |

| 가속도 | 125 ★★ | 물체 A, B의 질량이 m으로 같다면 그림 (나)에서 A의 가속도는 $\dfrac{mg}{kM+5m}$이다. |

| 관성 모멘트 | 126 ★★★ | $k<4$이다. |

TIP 축바퀴가 회전축을 중심으로 정지해 있으므로 돌림힘 평형상태이다.

I. 역학 | 127-133

그림은 반지름이 R, 질량이 m인 원판 도르래를 통하여 줄에 연결된 질량 $2m$인 A와 질량 m인 B를 나타낸 것이다. A와 B는 거리 h만큼 떨어진 정지 상태에서 가만히 놓았다. 도르래는 축에 마찰 없이 회전하고, 줄의 질량은 무시하며, 줄은 도르래에서 미끄러지지 않는다. 도르래의 회전축에 대한 관성 모멘트는 $I=\frac{1}{2}mR^2$이다. 이에 대한 설명으로 옳고 그름을 O, X로 나타내시오. (단, 중력 가속도는 g이다.)

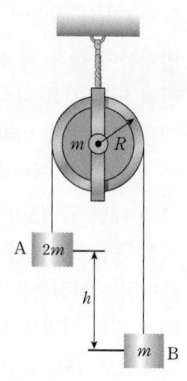

운동에너지, 위치에너지	**127** ★	A와 B의 위치에너지 변화량은 A와 B의 운동에너지 증가량과 같다.
토크의 크기	**128** ★	도르래에 작용하는 토크의 크기는 $3mgR$이다.
가속도, 회전운동	**129** ★★	A와 B의 가속도 크기는 $\frac{2}{7}g$이다.
회전관성, 가속도	**130** ★★	만일 도르래의 회전관성이 $\frac{1}{2}mR^2$보다 커지면 A와 B의 가속도의 크기는 증가한다.
이동거리	**131** ★	A와 B가 같은 높이가 되기 위해 A는 h만큼 이동한다.
역학적에너지 보존 법칙	**132** ★★	A와 B가 같은 높이가 되는 순간 A의 속력은 $\sqrt{\dfrac{2gh}{7}}$이다.
가속도 운동	**133** ★★	A와 B가 같은 높이가 될 때까지 걸린 시간은 $\sqrt{\dfrac{7h}{2g}}$이다.

TIP 물체 A, B에 작용하는 장력의 차이가 물체 A, B 도르래를 움직이게 하는 알짜힘이다.

I. 역학 | 134-140

그림은 질량 m, 속력 v_0인 물체가 정지하고 있는 질량 m, 길이 d인 강체 막대 끝에 충돌하려는 것을 나타낸 것이다. 충돌 후 두 물체는 붙어서 함께 막대의 중심 O를 축으로 마찰 없이 회전한다.
이에 대한 설명으로 옳고 그름을 ○, ×로 나타내시오.
(단, 막대 중심에 대한 관성모멘트는 $\frac{1}{12}md^2$이다.)

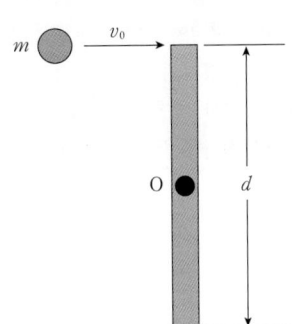

| 관성모멘트 | **134** ★ | 충돌 후 관성모멘트는 $\frac{1}{3}md^2$이다. |

| 각속력, 각운동량 보존법칙 | **135** ★ | 충돌 전 회전 중심에 대한 v_0의 속력으로 움직이는 물체의 각속력은 $\frac{v_0}{d}$이다. |

| 각운동량 | **136** ★★ | 충돌 후 두 물체의 각운동량은 $mv_0(\frac{d}{2})$이다. |

| 회전각속도 | **137** ★★ | 충돌 후 막대의 회전각속도는 $\frac{3v_0}{2d}$이다. |

| 역학적에너지 | **138** ★ | 충돌 전후 역학적에너지는 보존된다. |

| 각운동량 | **139** ★★ | 만일 막대의 회전 중심이 막대의 제일 아래쪽에 위치하면 충돌 후 두 물체의 각운동량은 mv_0d이다. |

| 관성모멘트, 회전각속도 | **140** ★★★ | 만일 막대의 회전 중심이 막대의 제일 아래쪽에 위치하면 충돌 후 막대의 회전각속도는 $\frac{12v_0}{13d}$이다. |

TIP 충돌 전후 외부 토크가 작용하지 않으므로 각운동량 보존 법칙이 작용한다.

I. 역학 | 141-147

Right O Wrong X

그림은 질량이 M이고, 반지름이 R이며 밀도가 균일한 고리를 실을 이용해 벽에 매달아 정지해 있는 모습을 나타낸 것이다. 이 때 줄과 벽이 이루는 각도는 θ이다. 이에 대한 설명으로 옳고 그름을 O, X로 나타내시오. (단, 중력 가속도는 g이고, 실의 질량은 무시하며, $0 < \theta < 90°$이다.)

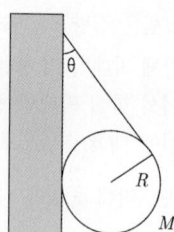

| 토크 | **141** ★ | 고리의 중심을 회전 중심으로 잡으면 고리에 가해지는 토크의 크기는 0이다. | ☐ ☐ |

| 마찰력, 중력, 힘의 평형 | **142** ★★ | 벽과 고리사이에 마찰력의 크기는 고리의 중력 크기보다 작다. | ☐ ☐ |

| 마찰력, 장력, 힘의 평형 | **143** ★★ | 벽과 고리사이에 마찰력의 크기는 줄의 장력의 크기와 같다. | ☐ ☐ |

| 힘의 평형 | **144** ★★ | 줄의 장력크기는 벽이 물체를 미는 힘의 크기보다 크다. | ☐ ☐ |

| 장력 | **145** ★★★ | 줄의 장력 크기는 Mg보다 작다. | ☐ ☐ |

| 장력 | **146** ★★★ | $\theta = 60°$이면 장력의 크기는 $\frac{3}{2}Mg$이다. | ☐ ☐ |

| 힘의 평형 | **147** ★★★ | 다른 조건은 일정하고 θ가 증가하면 장력의 크기는 감소한다. | ☐ ☐ |

TIP 고리가 정지해 있는 상황이므로 장력, 고리에 작용하는 중력, 고리-벽면의 정지마찰력, 고리-벽면의 수직항력이 모두 평형을 이룬다.

I. 역학 | 148-154

그림 (가)는 길이가 L이고 질량이 m으로 균일한 막대가 중심에 작은 핀으로 고정되어 정지해 있는 것을 나타낸 것이고, (나)는 한 쪽에서 질량이 m인 총알이 속력 v_0로 입사하여 막대 중심으로부터 $\frac{L}{4}$인 지점에 충돌하여 막대와 함께 일정한 각속력 ω로 회전하고 있는 것을 나타낸 것이다. 막대의 질량 중심에 대한 관성모멘트는 $\frac{mL^2}{12}$이다.

이에 대한 설명으로 옳고 그름을 ○, ×로 나타내시오. (단, 중력 가속도는 g이고, 총알의 크기, 축과 막대 사이의 마찰, 공기 저항은 무시한다.)

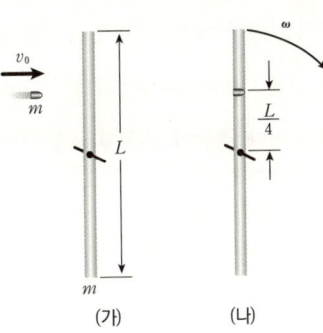

(가)   (나)

| 각운동량 | 148 ★ | 충돌 전과 충돌 후 각운동량은 보존된다. |

| 완전비탄성충돌 | 149 ★ | 완전비탄성충돌이다. |

| 관성모멘트 | 150 ★ | 관성모멘트는 충돌 전보다 충돌 후가 크다. |

| 각운동량 | 151 ★ | 충돌 후의 각운동량은 $\frac{mLv_0}{4}$이다. |

| 운동량 보존 법칙 | 152 ★★ | 충돌 과정에서 감소하는 역학적에너지는 $\frac{1}{4}mv_0^2$이다. |

| 각운동량, 각속력 | 153 ★★ | 충돌 위치가 회전 중심에 가까워지면 충돌 후 각속력은 감소한다. |

| 각운동량 보존 법칙 | 154 ★★★ | 만일 총알이 관통한 뒤 속력이 $\frac{v_0}{2}$로 감소하면 막대의 각속력은 $\frac{6v_0}{7L}$이다. |

TIP 외부 토크가 작용하지 않는 상황으로 충돌 전후의 각운동량이 보존된다.

I. 역학 | 155-161

그림은 실에 매달린 질량 $2m$인 물체 A에 질량 m인 총알 B가 관통하는 것을 나타낸 것이다. B의 초기 속력은 v, 관통 후 속력은 $\frac{1}{3}v$로 주어져 있다. 총알이 관통 후 A는 최고점에서 최소 속력으로 원운동한다. 이에 대한 설명으로 옳고 그름을 ○, ×로 나타내시오. (단, 중력 가속도는 g이고, 실의 질량과 공기 저항은 무시하며, 위치에너지의 기준점은 충돌 전 총알의 위치이다.)

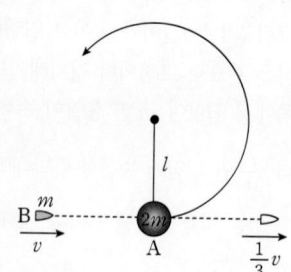

알짜힘, 원운동	**155** ★★★	최고점에서 알짜힘의 크기는 0이다.
원운동의 최고점	**156** ★★	최고점에서 가속도의 크기는 g이다.
원운동의 최고점	**157** ★★	최고점에서 A의 속력은 $\sqrt{gl}$이다.
역학적에너지 보존 법칙	**158** ★★	최하점에서 역학적에너지는 $5mgl$이다.
역학적에너지 보존 법칙	**159** ★	B의 관통 직후 A의 속력은 $\sqrt{5gl}$이다.
운동량 보존 법칙	**160** ★	관통 전과 관통 후 운동량은 보존된다.
역학적에너지 보존 법칙	**161** ★★	$v = 2\sqrt{5gl}$이다.

TIP 외력이 작용하지 않아 운동량이 보존되며, 충돌 이후 물체 A는 역학적에너지 보존 법칙을 만족한다.

I. 역학 | 162-168

그림은 연직면상에서 길이 r인 줄에 매달려 원운동을 하는 질량 m인 물체를 나타낸 것이다. 최고점에서 순간 장력의 크기가 0이다.
이에 대한 설명으로 옳고 그름을 ○, ×로 나타내시오. (단, 중력 가속도의 크기는 g로 일정하며 줄의 질량은 무시한다. 또한 줄의 길이는 변형되지 않는다.)

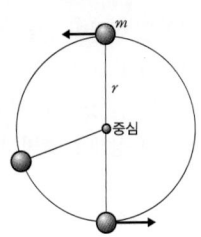

| 구심력 | **162** ★ | 최고점에서 구심력의 크기는 mg이다. |

| 장력 | **163** ★ | 장력은 매순간 물체의 속도와 수직을 이룬다. |

| 원운동, 역학적에너지 보존 법칙 | **164** ★ | 최고점에서 최저점까지 내려오는 동안 장력이 물체에 하는 일은 $2mgr$이다. |

| 원운동에서 최고점/최저점 | **165** ★ | 최고점과 최저점의 역학적에너지는 같다. |

| 원운동 | **166** | 물체의 속도 방향이 중력장 방향과 같은 위치에서 물체의 속력은 $\sqrt{2gr}$ 이다. |

| 원운동 | **167** ★ | 최저점에서 구심력의 크기는 장력과 같다. |

| 원운동, 장력, 구심력 | **168** ★★ | 물체가 내려오는 사이에 중심과 최저점 중간 지점에 작은 못을 설치하면 줄이 못에 충돌한 직후 물체에 작용하는 장력은 $11mg$이다. |

TIP 물체가 원운동하는 동안 물체에 작용하는 구심력은 물체의 장력과 중력의 합으로 생각할 수 있다.

I. 역학 | 169-175

그림은 마찰이 없는 수평면 위에서 질량이 m인 물체가 용수철 상수가 k, $2k$인 용수철 A와 B 사이에서 왕복 운동하고 있는 것을 나타낸 것이다. 처음 물체는 용수철 A에 거리 d만큼 압축되어 정지한 상태로 출발하였다. 이에 대한 설명으로 옳고 그름을 ○, ×로 나타내시오. (단, 용수철은 탄성 한계 내에서 압축되고, 물체는 용수철에서 쉽게 분리된다. 또한 물체와 용수철의 충돌, 기타 모든 마찰에 의한 에너지 손실은 무시한다.)

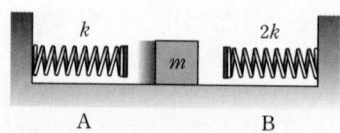

| 운동에너지 | 169★ | 물체의 최대 운동에너지는 $\frac{1}{2}kd^2$이다. |

| 역학적에너지 보존 법칙 | 170★ | 물체가 갖는 최대 속력은 $d\sqrt{\frac{k}{m}}$이다. |

| 주기 | 171★ | 압축된 상태부터 용수철 A에서 분리될 때까지 시간은 $\frac{\pi}{2}\sqrt{\frac{m}{k}}$이다. |

| 주기 | 172★ | 처음 용수철 B에 접촉하고 있는 시간은 $\frac{\pi}{2}\sqrt{\frac{m}{2k}}$이다. |

| 탄성에너지 | 173★ | 용수철에 저장되는 탄성에너지의 최댓값은 A와 B가 같다. |

| 역학적에너지 보존 법칙 | 174★ | B 용수철의 최대 압축 거리는 $\frac{d}{2}$이다. |

| 주기의 응용 | 175★★ | 만일 두 용수철의 평형 상태에서 양쪽 끝 사이 길이가 d이면 처음부터 용수철 A에 거리 d만큼 다시 압축될 때까지 걸리는 시간은 $\sqrt{\frac{m}{k}}(\pi+2+\frac{1}{\sqrt{2}}\pi)$이다. |

TIP 질량 m의 물체는 역학적에너지 보존법칙을 만족한다.

I. 역학 | 176-182

그림은 질량을 무시할 수 있고 길이가 l인 실에 질량이 m인 물체를 매달아 단진동 운동을 하는 모습을 나타낸 것이다. 이때 실은 물체의 속력이 v_0일 때 수직한 방향과 θ의 각도를 이루고 있었다. 이에 대한 설명으로 옳고 그름을 O, X로 나타내시오. (단, 중력 가속도는 g이고 공기 저항은 무시하며, $\theta < 60°$이고 위치에너지 기준점은 O이다.)

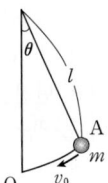

운동에너지, 단진동	**176** ★	O에서 운동에너지는 $mgl\cos\theta$이다.
위치에너지, 단진동	**177** ★	A에서의 위치에너지는 $mgl\cos\theta$이다.
역학적에너지	**178** ★	역학적에너지는 A와 O에서 같다.
역학적에너지 보존 법칙	**179** ★★	O에서의 속력은 $\sqrt{v_0^2 + 2gl(1-\cos\theta)}$이다.
단진동 운동	**180** ★★	다른 조건은 같고 v_0이 증가하면 O에서 장력은 증가한다.
단진동 운동	**181** ★★	다른 조건은 같고 θ가 증가하면 O에서 장력은 감소한다.
장력, 단진동 운동	**182** ★★★	O에서의 장력이 중력의 두 배일 때 $v_0 = \sqrt{gl(1+2\cos\theta)}$이다.

TIP 질량 m의 물체는 역학적에너지 보존법칙을 만족한다.

I. 역학 | 183-189

그림은 마찰이 없는 수평면 위에서 질량이 m인 물체가 양쪽의 용수철에 매달려 단진동하고 있는 것을 나타낸 것이다. 용수철 상수는 k이고, 단진동 진폭은 A이다. 물체가 최대 속력을 가질 때 두 용수철의 늘어난 길이가 0이다.
이에 대한 설명으로 옳고 그름을 O, X로 나타내시오.
(단, 용수철은 탄성 한계 내에서 압축 또는 팽창하며 물체의 크기는 무시한다.)

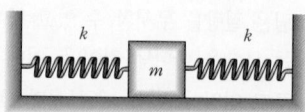

알짜힘
183 ★ 오른쪽 용수철이 A만큼 압축되면 물체에 가해지는 알짜힘은 0이다.

단진동
184 ★ 물체가 받는 최대 힘의 크기는 $2kA$이다.

단진동, 운동에너지
185 ★ 물체 운동에너지의 최댓값은 $\frac{1}{2}kA^2$이다.

단진동, 최대속력
186 ★ 물체의 최대 속력은 $A\sqrt{\frac{2k}{m}}$이다.

용수철 상수
187 ★★ 합성용수철 상수는 $\frac{k}{2}$이다.

단진동 주기
188 ★★ 단진동 주기는 $2\pi\sqrt{\frac{m}{k}}$이다.

단진동 운동, 진폭, 주기
189 ★ 만일 다른 조건은 일정하고 진폭을 2배로 증가시키면 단진동 주기는 $\sqrt{2}$배 증가한다.

TIP 용수철의 늘어난 길이가 0일 때, 물체는 운동에너지가 최대가 되고, 늘어난 길이가 A일 때, 물체는 위치에너지가 최대가 된다.

I. 역학 | 190-196

그림 (가)는 화물차 짐칸에 질량이 m인 물체를 용수철 상수 k인 용수철에 매달아 놓은 것을 나타낸 것이고, 그림 (나)는 화물차의 속도를 시간에 따라 나타낸 것이다. 물체와 짐칸 바닥 사이에 마찰은 없고, 화물차 운동 방향은 오른쪽이다.
이에 대한 설명으로 옳고 그름을 ○, ×로 나타내시오. (단, 용수철은 후크의 법칙을 만족하고, 용수철의 질량과 공기의 저항은 무시한다.)

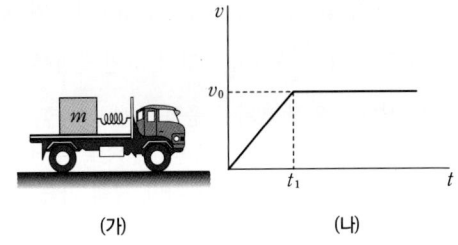

(가)   (나)

| 단진동 | 190 ★ | 시간 t_1까지 화물차가 움직인 거리는 $\frac{1}{2}v_0 t_1$이다. | □ | □ |

| 관성력의 의미 | 191 ★ | 시간 t_1까지 물체에 작용하는 관성력은 $m\frac{v_0}{t_1}$이다. | □ | □ |

| $v-t$ 그래프 분석, 가속도, 탄성력 | 192 ★ | 시간 $\frac{t_1}{2}$일 때 물체와 화물차의 가속도가 같다면 용수철이 늘어난 길이는 $\frac{mv_0}{kt_1}$이다. | □ | □ |

| 단진동 운동 | 193 ★★ | 시간 t_1까지 물체는 단진동 운동을 할 수 있다. | □ | □ |

| 주기 | 194 ★ | 시간 t_1까지 물체가 단진동하고 있다면 그 주기는 $2\pi\sqrt{\frac{m}{k}}$이다. | □ | □ |

| 단진동 운동의 의미 | 195 ★★ | 시간 t_1 이후 물체는 단진동 운동을 할 수 있다. | □ | □ |

| 주기 | 196 ★ | 시간 t_1 이후 물체가 단진동하고 있다면 그 주기는 $2\pi\sqrt{\frac{2m}{k}}$이다. | □ | □ |

TIP $v-t$ 그래프에서 기울기는 가속도의 크기를 의미하고, 면적은 이동거리를 의미한다.

I. 역학 | 197-203

그림은 수직으로 놓여있는 용수철 상수가 k인 용수철 끝에 질량이 m인 물체가 가만히 놓여있고 높이 $\dfrac{mg}{k}$에서 질량이 m인 물체를 가만히 놓는 모습을 나타낸 것이다. 잠시 후 두 물체는 완전 비탄성 충돌을 하고 이후 두 물체는 함께 단진동 운동을 한다. 이에 대한 설명으로 옳고 그름을 ○, ×로 나타내시오. (단, 용수철은 수직으로 움직이고, 물체의 크기와 공기 저항은 무시하며, 중력 가속도는 g이다.)

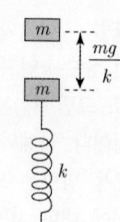

용수철, 운동량 보존
197 ★ 충돌 전과 충돌 후 운동량은 보존된다.

역학적에너지 보존 법칙
198 ★ 높이 $\dfrac{mg}{k}$에서와 충돌 후 역학적에너지는 보존된다.

역학적에너지 보존 법칙
199 ★ 충돌 전 자유낙하한 물체의 속력은 $\sqrt{\dfrac{mg^2}{2k}}$이다.

운동에너지, 운동량 보존 법칙
200 ★ 두 물체의 운동에너지의 합은 충돌 후가 충돌 전의 $\dfrac{1}{2}$배이다.

운동에너지
201 ★ 충돌 직후 두 물체 운동에너지의 합은 $\dfrac{(mg)^2}{k}$이다.

진동 주기
202 ★ 진동 주기는 $2\pi\sqrt{\dfrac{2m}{k}}$이다.

진폭
203 ★ 진폭은 $\dfrac{2mg}{k}$이다.

TIP 비탄성 충돌의 경우 충돌 전후 운동량은 보존되나 역학적에너지는 보존되지 않는다.

II
유체역학

II. 유체역학 | 204-210

그림은 밀도가 ρ_2인 비압축성 액체 내에 질량 m, 밀도 ρ_1인 물체가 실에 연결되어 정지해 있는 모습을 나타낸 것이다. 실의 한 쪽 끝은 바닥에 고정되어 있으며 $\rho_1 < \rho_2$이고, 실에 걸린 장력의 크기는 T이다.

이에 대한 설명으로 옳고 그름을 O, X로 나타내시오. (단, 액체의 점성, 실의 질량은 모두 무시하고, 물체와 액체의 밀도는 균일하며 중력 가속도 변화에 의해서도 일정하다. 또한 줄은 팽팽하게 유지되며 중력 가속도의 크기는 g이다.)

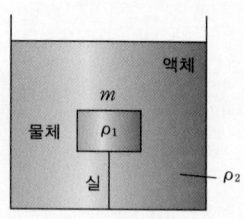

부력, 힘의 평형 **204** ★ 물체의 부력보다 장력의 크기가 크다.

힘의 평형 **205** ★ 물체의 장력은 중력과 같다.

힘의 평형, 장력 **206** ★ 다른 조건을 동일하게 하고 중력 가속도의 크기만 $\frac{1}{6}g$으로 변경할 경우 장력의 크기는 T이다.

부력 **207** ★ 액체의 밀도가 2배로 증가하면 장력의 크기는 $2T$보다 크다.

가속도, 부력 **208** ★★ 실을 끊은 직후 물체의 가속도의 크기는 $\frac{\rho_1}{\rho_2}$이 작을수록 크다.

힘의 평형 **209** ★★ 실을 끊은 직후 물체의 가속도가 $\frac{1}{9}g$이면 $\rho_1 = \frac{9}{10}\rho_2$이다.

힘의 평형, 부력의 의미 **210** ★★ 실을 끊은 직후 물체의 가속도가 $\frac{1}{9}g$이면 실을 끊기 전 장력의 크기는 $\frac{1}{9}\rho_1 g V$이다.

TIP 물체가 정지해 있는 상황에는 물체에 작용하는 모든 힘이 평형을 이룬다.

II. 유체역학 | 211-217

그림은 부피가 $5V_0$인 직육면체 나무토막 A에 부피가 V_0인 쇠공 B를 실에 매달아 놓았더니 밀도가 ρ_0인 물에 A의 부피가 $3V_0$만큼 잠겨 정지해 있는 것을 나타낸 것이다. 쇠공을 매달지 않은 나무토막은 V_0만큼 잠겨서 정지한다. 이에 대한 설명으로 옳고 그름을 ○, ×로 나타내시오. (단, g는 중력 가속도이고, 실의 질량과 부피는 무시한다.)

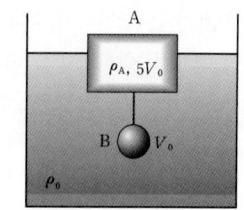

| 힘의 평형, 부력 | 211 ★ | B에 작용하는 중력은 B에 작용하는 부력보다 작다. | □ | □ |

| 부력 | 212 ★ | B를 매달지 않았을 때와 B를 매달았을 때 A의 부력 크기는 같다. | □ | □ |

| 질량, 밀도 | 213 ★ | A의 질량은 $5\rho_0 V_0$이다. | □ | □ |

| 질량, 밀도 | 214 ★★ | B의 질량은 $3\rho_0 V_0$이다. | □ | □ |

| 부력, 힘의 평형 | 215 ★★ | A와 B의 밀도 비는 $\rho_A : \rho_B = 1 : 15$이다. | □ | □ |

| 장력 | 216 ★★ | 실의 장력은 $\rho_0 g V_0$이다. | □ | □ |

| 주기 | 217 ★★★ | 나무토막의 높이를 h라 하고 B를 매달고 있지 않을 때 외력을 가하여 A를 약간 잠기게 한 뒤 살짝 놓아 단진동 운동을 하게 하면 주기는 $2\pi\sqrt{\dfrac{h}{5g}}$이다. | □ | □ |

TIP A와 B를 하나의 물체로 가정하면, A와 B에 작용하는 중력과 부력이 평형 상태를 만족한다.

II. 유체역학 | 218-224

그림(가)는 단면적이 각각 3A, A인 U자형 관에 밀도가 ρ_0 인 액체를 넣어 평형을 이룬 상태를 나타낸 것이고 그림(나) 는 여기에 밀도를 알 수 없는 기름을 높이 h만큼 넣어 새로 운 평형을 이루는 것을 나타낸 것이다. 이에 대한 설명으로 옳고 그름을 ○, ×로 나타내시오. (단, 대기압은 P_0이다.)

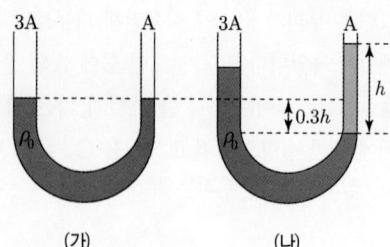

압력	**218** ★	(가)에서 점선의 위치에서 압력은 대기압과 같다.
보존	**219** ★	(나)에서 (가)의 점선보다 올라간 왼쪽 물의 부피는 추가된 기름의 부피와 같다.
부피	**220** ★	(나)에서 오른쪽의 감소한 물의 부피는 $0.3Ah$이다.
부피	**221** ★★	(나)에서 (가)의 점선보다 올라간 왼쪽 물의 높이는 $0.1h$이다.
압력	**222** ★	기름의 바닥면에서의 압력은 $P_0 + \rho_0 gh$이다.
부피	**223** ★	(나)에서 물보다 높은 위치에 놓여 있는 기름의 부피는 $0.6Ah$이다.
베르누이	**224** ★★	기름의 밀도는 $0.6\rho_0$이다.

TIP 베르누이 방정식은 $P + \rho gh + \frac{1}{2}\rho v^2 = constant$ 이다.

II. 유체역학 | 225-231

그림 (가)는 밀도 ρ인 물체가 밀도 ρ_F인 유체에 전체 부피의 $\frac{3}{4}$이 잠긴 채로 평형상태를 이룬 모습을 나타낸 것이다. 그림 (나)는 (가)와 동일한 질량과 부피를 갖는 물체를 구형으로 만들어 동일 유체에 넣은 모습을 나타낸 것이다.
이에 대한 설명으로 옳고 그름을 ○, ×로 나타내시오. (단, 물체는 외부 압력에 의해 변형되지 않으며 유체의 밀도는 일정하다.)

대기압, 압력	225 ★	(가)에서 대기압이 증가하면 유체 윗면을 누르는 힘의 크기가 증가한다.	□	□
압력과 부피의 상관관계	226 ★★	(가)에서 대기압이 증가하면 잠긴 부피는 증가한다.	□	□
부력	227 ★	물체가 받는 부력의 크기는 (나)에서가 (가)에서보다 크다.	□	□
부피, 부력	228 ★	물체의 잠긴 부피는 (나)에서가 (가)에서보다 크다.	□	□
부피, 부력	229 ★	(가)에서 물체에 작용하는 중력은 부력과 같다.	□	□
부피, 부력	230 ★	(나)에서 물체가 잠긴 부피는 전체 부피의 $\frac{3}{4}$이다.	□	□
부피, 중력	231 ★	(가)에서 물체가 완전히 잠기게 하기 위해 추를 올리면 이 때 추의 질량은 $\frac{1}{4}\rho_F V$이다.	□	□

TIP 정지상태에서 평형을 이루고 있으므로 물체에 작용하는 중력과 부력이 동일한 상황이다.

Ⅱ. 유체역학 | 232-238

그림은 수조의 바닥에 부피가 2V, V이고 밀도가 서로 ρ_1으로 같은 두 개의 나무토막이 놓여 있는 모습을 나타낸 것이다. 수조에 물을 채우는 동안 나무토막을 누르고 있다가 물이 수조에 가득 차면 자유롭게 놓아준다. 이에 대한 설명으로 옳고 그름을 ○, ×로 나타내시오. (단, 물의 밀도(ρ_2)가 나무토막의 밀도(ρ_1)보다 크고, 유체의 저항력은 무시한다.)

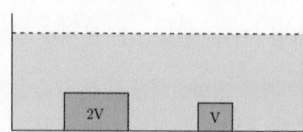

| 부력, 힘의 평형 | 232 ★ | 자유롭게 놓기 직전 나무토막을 누르는 최소 힘의 크기는 같다. | □ | □ |

| 가속도, 힘 | 233 ★★ | 두 개의 나무토막이 떠오르는 가속도의 크기는 같다. | □ | □ |

| 물의 밀도, 부력 | 234 ★★ | 물의 밀도가 증가하면 나무토막이 떠오르는 가속도의 크기는 증가한다. | □ | □ |

| 나무토막의 밀도, 중력 | 235 ★★ | 나무토막의 밀도가 증가하면 나무토막이 떠오르는 가속도의 크기는 증가한다. | □ | □ |

| 부력의 개념 | 236 ★ | 나무토막 상자의 윗면에 작용하는 압력은 아랫면에 작용하는 압력보다 크다. | □ | □ |

| 부력과 중력의 평형 | 237 ★★ | 완전히 떠오른 후 잠긴 부피는 같다. | □ | □ |

| 부력과 중력의 평형 | 238 ★★ | 만일 부피가 V인 나무토막이 완전히 떠오른 후 잠긴 부피가 $0.7V$이면 $\rho_1 = 0.7\rho_2$이다. | □ | □ |

TIP 물체가 정지하기 위해서는 모든 힘이 평형을 이루며 알짜힘이 0이다.

Ⅱ. 유체역학 | 239-245

그림은 밀도가 ρ인 이상유체가 단면적이 넓은 P에서 속력 v_0로 흐르고 좁은 Q에서 $2v_0$로 흐르고 아래 관에 밀도가 ρ_0인 이상유체가 놓인 모습을 나타낸 것이다.
이에 대한 설명으로 옳고 그름을 ◯, ✕로 나타내시오. (단, $\rho \ll \rho_0$이다.)

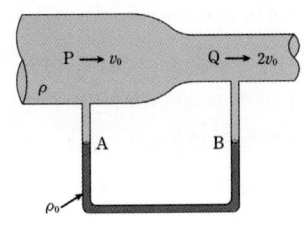

연속 방정식	239 ★	단면적은 P가 Q의 2배이다.
압력의 비교	240 ★	압력은 Q가 P보다 크다.
베르누이 방정식	241 ★	P와 Q사이의 압력차는 $\frac{3}{2}\rho_0 v_0^2$이다.
베르누이 방정식	242 ★★	관에 들어있는 밀도가 ρ_0인 유체의 위치는 A가 B보다 높다.
베르누이 방정식의 응용	243 ★★	다른 조건은 같고 v_0가 증가하면 A와 B 사이 높이차는 증가한다.
베르누이 방정식의 응용	244 ★★	다른 조건은 같고 ρ가 증가하면 A와 B 사이 높이차는 증가한다.
베르누이 방정식의 응용	245 ★★	다른 조건은 같고 ρ_0가 증가하면 A와 B 사이 높이차는 증가한다.

TIP 이상유체의 운동은 연속방정식과 베르누이 방정식으로 해석할 수 있다.

II. 유체역학 | 246-252

그림은 이상 액체가 벤츄리관을 따라 흐르는 것을 모식적으로 나타낸 것이다. 1, 2, 3번 지점의 단면적은 각각 $4A_0$, $2A_0$, $3A_0$이고, 액체의 속력은 각각 v_1, v_2, v_3이다. 각 지점에는 열린 관을 위로 연결하고, 각 지점의 높이차 h_1과 h_2를 측정하였다. 이에 대한 설명으로 옳고 그름을 ○, ×로 나타내시오. (단, g는 중력 가속도이고, 대기압은 일정하게 작용한다.)

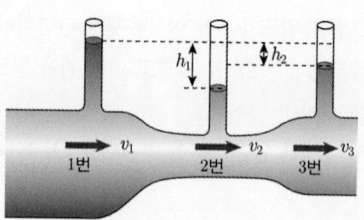

압력의 비교	**246** ★	압력이 가장 큰 곳은 1번 지점이다.
압력의 비교	**247** ★	압력이 가장 작은 곳은 2번 지점이다.
연속 방정식	**248** ★	$v_1 : v_2 : v_3 = 3 : 6 : 4$이다.
베르누이 방정식	**249** ★★	1번 지점과 2번 지점의 압력차는 $\frac{1}{2}\rho v_1^2$이다.
베르누이 방정식의 응용	**250** ★★	$h_2 = \frac{7}{18}\frac{v_1^2}{g}$이다.
베르누이 방정식의 응용	**251** ★★	$h_1 - h_2 = \frac{10}{9}\frac{v_1^2}{g}$이다.
베르누이 방정식의 응용	**252** ★★	v_1이 증가되면 h_1과 h_2 모두 증가한다.

TIP 이상유체의 운동은 연속방정식과 베르누이 방정식으로 해석할 수 있다.

II. 유체역학 | 253-259

그림 (가)는 단면적이 각각 $2A$, A인 양쪽이 뚫린 유리관에 밀도가 ρ인 액체를 높이 h_0만큼 채우고 한쪽 끝을 손가락으로 막아 액체를 정지시키고 있는 것을 나타낸 것이고, (나)는 손가락을 떼었을 때 액체가 유리관 밑으로 빠져나가는 것을 나타낸 것이다. (나)에서 액체 윗면의 속력이 v_0일 때 액체와 유리관 끝의 거리는 h이다.
이에 대한 설명으로 옳고 그림을 ○, ×로 나타내시오. (단, 중력 가속도는 g이고, 대기압은 P_0로 균일하며, 액체는 이상유체이다.)

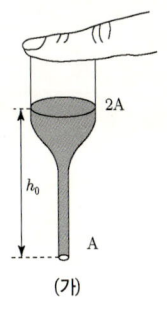
(가)

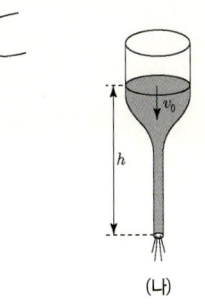
(나)

압력의 계산　**253** (가)에서 유리관 끝의 압력은 P_0이다.

압력의 계산　**254** (가)에서 유리관 내부 액체 표면의 압력은 $P_0 + \rho g h_0$이다.

면적과 속도　**255** (나)에서 유리관을 빠져나가는 액체의 속력은 $2v_0$이다.

압력의 비교　**256** (나)에서 액체 표면의 압력은 유리관 끝의 압력보다 작다.

베르누이 방정식　**257** (나)에서 $v_0 = \sqrt{2gh}$ 이다.

유체의 운동　**258** (가)에서 단면적 $2A$를 $1.5A$로 줄이면 액체가 아래로 흐른다.

면적과 속력의 상관관계　**259** (나)에서 단면적 $2A$를 $3A$로 증가시키면 유리관을 빠져나가는 속력은 $\sqrt{\dfrac{gh}{4}}$ 이다.

TIP 유체가 정지해있는 상황과 유체가 움직이는 상황을 구분해야 한다.

MEMO

III
열역학

III. 열역학 | 260-265

그림 (가)와 (나)는 선팽창계수가 다른 두 금속 막대를 붙여 놓고 온도를 증가시킬 경우 원형 형태로 굽어지는 것을 나타낸 것이다. (가)에서 온도는 T_0이고, 길이는 모두 l_0이다. (나)에서 온도는 (가)에서보다 ΔT 만큼 증가하였고, B 금속은 중심으로부터 원형 반지름 R의 형태로 굽어진다. A 금속과 B 금속의 선팽창계수는 각각 $2\alpha_0$, α_0이고, A와 B 중심 사이의 거리는 s이다.
이에 대한 설명으로 옳고 그름을 ○, ×로 나타내시오.
(단, 모든 금속은 막대의 길이 축으로만 팽창한다고 가정한다.)

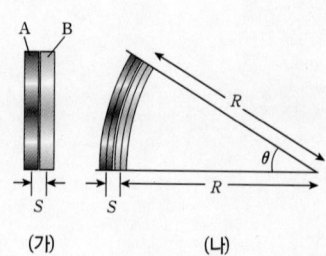

260 ★ 온도가 ΔT 만큼 증가한 뒤 길이는 A가 B의 2배이다.

261 ★ (나)에서 A의 부채꼴의 호의 길이는 $(R+s)\theta$이다.

262 ★ (나)에서 B의 부채꼴의 호의 길이는 $R\theta$이다.

263 ★ $s\theta = l_0\alpha_0\Delta T$ 이다.

264 ★ l_0가 증가하면 θ는 증가한다.

265 ★ 온도가 $2\Delta T$로 증가하면 중심각은 2θ가 된다.

TIP 동일한 열량을 가하였을 때, 더 많이 팽창하는 금속의 선팽창계수의 값이 더 크다.

III. 열역학 | 266-270

그림은 단열된 수조 안에 0℃의 물과 물위에 두께 d인 얼음이 떠 있는 것을 나타낸 것이다. 물과 공기 중의 온도는 각각 0℃, −10℃를 유지하고 있다.
이에 대한 설명으로 옳고 그름을 ○, ×로 나타내시오.

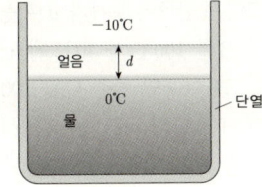

| 상태변화 | 266 ★ | 시간이 지나면 얼음의 두께는 증가한다. | ☐ | ☐ |

| 열전도도 | 267 ★★ | 얼음을 통과하는 단위 시간당 열량은 일정하게 유지된다. | ☐ | ☐ |

| 단위 시간당 열량 | 268 ★ | 얼음의 두께가 $2d$이면 단위 시간당 얼음을 통과하는 열량은 d일 때의 2배이다. | ☐ | ☐ |

| 단위 시간당 열량 | 269 ★ | 접촉면의 단면적이 $2A$이면 단위 시간당 얼음을 통과하는 열량은 A일 때의 2배이다. | ☐ | ☐ |

| 엔트로피 | 270 ★★ | 물의 엔트로피는 감소한다. | ☐ | ☐ |

TIP 열전도에서 단위 시간당 통과하는 열량은 붙어있는 금속에서 같다.

III. 열역학 | 271-277

그림은 한쪽에 두께가 d로 동일하고, 열전도율이 $2k$, k인 두 물질 A와 B를 100℃와 40℃에 연결하고, 다른 한쪽에 두께가 $2d$이고 열전도율이 k인 물질 C를 100℃와 40℃에 연결한 것을 나타낸 것이다. 100℃와 40℃는 일정하게 유지된다.
이에 대한 설명으로 옳고 그름을 ○, ×로 나타내시오. (단, A, B, C의 단면적은 모두 같고, 단열재로 둘러 싸여 있다.)

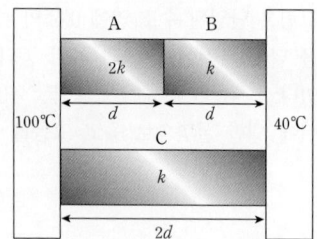

단열재

271 ★ A와 B를 통과하는 단위시간당 열은 같다.

단위 시간당 열량

272 ★★ 양단의 온도차는 A가 B의 2배이다.

접촉면 온도 구하기

273 ★★ A와 B 사이 접촉면의 온도는 80℃이다.

중앙지점 온도 구하기

274 ★ A와 B 사이 접촉면의 온도는 C의 중앙 부분 온도보다 높다.

단위 시간당 열량

275 ★★ 단위 시간 동안 B를 통과하는 열량은 C를 통과하는 열량의 2배이다.

열전도율

276 ★★ 만일 C의 열전도율이 $2k$이면 단위 시간 동안 A를 통과하는 열량은 C를 통과하는 열량의 $\frac{4}{3}$배이다.

응용

277 ★★ 만일 A와 B의 위치를 바꾸면 접촉면의 온도는 60℃이다.

TIP 열전도에서 단위 시간당 통과하는 열량은 붙어있는 금속에서 같다.

III. 열역학 | 278-282

그림은 면적과 길이가 같은 세금속 A, B, C가 차례로 접촉되어 절연체로 둘러 싸여 100℃, 20℃의 열원과 접촉해 있는 것을 나타낸 것이다. A와 B의 접촉면의 온도가 80℃, B와 C 사이 접촉면은 40℃이었다.
이에 대한 설명으로 옳고 그름을 ○, ×로 나타내시오. (단, 계는 열평형을 이룬 상태이다.)

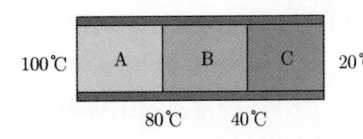

| 단위 시간당 전도열 | 278 ★ | 단위 시간당 전도열은 B가 A의 2배이다. |

| 단위 시간당 전도열 | 279 ★ | 단위 시간당 전도열은 금속 B가 가장 크다. |

| 열전도율 | 280 ★ | 금속 A와 금속 C의 열전도도는 같다. |

| 시간당 전도열 | 281 ★★ | 금속 A, B의 위치를 바꾸면 열평형을 이룬 상태에서 둘 사이 접촉면에서의 온도는 60℃이다. |

| 열역학 제1법칙 | 282 ★★ | 만일 20℃인 저열원 대신 0℃인 저열원을 사용하면 A와 B 접촉면의 온도는 70℃이다. |

TIP 단위 시간당 통과하는 열량은 모두 일정하다.

III. 열역학

그림 (가)는 길이(L)와 단면적(A)이 같고 열전도도가 k_1과 k_2인 두 가지 종류의 물체를 이용하여 온도가 T_1과 T_2로 일정하게 유지되는 열원에서 열을 전도하는 현상을 나타낸 것이다. 그림 (나)는 (가)에서 물체의 순서를 바꾸어 놓은 것을 나타낸 것이다.
이에 대한 설명으로 옳고 그름을 ○, ×로 나타내시오. (단, $k_1 \neq k_2$이고, $T_2 - T_1 > 0$이며, 물체는 외부와 단열되어 있다.)

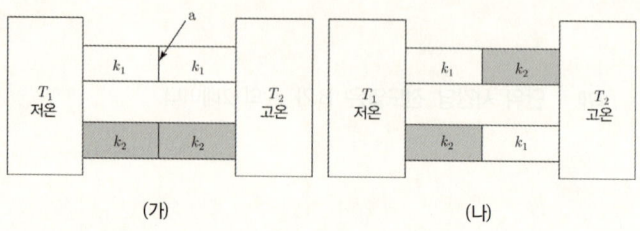

(가)　　　　　　　(나)

283 $T_2 - T_1$이 증가하면 (나)에서 단위시간당 고온에서 저온으로 전도되는 열은 증가한다.

284 (가)에서 A의 온도는 $\dfrac{T_1 + T_2}{2}$이다.

285 (나)에서 $k_1 > k_2$이면 윗부분에서 k_1과 k_2사이 접촉면의 온도는 $\dfrac{T_1 + T_2}{2}$보다 크다.

286 (가)에서 단위시간당 고온에서 저온으로 전도되는 전체 열의 합은 $\dfrac{A(T_2 - T_1)}{L}(k_1 + k_2)$이다.

287 단위시간당 고온에서 저온으로 전도되는 전체 열의 합은 (가)가 (나)보다 작다.

TIP 단위 시간당 통과하는 열량은 모두 일정하다.

III. 열역학 | 288-294

그림 (가)는 이상기체를 넣고 피스톤으로 밀폐시킨 원통을 나타낸다. 이 원통을 얼음과 물의 혼합물에 넣어놓았다. 그리고 피스톤이 신속히 위치 1에서 위치 2로 이동한다. 피스톤은 기체가 얼음과 물의 혼합물의 온도에 도달할 때까지 고정되어 있다가 온도가 같아진 후 서서히 위치 1로 되돌아온다. 그림 (나)는 이 과정을 나타내는 $P-V$ 그림이며, 위치 1에서의 부피는 V_1이고, 위치 2에서의 부피는

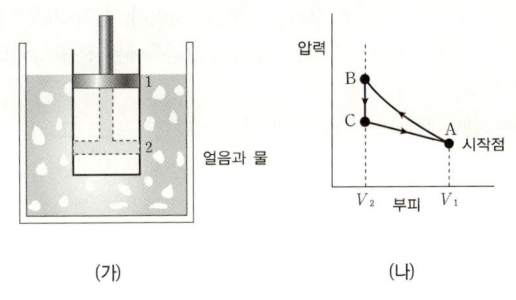

V_2이다. 즉, A → B는 단열 과정이고, B → C는 정적 과정이며 C → A는 등온과정이다. 이에 대한 설명으로 옳고 그름을 ○, ×로 나타내시오. (단, 피스톤과 원통의 마찰은 무시하며 피스톤은 단열 물질로 되어있다.)

일	288★	A → B 과정에서 하는 기체가 하는 일의 부호는 음(-)이다.	□ □
단열 수축 과정	289★	A → B 과정에서 피스톤 내부에 있는 이상기체의 온도는 증가한다.	□ □
등온 팽창 과정	290★	C → A 과정에서 외부로부터 열을 받는다.	□ □
내부에너지와 속력	291★	C → A 과정에서 피스톤 내부에 있는 이상기체의 평균속력은 증가한다.	□ □
등적과정	292★	B → C 과정에서 하는 일은 0이다.	□ □
등적과정	293★	B → C 과정에서 피스톤 내부에 있는 이상기체의 온도는 증가한다.	□ □
등온과정	294★	$V_1 = 2V_2$이면 A 점의 압력은 C 점의 압력의 2배이다.	□ □

TIP 이상기체가 단열수축하면 외부로부터 일을 받고 내부의 온도가 상승한다. 이상기체가 등온팽창하면 외부에서 받은 열을 모두 일을 하는데 소모한다.

III. 열역학 | 295-300

그림은 외부와 단열된 상자를 나타낸 것이다. 상자 가운데를 칸막이로 막고, 왼쪽에는 1몰의 이상 기체를 채우고, 오른쪽에는 진공 상태로 두었다. 두 공간의 부피는 각각 V이다.
칸막이를 제거하였을 때 이에 대한 설명으로 옳고 그름을 ○, ×로 나타내시오. (단, 칸막이의 부피와 제거할 때 가한 일은 무시한다. 기체상수는 R이다.)

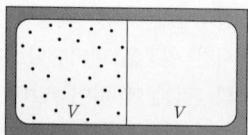

단열자유팽창　295 ★　기체가 팽창을 하므로 기체는 일을 하게 된다.

알짜힘　296 ★　기체가 팽창하는 동안 받는 알짜힘은 0이다.

내부에너지, 온도　297 ★★　기체의 내부에너지는 기체 팽창 후 낮아진다.

제곱 평균 제곱근 속력　298 ★　기체분자의 제곱 평균 제곱근 속력은 일정하다.

엔트로피, 상태함수　299 ★★　자유팽창의 경우 등온과정을 가정하고 엔트로피를 구한다.

엔트로피의 계산　300 ★★　기체의 엔트로피 증가량은 $R\ln 2$이다.

TIP 단열자유팽창에서는 기체가 아무 압력을 받지 않으므로 일이 0이며, 외부와 열전달이 없어 Q도 0이다.

Ⅲ. 열역학 | 301-307

그림은 어떤 열기관이 한 번 순환하는 동안 열기관 내부에 있는 단원자 이상 기체의 부피와 압력의 관계를 나타낸 것이다. 이 이상 기체의 상태는 A → B → C → D → A를 따라 순환한다.
이에 대한 설명으로 옳고 그름을 ○, ×로 나타내시오. (단, A → B와 C → D은 등적과정이고, B → C와 D → A는 등압과정이다.)

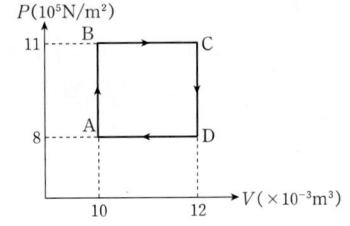

| 이상기체방정식 | 301 ★ | B점의 온도가 D점의 온도보다 높다. |

| 일의 계산 | 302 ★ | B → C 과정에서 기체가 하는 일은 2200J이다. |

| 일의 계산, 내부에너지 | 303 ★ | D → A 과정에서 기체는 열을 흡수한다. |

| 내부에너지의 변화량 계산 | 304 ★ | A → B 과정에서 기체 내부에너지 증가량은 3000J이다. |

| 열량, 내부에너지 | 305 ★★ | 한 번 순환하는 동안 열기관이 외부로부터 공급받는 열량은 4500J이다. |

| 열기관과 일 | 306 ★★ | 한 번 순환하는 동안 열기관이 외부에 하는 일은 600J이다. |

| 열기관 효율 계산 | 307 ★★ | 열기관의 열효율은 6%이다. |

TIP 이상기체방정식 $PV = nRT$를 통해 P와 T의 관계, P와 V의 관계를 알 수 있으며 열역학 제1법칙과 제2법칙을 그래프로 확인할 수 있어야 한다.

그림은 1 mol의 단원자 이상 기체 상태가 A → B → C → A를 따라 순환하는 열역학적 과정에서 부피와 온도의 관계를 나타낸 것이다. A → B 과정은 등압과정이고, A점의 압력은 P_0이다.
이에 대한 설명으로 옳고 그름을 O, X로 나타내시오.
(단, 기체 상수는 R이다.)

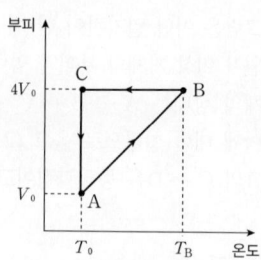

등압과정 **308** B점에서의 온도 T_B는 $2T_0$이다.

이상기체방정식 **309** A점의 압력은 C점 압력의 4배이다.

열역학 제1법칙 **310** B → C 과정에서 기체가 외부로 방출한 열은 $\frac{9}{2}P_0V_0$이다.

등압과정 **311** A → B 과정에서 기체가 하는 일은 $3P_0V_0$이다.

등온과정 **312** C → A 과정에서 기체가 받은 일은 $2RT_0\ln 2$이다.

등적과정 **313** B → C 과정에서 기체의 엔트로피는 증가한다.

TIP 이상기체방정식 $PV = nRT$를 통해 P와 T의 관계, P와 V의 관계를 알 수 있으며 열역학 제1법칙과 제2법칙을 그래프로 확인할 수 있어야 한다.

III. 열역학 | 314-318

그림은 압력이 $5P_0$, 부피가 V_0이며 온도가 $3T_0$인 이상기체가 용기 A에 들어있고, 압력이 P_0, 부피가 $4V_0$이며 온도가 $4T_0$인 같은 종류의 이상기체가 용기 B에 들어 있는 모습이다. 연결관을 열었더니 각 용기의 온도가 처음 상태로 유지되면서 같은 압력이 되는 평형상태에 이르렀다.
이에 대한 설명으로 옳고 그름을 ○, ×로 나타내시오.
(단, 기체 상수는 R이다.)

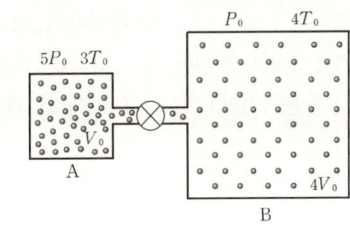

이상기체상태방정식 314 ★ A에서 몰수는 $\dfrac{5P_0V_0}{3RT_0}$ 이다.

이상기체상태방정식 315 ★ B에서 몰수는 A의 $\dfrac{3}{5}$ 배이다.

열기관, 이상기체 상태방정식 316 ★★ 평형상태에 이르렀을 때 이상기체의 압력은 $3P_0$이다.

이상기체상태방정식 317 ★★ 평형상태에 이르렀을 때 A에서 몰수는 $\dfrac{2P_0V_0}{3RT_0}$ 이다.

이상기체상태방정식 318 ★★ 평형상태에 이르렀을 때 B에서 몰수는 A의 $\dfrac{3}{2}$ 배이다.

TIP 이상기체방정식 $PV = nRT$를 통해 P와 T의 관계, P와 V의 관계를 알 수 있으며 열역학 제1법칙과 제2법칙을 그래프로 확인할 수 있어야 한다.

Ⅲ. 열역학 | 319-324

그림은 온도가 $2T_0$이며 부피가 V_0이고 1몰인 단원자 분자 이상기체의 상태가 변하는 것을 나타낸 $T-V$그래프이다. (단, A → B는 등온과정이고, A → C는 단열 과정이며, A → D는 정적과정이다.)
이에 대한 설명으로 옳고 그름을 ○, ×로 나타내시오.
(단, A점에서의 압력은 P_0이고, 기체 상수는 R이다.)

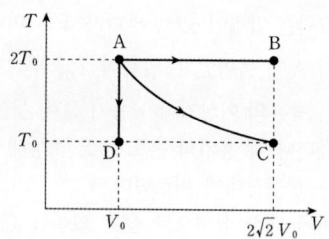

등적과정 　319★　이상기체의 압력은 A에서가 D에서의 2배이다.

단열팽창과정 　320★　C에서 이상기체의 압력은 P_0보다 크다.

등온과정 　321★★　A → B로 변할 때 이상기체에 공급된 열은 모두 외부에 하는 일로 쓰인다.

단열과정 　322★★　A → C로 변할 때 하는 일과 A → D로 변하면서 방출하는 열은 같다.

등적과정 　323★★　A → D로 변할 때 이상기체가 한 일은 $\frac{3}{2}RT_0$이다.

등온과정 　324★★　A → B로 변할 때 이상기체가 한 일은 $\frac{3}{2}RT_0\ln 2$이다.

TIP　A→B는 등온팽창과정이고, A→C는 단열팽창과정이다. A→D는 등적과정이다.

III. 열역학 | 325-330

그림은 단원자 분자 이상기체 A와 B가 단열 실린더 내에서 피스톤 2에 의해 같은 부피로 나누어져 있는 것을 나타낸 것이다. 피스톤 1은 고정이 되어 있고, 피스톤 2는 실린더와 마찰 없이 자유롭게 움직일 수 있다. A와 B의 분자수는 N으로 같고, 온도는 T_0로 동일하다. 스위치를 연결하였더니 A의 온도가 $2T_0$로 되었다.
이에 대한 설명으로 옳고 그름을 ◯, ✕로 나타내시오. (단, k는 볼츠만 상수이고, 피스톤은 단열되어 있으며 피스톤의 질량은 무시한다.)

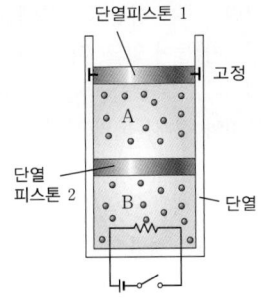

열역학 제1법칙, 단열과정	325 ★	B는 외부에 일을 한다.
단열 압축 과정	326 ★	A의 부피는 증가한다.
압력의 비교	327 ★	B의 압력은 증가한다.
단열과정, 내부에너지	328 ★	B가 하는 일은 A의 내부에너지 변화량과 같다.
단열과정, 내부에너지	329 ★	A 기체의 내부에너지는 증가한다.
단열과정, 일	330 ★	B 기체가 하는 일의 양은 $\frac{3}{2}NkT_0$이다.

TIP 이상기체 A는 단열 압축 상황이다.

III. 열역학 | 331-337

그림 (가)는 실린더 내부에 1mol의 단원자 분자 이상 기체가 들어 있고, 피스톤은 정지해 있는 것을 나타낸 것이다. 실린더를 냉장고에 넣었더니 그림 (나)와 같은 부피와 절대온도의 관계를 나타내는 그래프를 얻었다. 기체는 A → B → C의 열역학적 과정을 거치고, A점 에서 기체의 압력은 $4P_0$이다.
이에 대한 설명으로 옳고 그름을 ○, ×로 나타내시오.
(단, 피스톤은 실린더 내에서 마찰 없이 자유롭게 움직일 수 있고, 기체상수는 R이다.)

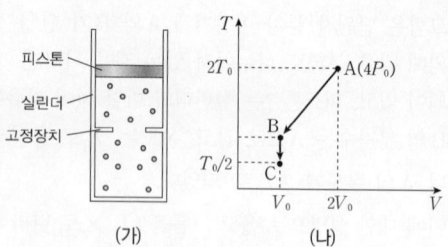

(가) (나)

등압 과정 **331** A → B 과정에서 기체의 압력은 일정하다.

등적과정 **332** B점에서 온도는 T_0이다.

일의 부호 **333** C점에서 압력은 $2P_0$이다.

등압 과정, 열량 **334** A → B 과정에서 기체가 하는 일은 양(+)의 값이다.

등적과정, 일 **335** A → B 과정에서 기체가 방출하는 열은 $\frac{3}{2}RT_0$이다.

일의 양 **336** B → C 과정에서 기체가 하는 일은 0이다.

내부에너지의 변화량 **337** B → C 과정에서 기체가 방출하는 열량은 $\frac{3}{4}RT_0$이다.

TIP A→B 과정은 등압과정, B→C 과정은 등적과정이다.

III. 열역학 | 338-342

그림은 단열벽으로 둘러싸인 실린더 속에서 같은 종류의 단원자 분자 이상기체가 얇은 막으로 A와 B로 나누어져 있는 것을 나타낸 것이다. 초기 A의 압력, 부피, 온도는 각각 $4P, 2V, 2T$이고, B는 P, V, T이다. 이에 대한 설명으로 옳고 그름을 ○, ×로 나타내시오.
(단, 단열벽의 부피는 무시하고, 기체상수는 R이다.)

	4P, 2V, 2T	P, V, T
	A	B

단열벽

열역학 제1법칙   **338** ★ 단열벽을 제거하기 전과 후 기체 내부에너지의 합은 일정하다.

이상기체 상태방정식   **339** ★ 얇은 막을 제거하기 전 A의 몰수는 $\dfrac{2PV}{RT}$이다.

내부에너지의 비교   **340** ★ 얇은 막을 제거하기 전 기체 내부에너지의 합은 $\dfrac{27}{2}PV$이다.

이상기체방정식   **341** ★ 얇은 막을 제거하고 평형상태에 도달하였을 때 압력은 $\dfrac{5}{2}P$이다.

이상기체방정식   **342** ★ 얇은 막을 제거하고 평형상태에 도달하였을 때 온도는 $\dfrac{9}{5}T$이다.

TIP A와 B의 기체는 막이 제거되면 균등하게 혼합되며 막의 제거 전후 내부에너지는 같다.

III. 열역학 | 343-347

그림은 이상적인 열기관 내의 단원자 분자 이상기체의 상태가 A → B → C → D → A를 따라 순환할 때 절대 온도와 부피의 관계를 나타낸 그래프이다. A → B 과정과 C → D 과정은 등온과정이고, B → C 과정과 D → A 과정은 단열과정이다. $2T_0$와 T_0는 고온과 저온 열원에서 온도이다. 이에 대한 설명으로 옳고 그름을 O, ×로 나타내시오.

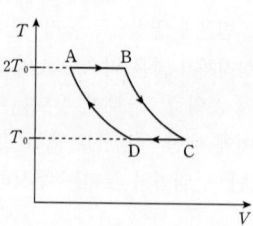

카르노 기관, 효율
343 열기관의 효율은 50%이다.

효율과 열량의 계산
344 A → B 과정에서 흡수한 열량은 C → D 과정에서 방출한 열량의 2배이다.

열량의 계산, 엔트로피 계산
345 A → B 과정에서 흡수한 열량을 Q_h라 하면 A → B 과정에서 엔트로피 증가량은 $\dfrac{Q_h}{2T_0}$이다.

엔트로피 변화량
346 C → D 과정에서 방출한 열량을 Q_c라 하면 C → D 과정에서 엔트로피 감소량은 $\dfrac{Q_c}{T_0}$이다.

엔트로피
347 전체 순환 과정에서 엔트로피는 증가한다.

TIP 이상기체방정식 $PV = nRT$를 통해 P와 T의 관계, P와 V의 관계를 알 수 있으며 열역학 제1법칙과 제2법칙을 그래프로 확인할 수 있어야 한다.

Ⅲ. 열역학 | 348-352

그림 (가)는 1몰의 단원자 이상기체를 단열된 실린더에 담고 단열 피스톤을 고정한 후 전원장치로부터 열량을 가해주고 있는 것을 나타낸 것이고, 그림 (나)는 피스톤을 자유롭게 움직일 수 있도록 하고, (가)와 같은 상태의 기체에 (가)와 같은 열량을 공급해주고 있는 것을 나타낸 것이다. (가)에 열량 Q를 공급할 때 온도 변화는 100K이다. 이에 대한 설명으로 옳고 그름을 ○, ×로 나타내시오. (단, 실린더와 피스톤의 마찰에 의한 열손실은 무시한다.)

등압과정	348 ★	(나)에서 부피는 증가한다.
일의 양, 내부에너지	349 ★	가열 후 (가)에서 기체의 압력은 (나)에서보다 크다.
내부에너지	350 ★★	(나)에서 기체의 온도변화는 50K이다.
내부에너지의 계산	351 ★★	(나)에서 내부에너지 변화 ΔU의 크기는 기체가 외부에 해준 일 W보다 1.5배 크다.
내부에너지의 계산	352 ★★★	만일 이원자 이상기체를 이용하여 같은 실험을 하면 (나)에서 온도변화는 $\frac{500}{7}$ K이다.

TIP (가)는 정적과정, (나)는 정압과정이다.

Ⅲ. 열역학 | 353-358

그림은 1몰의 단원자 분자 이상기체의 상태가 A → B → C → A를 따라 변화할 때 부피와 압력의 관계를 나타낸 것이다. A → B는 등온과정, B → C는 등적과정, C → A는 단열과정이다. A와 B에서 부피는 각각 V_0, $3V_0$이고, A의 압력은 P_0이다.
이에 대한 설명으로 옳고 그름을 ○, ×로 나타내시오. (단, 기체상수는 R이다.)

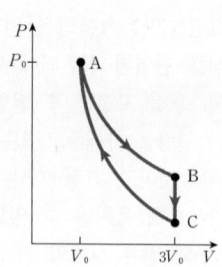

등온과정	353 ★	B의 압력은 $\frac{1}{3}P_0$이다.
단열수축과정, 온도	354 ★	온도는 A가 C보다 크다.
등온과정, 내부에너지	355 ★	A → B 과정에서 기체의 내부에너지는 증가한다.
등온과정	356 ★	A → B 과정에서 기체의 엔트로피는 $R\ln 3$ 만큼 증가한다.
내부에너지	357 ★	B → C 과정에서 기체의 내부에너지는 일정하다.
순환과정, 단열과정	358 ★★	B → C 과정에서 기체가 외부로 방출하는 열량은 A → B 과정에서 기체가 하는 일과 같다.

TIP 이상기체방정식 $PV = nRT$를 통해 P와 T의 관계, P와 V의 관계를 알 수 있으며 열역학 제 1법칙과 제2법칙을 그래프로 확인할 수 있어야 한다.

III. 열역학 | 359-364

그림은 어느 열기관의 순환 과정을 엔트로피-압력($S-P$) 도표로 나타낸 것이다. A→B 과정과 C→D 과정에서 기체의 엔트로피는 일정하고, B→C 과정과 D→A 과정에서 기체의 압력은 일정하다.
이에 대한 설명으로 옳고 그름을 ○, ×로 나타내시오. (단, 기체는 이상기체이다.)

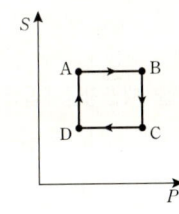

단열압축과정, 내부에너지　　**359**　A→B 과정에서 기체의 내부 에너지는 감소한다.

열압축과정　　**360**　A→B 과정에서 기체의 부피는 감소한다.

등압축과정　　**361**　B→C 과정에서 기체의 부피는 감소한다.

엔트로피, 내부에너지　　**362**　B→C 과정에서 기체의 온도는 감소한다.

단열팽창과정　　**363**　C→D 과정에서 기체가 외부에 하는 일은 기체의 내부에너지 변화량의 크기보다 크다.

등압과정　　**364**　B→C 과정에서 기체가 외부에 하는 일은 기체의 내부에너지 변화량의 크기보다 작다.

TIP　A→B과정은 단열과정, B→C 과정은 등압압축과정, C→D과정은 단열팽창과정이다.

III. 열역학 | 365-369

그림 (가)는 용기 안에 단원자 이상 기체 A, B가 섞여 있는 것을 나타낸 것이고, 그림 (나)는 기체의 절대온도 T를 제곱평균제곱근속력 v_{rms}에 따라 나타낸 것이다. (나)에서 온도 T_0일 때 A와 B의 v_{rms}는 각각 $v_0, 2v_0$이고, B의 $v_{rms}=v_0$인 경우 온도는 T_B이다. A와 B 원자의 질량은 각각 m_A, m_B이고, 분자수는 각각 $N_0, 2N_0$이다.

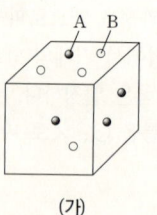
(가)

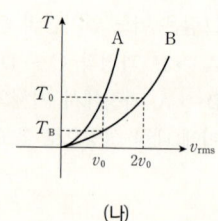
(나)

이에 대한 설명으로 옳고 그름을 ○, ×로 나타내시오.

단위 시간당 전도열   **365** ★   (가)에서 A와 B의 온도는 같다.

단위 시간당 전도열   **366** ★   (가)에서 기체 분자 한 개의 운동에너지는 A가 B보다 크다.

열전도율   **367** ★ $m_A : m_B = 4 : 1$이다.

시간당 전도열   **368** ★★ $T_B = \dfrac{T_0}{4}$이다.

열역학 제1법칙   **369** ★★   온도가 T_0일 때 A의 전체 내부에너지는 B와 같다.

TIP 단위 시간당 통과하는 열량은 모두 일정하다.

III. 열역학 | 370-374

그림(가), (나), (다)는 1몰의 단원자 분자 이상 기체가 처음에 부피 V인 상태에서 열을 가하여 부피가 $2V$인 상태로 변하고 모래를 조금씩 추가하여 부피가 $0.25V$가 되는 것을 나타낸 것이다. (가)에서 기체의 압력은 P이고 온도는 T이다. 기체는 (가)에서 (나)는 등압과정을 (나)에서 (다)는 단열과정을 하였다. 이에 대한 설명으로 옳고 그름을 O, X로 나타내시오.

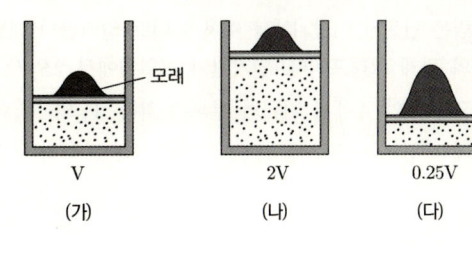

등압과정 **370** ★ (나)의 온도는 $2T$이다.

등압과정 **371** ★ (가)에서 (나)로 변하는 동안 기체가 한 일은 내부에너지 변화량과 같다.

단열과정 **372** ★ (나)에서 (다)로 변하는 동안 기체가 받은 일은 내부에너지 변화량과 같다.

단열과정 **373** ★★ (다)의 온도는 $8T$이다.

단열과정 **374** ★★ (나)에서 (다)로 변하는 동안 기체가 받은 일은 $9RT$이다.

TIP 단열과정에서 $PV^{\gamma} = constant$ 이다.

III. 열역학 | 375-381

그림은 단원자 이상기체를 이용한 어떤 열기관의 엔트로피와 온도 사이의 관계 그래프이다. 열기관이 고열원에서 $2S_1 T$의 열을 흡수하고 있으며 D와 A에서 기체의 부피는 각각 V_D와 V_A이다.
이에 대한 설명으로 옳고 그름을 ○, ×로 나타내시오.

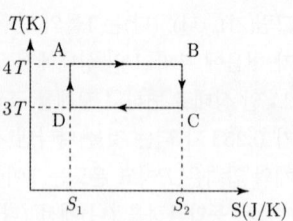

등온팽창과정 | 375 ★ | A → B 과정에서 열을 흡수한다.

열량의 의미 | 376 ★★ | $S_2 = 1.5 S_1$이다.

일의 계산 | 377 ★★ | 그래프의 직사각형 면적은 한 순환과정 동안 열기관이 외부에서 공급받은 열이다.

일의 의미 | 378 ★★ | 한 순환과정 동안 열기관이 외부에 한 일은 $0.5 S_1 T$이다.

단열압축과정 | 379 ★ | 압력은 A에서가 D에서보다 크다.

단열과정의 계산 | 380 ★★ | $3 V_A^{2/3} = 4 V_D^{2/3}$이다.

등온팽창과정 | 381 ★ | 부피는 A에서가 B에서보다 크다.

TIP D→A, B→C과정은 단열 압축, 단열팽창과정이며, A→B, C→D과정은 등온압축, 등온팽창과정이다.

Ⅲ. 열역학 | 382-386

그림은 부피가 같은 단열 용기 속에 한쪽은 온도가 T_0이고, 1몰의 이상기체가 들어 있고 다른 한쪽은 진공상태를 나타낸 것이다.

마개를 열어서 기체가 자유팽창 한 뒤 평형 상태에 도달하였을 때 이에 대한 설명으로 옳고 그름을 ○, ×로 나타내시오. (단, 기체상수는 R이고, 용기는 단열되어 있다.)

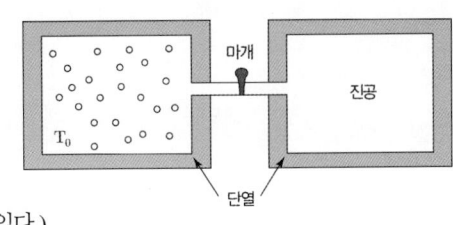

자유팽창 382 팽창하는 동안 기체가 하는 일은 0이다.

자유팽창 383 기체의 온도는 $2T_0$이다.

열 384 기체에 출입한 열은 0이다.

단열벽 385 기체의 내부에너지 변화는 $\frac{3}{2}RT_0$이다.

엔트로피 변화 386 기체의 엔트로피 변화는 $R\ln 2$이다.

TIP 기체가 자유팽창하는 동안 압력이 0이므로 일도 0이다.

MEMO

IV
파동과 빛

IV. 파동과 빛 | 387-393

그림은 주기가 2초이고 진폭이 1cm인 동일한 두 파동이 서로 반대 방향으로 진행하는 모습을 나타낸 것이다. 이에 대한 설명으로 옳고 그름을 ○, ×로 나타내시오.

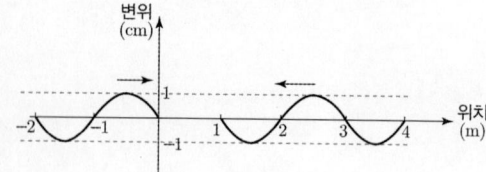

진동수   387   진동수는 0.5Hz이다.

파장   388   파장은 1m이다.

속력   389   속력은 1m/s이다.

파동   390   두 파동이 처음 교차하는 시간은 0.5초이다.

간섭   391   1초 뒤 위치 0.5m에서 변위는 2cm이다.

정상파   392   충분한 시간이 흐른 뒤 두 파동은 정상파를 나타낸다.

간섭   393   2.5초 뒤 위치 0.5m에서 변위는 2cm이다.

TIP   파동의 전달 속력은 파장×진동수 또는 파장/주기로 나타낸다.

Ⅳ. 파동과 빛 | 394-400

그림은 길이가 L이고 선밀도가 각각 μ_0, $2\mu_0$인 줄 A와 B를 나란하게 고정해 둔 것을 나타낸 것이다. A와 B를 동시에 진동시켰더니 기본 진동에 의한 파장은 각각 λ_A, λ_B이고, 진동수는 f_A, f_B이며, 줄에서 파동의 속력은 각각 v_A, v_B이다.

이에 대한 설명으로 옳고 그름을 ○, ×로 나타내시오. (단, 두 줄의 장력은 같다.)

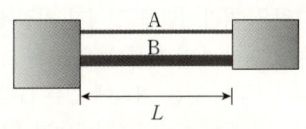

기본진동	**394** ★	$\lambda_A = 2L$이다.
파장과 속력	**395** ★	$v_B = Lf_B$이다.
파동의 속력, 장력과 선밀도	**396** ★★	$v_A : v_B = 1 : 1$이다.
줄의 정상파	**397** ★	$\lambda_A : \lambda_B = 1 : 1$이다.
파동, 진동수	**398** ★★	$f_A : f_B = 1 : 1$이다.
속력, 진동수	**399** ★★	$v_A = \sqrt{2}\, Lf_B$이다.
줄에서의 파동	**400** ★★★	길이가 $2L$인 동일한 줄 A를 이용하고 장력을 4배로 증가시켰더니 $2f_A$의 진동수가 들렸다면 줄에서는 기본 진동에 의한 진동이 일어난다.

TIP 줄에서의 파동의 속력은 $v = \sqrt{\dfrac{T}{\mu}}$

Ⅳ. 파동과 빛 | 401-407

그림은 거리 d만큼 떨어진 지점에 같은 진동수를 내는 스피커 A와 B를 놓은 것을 나타낸 것이다. 두 스피커로부터 같은 거리에 있는 O점에서 y방향으로 음파 측정기를 이동하였더니 P점에서 음파의 세기가 최소가 되는 첫번째 지점을 찾았다. OP 사이의 거리는 y_1이다.

이에 대한 설명으로 옳고 그림을 ○, ×로 나타내시오. (단, 공간에서 음파의 속력은 일정하고, 두 스피커에서는 같은 위상의 음파를 방출하며, 스피커와 O점 사이의 거리는 d보다 굉장히 멀다.)

분류	번호	문항
음파의 간섭	401 ★	d를 줄이면 y_1은 증가한다.
음파의 간섭	402 ★	스피커와 O점 사이 거리를 증가시키면 y_1은 증가한다.
극대점 위치	403 ★	OP 연장선에 첫 번째 극대점이 나타나는 거리는 $2y_1$이다.
진동수, 파장	404 ★	A와 B의 진동수를 같은 값으로 높이면 y_1은 증가한다.
온도에 따른 음파의 속력	405 ★★	만일 음파의 속력이 온도에 따라 변하고 온도를 증가 시키면 y_1은 증가한다.
음파의 경로차	406 ★	P에 도달하는 A와 B 음파의 경로차는 λ이다.
위상, 보강간섭	407 ★★	만일 A와 B의 위상이 반대이면 P에서 보강간섭이 일어난다.

TIP A와 B에서 발생한 음파의 위상이 같은 경우, 경로차가 정수배일 경우 보강간섭을 나타내고, 반파장의 홀수배일 경우 상쇄간섭이 나타난다.

Ⅳ. 파동과 빛 | 408-414

다음은 음속을 측정하기 위한 기주공명장치의 실험 과정과 결과를 나타낸 것이다.

〈실험 과정〉
(1) 소리굽쇠를 진동시켜 유리관 1cm 위에 수직 방향으로 놓고, 물통을 서서히 내리면서 유리관 내의 공명소리를 듣는다. 공명소리가 나는 지점의 눈금 l_0를 확인한다.
(2) 다시 소리굽쇠를 진동시키고 수면을 더 낮추어 두 번째 공명위치 l_1과 세 번째 공명위치 l_2를 각각 측정한다.
(3) 공명위치는 소리굽쇠 A, B 두 개로 반복 측정한다. 실험에 사용된 소리굽쇠는 동시에 진동시켰을 때 매 초 7회 맥놀이가 관측되는 것이 확인되었다.
(4) 첫 번째 공명위치인 l_0는 실제보다 적은 값으로 측정된다. 기주 끝의 이론적인 보정과정을 거치면 l_0에 1cm 정도의 길이 보정이 필요하다.

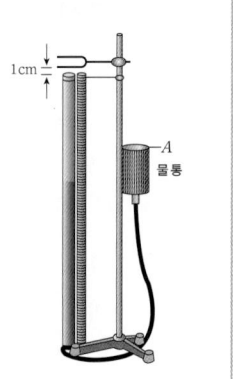

〈실험 결과〉

공명이 일어난 길이 l	소리굽쇠 A	소리굽쇠 B
처음 위치 l_0(cm)	24.0	25.5
두 번째 위치 l_1(cm)	74.0	76.5
세 번째 위치 l_2(cm)	124.0	127.5

이에 대한 설명으로 옳고 그름을 ○, ×로 나타내시오. (단, 실험실 내 온도는 일정하게 유지된다.)

			Right	Wrong
소리굽쇠의 공명	408	소리굽쇠 A에서 발생하는 소리의 파장은 96cm이다.		
소리의 파장	409	소리굽쇠에서 발생하는 소리의 파장은 A에서가 B에서보다 크다.		
음속, 진동수	410	소리굽쇠 A의 진동수는 소리굽쇠 B의 진동수보다 크다.		
음속, 진동수	411	소리굽쇠 A의 진동수는 357Hz이다.		
진동수의 계산	412	소리굽쇠 B의 진동수는 343Hz이다.		
음속	413	두 소리굽쇠로 측정된 음속은 357m/s이다.		
온도에 따른 음파의 속력	414	만일 음파의 속력이 온도에 따라 변하고 온도를 증가 시키면 소리굽쇠 A의 l_0는 증가한다.		

TIP 소리굽쇠의 공명이 일어난 길이를 측정하여 음파의 파장을 구할 수 있다.

Ⅳ. 파동과 빛 | 415-421

그림 (가)는 줄의 한쪽 끝에 도르래를 통해 밀도가 ρ인 물체를 매달고, 다른 한쪽 끝에 진동수가 일정한 진동 장치를 연결하여 진동시켰을 때 기본 진동수로 진동하는 것을 나타낸 것이다. 그림 (나)는 물체를 밀도가 ρ'인 액체에 완전히 잠기게 한 후 (가)와 같은 진동수로 진동시켰을 때 줄에 나타난 정상파를 나타낸 것이다.
이에 대한 설명으로 옳고 그름을 ◯, ✕로 나타내시오. (단, 공기의 부력은 무시하고, 도르래 아래의 실과 물체의 움직임은 없다.)

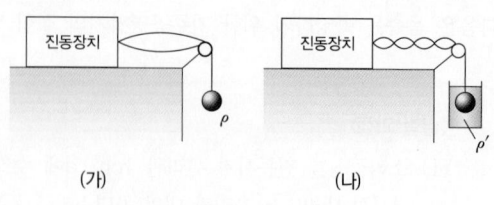

(가) (나)

파장의 비교 **415** 줄에 생성되는 파동의 파장은 (가)에서가 (나)에서보다 크다.

진동수 **416** 줄에 생성되는 파동의 진동수는 (가)에서가 (나)에서보다 크다.

진동수 **417** 줄에 생성되는 파동의 속력은 (가)에서가 (나)의 2배이다.

진동수, 속력, 음파의 파장 **418** 음파의 파장은 (가)에서가 (나)에서보다 크다.

파동의 속력과 주기 **419** 줄의 장력은 (가)에서가 (나)의 16배이다.

장력과 부력, 줄에서의 파동 **420** (나)에서 물체의 부피를 V라 하면 장력은 $(\rho-\rho')gV$이다.

장력과 부력, 줄에서의 파동 **421** $\rho' = \dfrac{15}{16}\rho$이다.

TIP 줄에서의 파동의 속력은 $v = \sqrt{\dfrac{T}{\mu}}$

Ⅳ. 파동과 빛 | 422-428

그림은 오른쪽으로 음속(v)의 $\frac{1}{9}$배의 속력으로 움직이는 기차의 모습을 나타낸 것이다. 관측자 A는 기차에 타고 있고 관측자 B는 기차의 밖에서 기차가 멀어지는 것을 보고 있다. 기차 경적의 진동수는 f이다.
이에 대한 설명으로 옳고 그름을 ○, ×로 나타내시오.

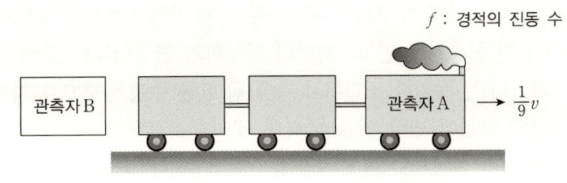

f : 경적의 진동 수

도플러 효과　422　관측자 A가 듣는 진동수는 f이다.

도플러 효과　423　관측자 B가 듣는 진동수는 $0.9f$이다.

도플러 효과의 계산　424　만일 관측자 A가 기차의 이동방향과 반대 방향으로 지면에 대해 $\frac{2}{9}v$로 움직이면 파장은 음원이 정지할 때의 $\frac{9}{7}$배이다.

도플러 효과의 계산　425　만일 관측자 A가 기차의 이동방향과 반대 방향으로 $\frac{2}{9}v$로 움직이면 진동수는 $0.7f$이다.

도플러 효과의 계산　426　만일 관측자 B가 기차의 이동방향과 같은 방향으로 기차에 대해 $\frac{2}{9}v$로 움직이면 파장은 음원이 정지할 때의 $\frac{9}{8}$배이다.

도플러 효과의 계산　427　만일 관측자 B가 기차의 이동방향과 반대 방향으로 기차에 대해 $\frac{2}{9}v$로 움직이면 진동수는 $0.7f$이다.

도플러 효과의 계산　428　만일 관측자 B가 기차의 앞에서 경적소리를 들으면 뒤에서 들을 때보다 진동수가 작다.

TIP　관측자와 음원의 상대 속도에 의해 음파의 진동수가 다르게 측정된다.

Ⅳ. 파동과 빛 | 429-435

그림 (가)는 질량이 M인 추를 가는 실에 연결하여 다른 한쪽에 진동수 f인 진동 장치로 진동시켰더니 정상파가 만들어지는 것을 나타낸 것이다. (나)는 동일한 조건에서 추에 힘 F를 수평 방향으로 가했더니 정상파의 파형이 변한 것을 나타낸 것이다.

이에 대한 설명으로 옳고 그름을 ○, ×로 나타내시오. (단, 중력 가속도는 g이다.)

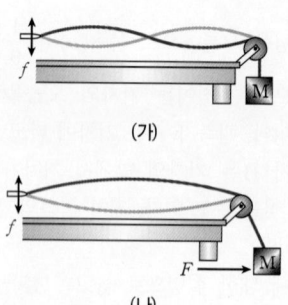

줄에서의 파동, 파장	429 ★	진동 장치부터 도르래까지 실의 길이를 L이라 하면 (가)에서 줄에서 파동의 파장은 L이다.
줄에서의 파동, 파장	430 ★	줄에서 파동의 파장은 (가)에서가 (나)에서보다 크다.
줄에서의 파동, 속력	431 ★	줄에서 파동의 속력은 (가)에서가 (나)의 2배이다.
파동의 속력과 장력	432 ★★	줄에서 장력은 (가)에서가 (나)의 4배이다.
파동의 속력과 장력	433 ★★	(나)에서 도르래와 물체를 연결한 실이 지면과 수직인 직선과 이루는 각도를 θ라 하면 $\cos\theta = \frac{1}{4}$이다.
힘의 평형	434 ★	433번에서 장력은 $\frac{Mg}{\cos\theta}$이다.
파동의 속력과 장력, 힘의 평형	435 ★★	$F = \sqrt{15}\,Mg$이다.

TIP 줄에서의 파동의 속력은 $v = \sqrt{\dfrac{T}{\mu}}$

IV. 파동과 빛 | 436-442

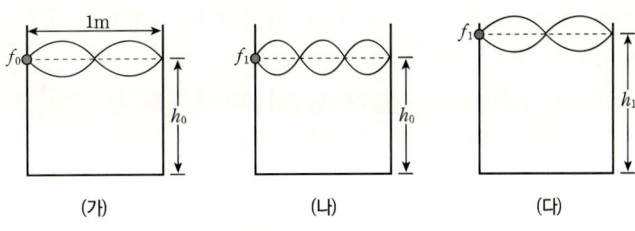

(가) (나) (다)

그림들은 수면파 발생기에 의해 물 표면에 정상파가 형성된 것을 나타낸 것이다. 그림 (가)는 수면파 발생기의 진동수가 f_0이고 수심이 h_0인 경우 2개의 배가 생긴 상황이다. 수면파가 생긴 구간의 길이가 1m이다. 그림 (나)는 수심은 그대로 둔 채, 수면파 발생기의 진동수를 f_1으로 높여서 3개의 배가 생긴 상황이다. 그림 (다)는 수면파 발생기의 진동수를 f_1으로 둔 채 물을 더 부어 수심을 h_1으로 높여 다시 2개의 배가 생기도록 만든 상황이다. 이에 대한 설명으로 옳고 그름을 ○, ×로 나타내시오.

| 수면파의 파장 | **436** ★ | 그림 (가)의 경우 수면파의 파장은 $50\,\mathrm{cm}$이다. | □ □ |

| 수면파의 파장 | **437** ★ | 그림 (나)의 경우 수면파의 파장은 $\dfrac{100}{3}\,\mathrm{cm}$이다. | □ □ |

| 진동수 | **438** ★★ | $f_1 = \dfrac{3}{2}f_0$이다. | □ □ |

| 수면파의 전달 속도 | **439** ★★ | 수면파의 전달 속도는 (다)에서가 (나)의 1.5배이다. | □ □ |

| 수면파의 속도와 수심 | **440** ★★ | $h_1 = \dfrac{3}{2}h_0$이다. | □ □ |

| 수면파의 속도와 수심 | **441** ★★★ | (가)에서 물을 덜어 내어 수심을 h_2로 만들어 4개의 배가 생겼다면 $h_2 = \dfrac{h_0}{4}$이다. | □ □ |

| 수면파의 속도와 수심 | **442** ★★ | (나)에서 물을 더 부어 수심을 h_3로 만들어 (가)처럼 2개의 배가 생겼다면 $h_3 = \dfrac{9}{4}h_0$이다. | □ □ |

TIP 수면파의 경우 전파속도는 수심의 제곱근에 비례한다.

Ⅳ. 파동과 빛 | 443-449

그림은 장력이 각각 T_A, T_B인 줄 A, B의 양끝이 고정된 현에서 형성된 정상파를 나타낸 것이다. 줄 A, B의 선밀도 μ, 길이 L은 같고, 두 줄에서 발생한 음파의 진동수는 f_0로 동일하게 측정되었다. 각 줄에서 파동의 전파속력은 v_A, v_B이다.

이에 대한 설명으로 옳고 그름을 ○, ×로 나타내시오. (단, 실험 공간의 온도는 일정하다.)

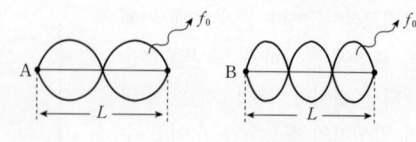

정상파, 파장 | **443** A의 파장은 L이다.

정상파, 파장 | **444** B의 파장은 $3L$이다.

파장과 속력 | **445** 줄에서 발생한 파동의 속력은 A가 B의 $\frac{3}{2}$배이다.

파장과 주기 | **446** 줄에서 발생한 파동의 주기는 A가 B의 $\frac{3}{2}$배이다.

주기의 비교 | **447** $T_A : T_B = 3 : 2$이다.

파장의 비교 | **448** 음파의 파장은 A에서가 B에서보다 크다.

줄에서의 파동, 속도와 선밀도, 장력 | **449** 장력과 파장은 일정하고 줄의 선밀도가 A가 B의 4배이면 진동수는 A가 B의 $\frac{1}{2}$배이다.

TIP 줄에서의 파동의 속력은 $v = \sqrt{\dfrac{T}{\mu}}$

Ⅳ. 파동과 빛 | 450-456

그림은 관의 지름이 일정하고, 길이가 L인 원통 악기(부부젤라)에 입으로 소리를 내는 것을 모식적으로 나타낸 것이다. 음파는 원통 내에서 기본 진동수로 진동한다.
이에 대한 설명으로 옳고 그름을 ○, ×로 나타내시오. (단, 음속은 V로 일정하고, 정상파의 배와 원통의 끝은 일치한다.)

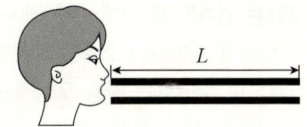

음파의 속력	450 ★	L을 줄이면 파동의 속력은 감소한다.

파장	451 ★	L을 줄이면 파동의 파장은 감소한다.

파동의 속력과 진동수	452 ★	L을 줄이면 파동의 진동수도 감소한다.

기본진동의 파장	453 ★	원통 내 음파의 파장은 $2L$이다.

진동수	454 ★	원통의 지름을 줄이면 진동수는 증가한다.

파동의 진동수	455 ★★	다른 조건은 같고 한쪽 끝이 막혀있으면 파동의 진동수는 감소한다.

온도에 따른 파동의 속력과 진동수	456 ★★	다른 조건은 같고 온도가 증가하면 파동의 진동수는 감소한다.

TIP 열린관에서 정상파가 발생하는 상황이다.

Ⅳ. 파동과 빛 | 457-463

그림은 원기둥 관 속에 아주 작은 입자의 가루를 넣고 스피커에서 일정한 진동수의 소리를 발생했더니 관내에서 가루가 일정한 간격으로 쌓여있는 것을 모식적으로 나타낸 것이다. 원기둥 내의 가루가 가장 적게 쌓여있는 점 사이의 거리는 d이다.
이에 대한 설명으로 옳고 그림을 O, X로 나타내시오. (단, 공간에서 음속은 V로 일정하게 유지된다.)

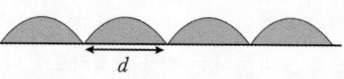

정상파	457 ★	가루는 정상파의 모습을 나타낸다.
기체 분자 진동	458 ★★	가루가 가장 적게 쌓여 있는 점은 기체 분자 진동의 배에 해당한다.
음파의 파장	459 ★	음파의 파장은 d이다.
분자 진동과 기체의 압력	460 ★★★	가루가 가장 많게 쌓여 있는 점에서 기체의 압력 변화는 없다.
분자 진동과 기체의 압력	461 ★★★	가루가 가장 적게 쌓여 있는 점에서 기체 압력은 배에 해당한다.
음파의 주기	462 ★★	d가 증가하면 음파의 주기는 감소한다.
음파의 진동수와 파장	463 ★	스피커의 진동수를 감소시키면 d는 증가한다.

TIP 관 속에 일정한 간격으로 가루가 쌓여있다는 것은 공기 분자의 마디가 된다.

Ⅳ. 파동과 빛 | 464-470

그림은 혈액 내에 있는 적혈구의 이동 속력 v를 측정하기 위해 외부에서 초음파를 발사하여 측정하는 것을 모식적으로 나타낸 것이다. 관측 장비에서는 f_0의 일정한 진동수를 보낸 후 적혈구에서 반사되어 수신된 진동수 f를 측정하여 적혈구의 속력 v를 측정한다. v는 일정하고, 관측 장비는 정지 상태에 있으며 적혈구와 관측 장비는 같은 수평선상에 위치한다. 이에 대한 설명으로 옳고 그름을 ○, ×로 나타내시오. (단, 초음파의 속력은 V로 일정하다.)

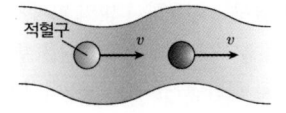
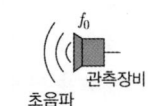

| 움직이는 물체의 진동수 관측 | 464 ★★ | 적혈구에서 관측하는 반사 전 진동수는 $\dfrac{V}{V-v}f_0$이다. |

| 움직이는 물체의 진동수 관측 | 465 ★★★ | 적혈구에서 관측하는 반사 전 진동수는 f보다 크다. |

| 움직이는 물체의 진동수 관측 | 466 ★★ | $f < f_0$이다. |

| 움직이는 물체의 진동수 관측 | 467 ★★★ | $v = \dfrac{f-f_0}{f+f_0}V$이다. |

| 움직이는 물체의 진동수 관측 | 468 ★★ | 적혈구의 속력이 증가하면 관측 장비에 측정되는 진동수는 f보다 크다. |

| 움직이는 물체의 진동수 관측 | 469 ★★★ | 적혈구가 관측 장비의 수평선과 30°의 각도를 이루며 속력 v로 움직이면 관측 장비에서 측정되는 진동수는 f보다 작다. |

| 움직이는 물체의 진동수 관측 | 470 ★★ | 만일 관측장비의 진동수를 증가시켜 같은 실험을 하면 적혈구의 속력은 작게 측정된다. |

TIP 적혈구 관측 장비의 수신기에서는 적혈구에서 반사된 진동수를 측정하게 된다.

IV. 파동과 빛 | 471-477

그림은 프리즘과 슬릿을 이용하여 빛의 파장을 변화시키는 장치와 이 장치에서 나온 빛을 스크린을 통해 관측하는 것을 모식적으로 나타낸 것이다. 슬릿의 폭이 d인 단일 슬릿은 위아래로 이동할 수 있고, 슬릿과 스크린 사이의 거리는 L이다.
이에 대한 설명으로 옳고 그름을 ○, ×로 나타내시오.
(단, $L \gg d$이고, 단일 슬릿의 이동 범위는 프리즘을 통과한 가시광선의 범위 내이다.)

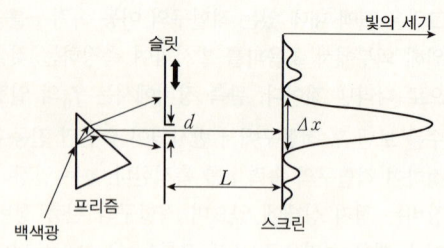

움직이는 물체의 진동수 관측	471	슬릿의 폭 d를 줄이면 가운데 밝은 무늬 간격 Δx가 증가한다.
영의 이중 슬릿 실험	472	슬릿을 아래로 이동하면 단일 슬릿에 도착하는 빛의 파장은 증가한다.
빛의 분산, 파장	473	슬릿을 아래로 이동하면 가운데 밝은 무늬 간격 Δx가 증가한다.
빛의 분산, 파장	474	슬릿과 스크린 사이의 거리 L를 증가하면 밝은 무늬 간격 Δx는 증가한다.
밝은 무늬 간격과 거리 L의 관계	475	중앙 극대로부터 첫 번째 밝은 지점까지 거리는 $\frac{2}{3}\Delta x$이다.
밝은 무늬 간격과 거리 L의 관계	476	중앙 극대로부터 두 번째 어두운 지점까지 거리는 $2\Delta x$이다.
빛의 세기와 무늬 간격의 관계	477	백색광의 세기를 증가시키면 가운데 밝은 무늬 간격 Δx가 증가한다.

TIP 영의 이중 슬릿 실험에서 다른 조건이 일정할 때 간섭 무늬 사이의 간격은 파장에 비례한다.

Ⅳ. 파동과 빛 | 478-484

그림은 반지름이 R인 원통형 유리에 입사각이 θ인 단색광이 진행하는 것을 나타낸 것이다. 유리 내부로 진행한 단색광은 거울면에서 반사하여 입사광과 평행한 방향으로 공기 중으로 투과한다. 단색광의 파장은 λ이고, 단색광에 대한 유리의 굴절률은 n이다.
이에 대한 설명으로 옳고 그름을 ○, ×로 나타내시오.
(단, 공기의 굴절률은 1이다.)

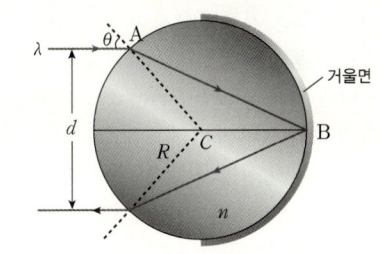

| 반사의 법칙 | 478 | 삼각형 ABC는 이등변 삼각형이다. |

| 반사의 법칙 | 479 | 공기에서 유리로 굴절할 때 굴절각은 2θ이다. |

| 반사의 법칙 | 480 | 거울에서 반사될 때 입사각과 반사각은 같다. |

| 반사의 법칙 | 481 | 유리에서 거울로 반사될 때 입사각은 $\dfrac{\theta}{2}$이다. |

| 스넬의 법칙 | 482 | θ를 증가시키면 유리의 굴절률도 증가한다. |

| 스넬의 법칙, 굴절률의 계산 | 483 | 파장 λ에 대한 유리의 굴절률 $n = \dfrac{\sin\theta}{\sin(\theta/2)}$이다. |

| 스넬의 법칙 | 484 | λ를 증가시키면 거울면의 위쪽 부분에서 반사가 일어난다. |

TIP 반사의 법칙과 스넬의 법칙을 만족한다.

IV. 파동과 빛 | 485-491

그림 (가)는 진공 중에서 파장이 λ인 단색광이 단일 슬릿을 통과하여 스크린에 회절 무늬를 만드는 것을 나타낸 것이고, 그림 (나)는 스크린에 생긴 회절 무늬를 위치와 무늬 세기의 관계로 나타낸 것이다. (나)에서 I는 밝기, y는 중심 O로부터의 거리이며, I_0와 D는 각각 가장 밝은 무늬의 세기와 폭을 나타낸다. 이에 대한 설명으로 옳고 그름을 ○, ×로 나타내시오. (단, 슬릿을 통과한 빛의 세기는 모든 경우에 같고 빛의 속력은 c이다.)

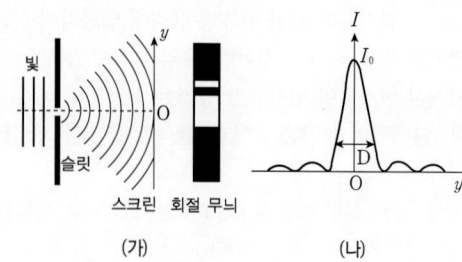

(가)　　　(나)

단일 슬릿의 회절	485 ★	가장 밝은 무늬의 세기가 $2I_0$가 되면 가장 밝은 무늬의 폭은 $4D$가 된다.
단일 슬릿의 회절	486 ★	첫 번째 어두운 무늬에서 보강 간섭이 일어난다.
단일 슬릿의 회절	487 ★	진동수가 $\dfrac{c}{\lambda}$보다 큰 단색광으로 교체하면 D는 감소한다.
단일 슬릿의 회절	488 ★★	슬릿과 스크린 사이 간격을 증가시키면 I_0는 감소한다.
단일 슬릿의 회절	489 ★	파장이 λ보다 큰 단색광으로 교체하면 D는 감소한다.
단일 슬릿의 회절	490 ★	슬릿의 폭을 줄이면 D는 증가한다.
단일 슬릿의 회절, 굴절률	491 ★★	물속에서 실험을 하면 D는 감소한다.

TIP 빛의 파동성을 확인하는 주요 실험은 빛의 간섭과 회절 현상에 대한 것이다. 단일 슬릿을 통과한 빛의 회절 현상에서 중요한 물리적 개념은 어두운 무늬의 위치를 결정하는 것과 회절 무늬의 간격을 변화시키는 요인을 찾는 것이다.

Ⅳ. 파동과 빛 | 492-498

그림은 파장이 다른 두 빛 A와 B가 동일한 입사각으로 진공에서 매질 1을 향하여 O 지점으로 입사되는 모습을 나타낸 것이다. 매질면 1과 매질면 2는 서로 평행하며 두 빛은 모두 매질면 2에서 전반사된다. 매질 1과 매질 2의 굴절률은 각각 n_1, n_2이다.

이에 대한 설명으로 옳고 그름을 ○, ×로 나타내시오.

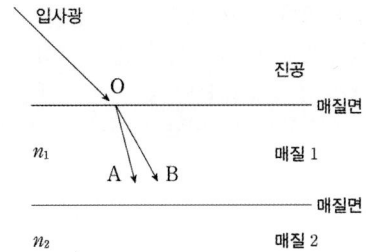

| 전반사의 원리 | 492 ★ | 빛의 파장은 A가 B보다 크다. | □ | □ |

| 굴절률과 진동수의 비교 | 493 ★ | 빛의 진동수는 A와 B가 같다. | □ | □ |

| 빛의 속력 | 494 ★ | 진공에서 빛의 속력은 A와 B가 같다. | □ | □ |

| 굴절률, 빛의 속력 | 495 ★★ | 매질 1에서 빛의 속도는 A가 B보다 크다. | □ | □ |

| 굴절률의 비교, 전반사의 원리 | 496 ★★ | $n_1 < n_2$이다. | □ | □ |

| 전반사의 원리, 스넬의 법칙 | 497 ★★ | O 지점에서 A빛의 반사된 경로와 매질면 2에서 전반사되어 진공으로 다시 나온 B빛의 경로는 서로 평행하다. | □ | □ |

| 전반사의 원리, 스넬의 법칙 | 498 ★★ | 매질면 2에서 반사되어 진공으로 다시 나온 빛의 O로부터 떨어진 거리는 A가 B보다 크다. | □ | □ |

TIP 파장이 짧은 빛에서 물질의 굴절률이 더 크다.

IV. 파동과 빛 | 499-505

그림은 공기 중에서 파장이 λ로 동일한 단색광 A와 B가 서로 평행하게 진행하다 볼록렌즈를 통과하여 한 점 P에 모이는 것을 나타낸 것이다. B의 경로에는 단색광에 대한 굴절률이 $n=1.5$인 매질이 놓여 있고, 매질의 길이는 λ와 같다.
이에 대한 설명으로 옳고 그림을 O, ×로 나타내시오.
(단, 공기의 굴절률은 1이고, B가 매질에 입사한 순간 두 빛의 위상은 같으며, 매질을 통과한 이후 두 빛의 경로차는 생기지 않는다.)

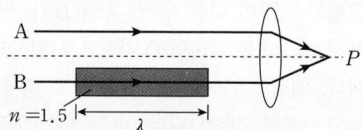

경로차의 의미	499 ★★	매질 내에서 단색광의 파장은 $\frac{2}{3}\lambda$이다.
파동수, 경로차	500 ★★	매질 내에서 단색광의 파동수는 1.5이다.
위상차, 위상	501 ★★	렌즈에 굴절되기 전 두 단색광의 위상차는 0이다.
진동수	502 ★	공기에서 매질로 진입하면 단색광의 진동수는 작아진다.
보강간섭의 조건	503 ★	P 점에서 보강간섭이 일어난다.
상쇄간섭의 조건	504 ★	다른 조건은 동일하고 A와 B의 위상이 반대이면 P점에서 상쇄간섭이 일어난다.
보강간섭의 조건	505 ★★★	만일 B와 유사하게 A에 길이가 $\frac{\lambda}{4}$이고 굴절률이 2인 매질이 추가되면 P점에서 보강간섭이 일어난다.

TIP 서로 다른 매질에 입사하기 전 A와 B의 위상차가 0이다.

IV. 파동과 빛 | 506-512

그림은 카메라 렌즈 표면에서 파장이 λ인 단색광의 반사를 최소화시키기 위해 두께 d인 얇은 코팅막을 입혀 놓은 것을 나타낸 것이다. 단색광에 대한 코팅막, 렌즈의 굴절률은 각각 1.2, 1.5이다.

공기	$n_0 = 1$
코팅막	$n_1 = 1.2$
렌즈	$n_2 = 1.5$

이에 대한 설명으로 옳고 그름을 ○, ×로 나타내시오. (단, 빛은 공기중에서 코팅막에 수직하게 입사하고 $d > 0$이다.)

고정단 반사의 의미 506 코팅막에서 렌즈로 진행하는 빛은 고정단 반사를 한다.

고정단 반사의 의미 507 공기에서 코팅막으로 진행하던 도중 반사된 빛은 180° 위상이 바뀐다.

고정단 반사의 의미 508 506번과 507번의 빛은 위상이 반대이다.

굴절률과 파장 509 단색광이 렌즈 부분을 투과하였다면 단색광의 파장은 렌즈에서 가장 짧다.

파동수 510 509번의 과정을 거치는 빛의 코팅막에서 파동수는 $\dfrac{2d}{\lambda}$이다.

코팅막의 원리 511 d의 최솟값은 $\dfrac{5}{12}\lambda$이다.

코팅막의 원리 512 만일 굴절률이 1.8인 코팅막을 사용하면 d의 최솟값은 $\dfrac{5}{36}\lambda$이다.

TIP 소한 매질에서 밀한 매질로 빛이 진행할 때 일부는 반사되고 일부는 굴절한다. 이 때 반사된 빛은 위상이 반대가 된다. (고정단 반사)

Ⅳ. 파동과 빛 | 513-519

그림은 진공 중 지면에 놓인 평면거울 위에 파장이 λ인 단색 점광원을 놓은 것을 모식적으로 나타낸 것이다. 스크린에는 점광원에서 직접 도달한 빛 A와 거울에 반사된 빛 B로 간섭무늬가 생긴다. P점은 지면을 중심으로 첫 번째 어두운 무늬가 생기는 지점이고, 거울로부터 거리 y만큼 떨어져 있다. 거울과 점광원 사이의 거리는 d이고, 점광원과 스크린 사이의 거리는 L이다.
이에 대한 설명으로 옳고 그름을 ○, ×로 나타내시오. (단, $L \gg d$이고, 점광원의 크기는 무시한다.)

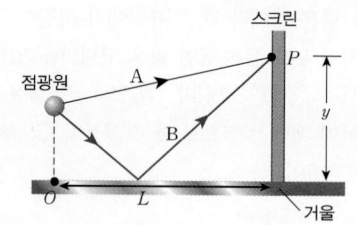

| 고정단 반사 | 513 ★ | B는 거울에서 고정단 반사를 한다. |

| 위상차 | 514 ★ | P점에 도달하는 A와 B의 위상은 같다. |

| 경로차 | 515 ★★ | P점에 도달하는 A와 B의 경로차는 λ이다. |

| 이중 슬릿 간섭 | 516 ★ | λ가 증가하면 y는 증가한다. |

| 이중 슬릿 간섭 | 517 ★ | L이 증가하면 y는 증가한다. |

| 이중슬릿 간섭 | 518 ★ | d가 증가하면 y는 증가한다. |

| 굴절률에 따른 경로차 변화 | 519 ★★ | 만일 거울의 굴절률보다 크고 굴절률이 2인 액체에서 실험을 하면 P점에서 상쇄간섭이 일어난다. |

TIP 주어진 상황은 이중 슬릿 간섭으로 해석할 수 있다.

IV. 파동과 빛 | 520-526

그림은 굴절률이 n인 매질 가운데 두께가 D이고, 굴절률이 n'인 직육면체 매질을 놓고, 파장이 λ인 단색광을 두 매질의 경계면에 각 θ로 입사시키며 진행하는 것을 나타낸 것이다. n'인 매질을 통과한 빛은 각 θ'으로 투과하며 입사한 경로와 거리 d의 차이를 보인다.
이에 대한 설명으로 옳고 그름을 ○, ×로 나타내시오. (단, 진행하는 빛은 매질의 경계면에서 전반사하지 않고, 파장에 대한 매질의 굴절률은 파장에 반비례한다.)

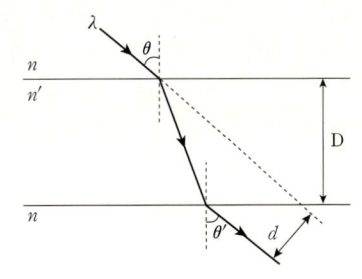

스넬의 법칙　520★　처음 굴절이 일어날 때 굴절각은 θ보다 크다.

스넬의 법칙　521★　$n < n'$이다.

스넬의 법칙　522★　진동수는 굴절률이 n인 매질에서와 굴절률이 n'인 매질에서 같다.

스넬의 법칙　523★　$\theta > \theta'$이다.

스넬의 법칙　524★★　D를 증가시키면 d는 감소한다.

스넬의 법칙　525★★　λ를 증가시키면 d는 증가한다.

스넬의 법칙　526★　점선과 아래쪽 굴절률이 n인 매질을 통과하는 광선은 평행하다.

TIP　스넬의 법칙을 만족한다.

Ⅳ. 파동과 빛 | 527-533

그림은 깊이가 H인 물속에 파장이 λ인 단색 점광원이 놓여 있는 것을 나타낸 것이다. 단색광이 물 밖의 공기 중으로 새어나오지 못하게 물위에 투명하지 않은 원판을 놓았다. 원판의 최소 반지름은 R이다.
이에 대한 설명으로 옳고 그름을 ○, ×로 나타내시오. (단, 공기의 굴절률은 1이고, 물의 굴절률은 n이다.)

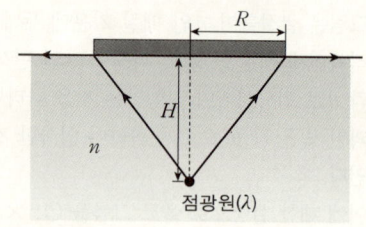

전반사, 임계각　　527　임계각 이상으로 입사하면 전반사가 일어난다.

임계각의 의미　　528　임계각은 $\sin^{-1}(n)$이다.

임계각　　529　임계각은 $\sin^{-1}\dfrac{R}{\sqrt{R^2+H^2}}$이다.

임계각　　530　H를 증가시키면 R이 증가한다.

굴절률, 임계각　　531　λ를 증가시키면 R이 증가한다.

진동수, 임계각　　532　단색광의 진동수를 증가시키면 R이 증가한다.

굴절률, 임계각　　533　물보다 굴절률이 큰 투명 액체로 교체하면 R이 증가한다.

TIP　단색광이 물 밖의 공기 중으로 새어나오지 못하게 하려면, 빛이 반지름 R의 반경 내에서 전반사를 해야한다.

IV. 파동과 빛 | 534-540

그림은 유리판 두 장을 겹쳐 놓고 파장이 λ인 빛을 보냈더니 A와 B의 경로에 의해 간섭 현상이 일어나는 것을 모식적으로 나타낸 것이다. A는 유리판 Q에서 반사되고, B는 유리판 P에서 반사된다. 보강간섭이 일어나는 유리판 사이의 거리는 d이다.
이에 대한 설명으로 옳고 그림을 O, X로 나타내시오. (단, 공기의 굴절률은 1이고, 굴절률은 공기보다 유리가 크다.)

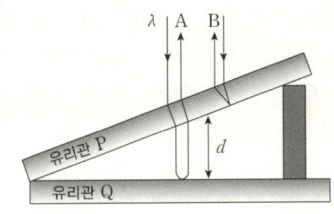

| 고정단 반사 | 534 ★ | A의 반사에서 빛의 위상이 180° 달라진다. |

| 자유단 반사 | 535 ★ | B의 경로로 진행하는 동안 자유단 반사가 일어난다. |

| 위상 | 536 ★ | A와 B의 위상은 반대이다. |

| 보강간섭의 조건 | 537 ★★ | 보강간섭이 일어나기 위한 $2d$는 λ의 정수배이다. |

| 간섭 현상 | 538 ★★ | d의 최솟값은 $\frac{\lambda}{2}$이다. |

| 간섭 무늬 간격 | 539 ★★★ | 파장이 λ보다 큰 빛으로 교체하면 간섭 무늬 사이의 간격이 벌어진다. |

| 간섭 무늬 간격 | 540 ★★★ | 굴절률이 1.5이고 유리보다 큰 액체에서 실험하면 간섭무늬 사이의 간격이 벌어진다. |

TIP 이웃하는 간섭무늬 사이의 d값은 반파장이다.

Ⅳ. 파동과 빛 | 541-547

그림은 각 변의 길이가 $2l$이고 굴절률이 2인 정육면체의 중심에 점광원이 있는 모습을 나타낸 것이다. 정육면체 밖에서 어느 방향으로 보더라도 이 점광원이 보이지 않도록 빛이 통과하지 못하는 여러 개의 헝겊을 이용하여 정육면체의 일부분을 가리고자 한다.
이에 대한 설명으로 옳고 그름을 ○, ×로 나타내시오.
(단, 한 번 전반사된 빛은 사라지는 것으로 가정하고, 공기의 굴절률은 1이다.)

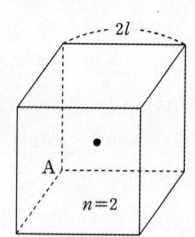

전반사, 임계각　　**541** 헝겊은 정사각형 모양이다.

전반사　　**542** 헝겊은 전반사가 일어나지 않는 영역을 가려야한다.

임계각과 굴절률　　**543** 전반사가 일어나는 임계각은 60°이다.

전반사　　**544** 필요한 헝겊 면적의 최솟값은 $\frac{1}{3}\pi l^2$이다.

파장, 임계각　　**545** 만일 점광원의 파장을 증가시키면 필요한 헝겊의 면적도 증가한다.

굴절률, 임계각　　**546** 만일 굴절률이 감소하면 필요한 헝겊의 면적은 증가한다.

전반사　　**547** 만일 점광원이 A에 위치한 경우 윗면에만 필요한 헝겊 면적의 최솟값은 πl^2이다.

TIP　점광원이 보이지 않도록 하기 위해서는 전반사가 일어나기 전의 지역을 가려야 한다.

Ⅳ. 파동과 빛 | 548-554

그림 (가)는 공기 중에서 굴절률이 n_2인 B 위에 굴절률이 n_1인 A를 놓고 A 위에서 수직으로 단색광을 쏘아주어 간섭 현상을 확인하는 것을 나타낸 것이고, (나)는 A 위에 B를 올려놓고 (가)와 같은 파장의 단색광을 쏘아주는 것을 나타낸 것이다. (가)와 (나)에서 d와 x는 A 표면에서 반사에 의해 어두운 무늬가 생길 때의 최솟값이다. $n_1 > n_2$이다.
이에 대한 설명으로 옳고 그름을 ○, ×로 나타내시오.
(단, 굴절률 n_1, n_2는 단색광 파장(λ)에 따른 굴절률이고, 공기 중에서는 1이다.)

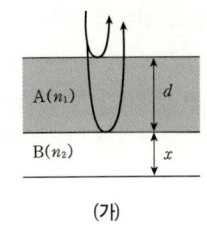
(가)

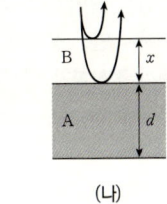
(나)

| 위상차 | 548 ★ | (가)에서 두 광선의 위상차는 0이다. | □ | □ |

| 위상차 | 549 ★ | (나)에서 두 광선의 위상차는 π이다. | □ | □ |

| 파동수, 굴절률 | 550 ★★ | (가)에서 A를 통과하는 동안 파동수는 $\dfrac{2d}{\lambda}$이다. | □ | □ |

| 파동수 | 551 ★ | (가)에서 A를 통과하는 동안과 (나)에서 B를 통과하는 동안 파동수는 같다. | □ | □ |

| 굴절률 | 552 ★★ | (가)에서 n_1이 증가하면 d는 감소한다. | □ | □ |

| 파장, 간섭 | 553 ★★ | (나)에서 λ가 증가하면 x는 증가한다. | □ | □ |

| 파장에 대한 식으로 등식 만들기 | 554 ★★ | $\dfrac{n_1}{n_2} = \dfrac{2x}{d}$이다. | □ | □ |

TIP (가)에서 A의 표면에서는 고정단반사, B의 표면에서는 자유단반사가 일어난다. (나)에서 A, B의 표면 모두에서 고정단반사가 일어난다.

IV. 파동과 빛 | 555-561

그림은 길이가 L인 줄을 진동수 f인 기본 진동으로 진동시켜 만든 음파를 길이가 L인 폐관에 입사시키니 폐관에서 정상파가 형성되는 모습을 나타낸 것이다.
이에 대한 설명으로 옳고 그름을 ○, ×로 나타내시오.

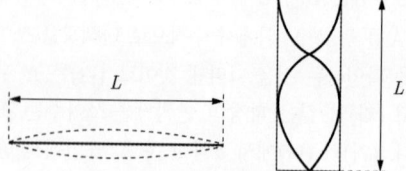

기본진동의 파장	555 ★	줄에서 파동의 파장은 $2L$이다.
3배수 진동의 파장	556 ★	폐관에서 음파의 파장은 $\frac{L}{3}$이다.
줄과 폐관에서의 파동	557 ★	줄과 폐관에서 파동의 진동수는 같다.
줄에서 기본진동의 속력	558 ★	줄에서 파동의 속력은 $2fL$이다.
소리의 속도	559 ★	음파의 속력은 $\frac{4}{3}fL$이다.
음파의 속력	560 ★★	줄에 생기는 파동의 속력은 음파의 2배이다.
폐관에서의 기본진동	561 ★★	만일 폐관에서 기본진동을 한다면 줄에서 생기는 파동의 속력은 음파의 $\frac{1}{2}$배이다.

TIP 줄과 폐관에서 파동의 진동수는 같다.

IV. 파동과 빛 | 562-567

그림은 음속(v)보다 빠르게 속력 v_s로 움직이는 음원과 시간이 t초 경과한 뒤 파면을 나타낸 모습이다. S_1에서 v_s의 일정한 속력으로 움직인 음원은 t초 후 S_2의 위치에 도달한다.
이에 대한 설명으로 옳고 그름을 O, ×로 나타내시오.

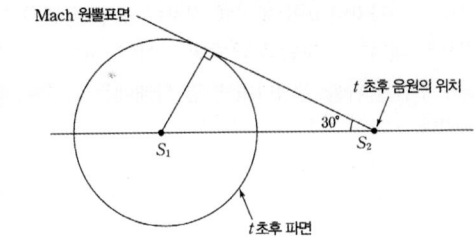

파면의 의미	562 ★★	t초 후 음원이 S_2에 위치할 때 파면이 그리는 원의 반지름은 $v_s t$이다.
음원의 속력과 시간	563 ★★	S_1에서 S_2까지 거리는 vt이다.
그림 해석	564 ★★	$\sin 30° = \dfrac{v_s t}{vt}$이다.
그림 해석	565 ★★★	$v_s = 2v$이다.
파면의 이동과 그림 해석	566 ★★★	음원이 S_1과 S_2의 중앙에 위치할 때 발생한 파면은 MACh 원뿔 표면에 접한다.
파면의 이동과 그림 해석	567 ★★★	S_2의 위치에 도달할 때까지 각 위치에서 발생한 파면 중 일부는 MACh 원뿔 표면을 통과할 수 있다.

TIP 음속보다 빠른 속력으로 움직이는 음원에 의해 충격파가 발생하는 상황이다.

Ⅳ. 파동과 빛 | 568-573

그림은 경사각이 θ인 빗면에 질량이 m인 음원이 일정한 속력으로 내려가는 모습을 나타낸 것이다. 이때 음원에서는 진동수 f인 음파를 발생하며 빗면 아래에는 음파 측정기가 놓여있다.
이에 대한 설명으로 옳고 그름을 ○, ×로 나타내시오. (단, 음원의 높이에 관계없이 공기의 음속은 일정하고 공기저항력은 무시한다.)

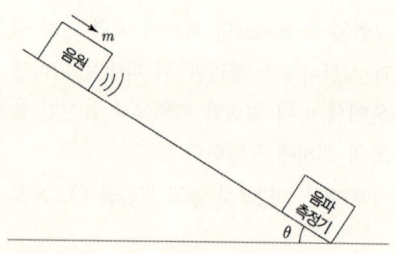

| 알짜힘, 등속 | **568** ★ | 음원에 작용하는 알짜힘은 0이다. | □ | □ |

| 등속운동, 진동수 | **569** ★★ | 다른 조건은 같을 때 진동수는 m이 클수록 크다. | □ | □ |

| 도플러 효과의 계산 | **570** ★★ | θ가 증가하면 진동수는 점점 커진다. | □ | □ |

| 도플러 효과의 계산 | **571** ★ | 파장은 f와 관계없이 일정하다. | □ | □ |

| 도플러 효과의 계산 | **572** ★★ | 한 주기 동안 관측되는 파동의 파면이 움직인 거리는 음원이 정지했을 때보다 증가한다. | □ | □ |

| 저항력 도입 후 도플러 효과 응용 | **573** ★★ | 만일 공기 저항력이 작용하면 진동수는 점점 감소한다. | □ | □ |

TIP 음파 측정기와 음파 발생기가 서로 가까워지는 방향으로 움직이면 관측되는 진동수가 증가한다.

IV. 파동과 빛 | 574-579

그림은 단색광 파장에 따른 굴절률이 각각 n_1, n_2, n_3인 매질에 빛이 굴절되어 진행하는 것을 나타낸 것이다. 각 매질에서 각은 각각 20°, 30°, 10°이다.
이에 대한 설명으로 옳고 그름을 ○, ×로 나타내시오. (단, 파장에 따른 굴절률은 파장에 반비례 관계에 있다.)

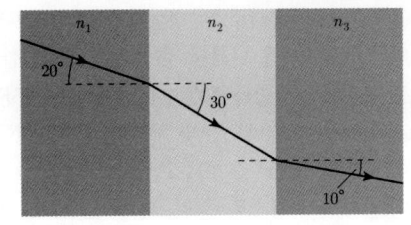

| 굴절률, 굴절각, 빛의 분산 | 574 ★ | 굴절률이 가장 큰 매질은 굴절률이 n_2인 매질이다. |

| 빛의 분산, 스넬의 법칙 | 575 ★ | 빛의 파장이 가장 큰 매질은 굴절률이 n_2인 매질이다. |

| 굴절률과 빛의 속력 | 576 ★ | 빛의 속력이 가장 작은 매질은 굴절률이 n_2인 매질이다. |

| 진동수 | 577 ★ | 빛의 진동수가 가장 큰 매질은 굴절률이 n_3인 매질이다. |

| 전반사의 조건 | 578 ★ | 굴절률이 n_2인 매질에서 n_3인 매질로 진행한 빛은 전반사가 가능하다. |

| 임계각의 계산 | 579 ★★ | 굴절률이 n_3인 매질에서 n_1인 매질로 진행한다면 임계각은 $\sin^{-1}(\frac{\sin 10°}{\sin 20°})$이다. |

TIP 빛의 분산에서 파장이 짧은 빛에서 물질의 굴절률이 더 크다.

IV. 파동과 빛 | 580-585

그림은 빛이 유리로 된 정삼각형 모양의 프리즘에 입사하는 모습을 나타낸 것이다. 처음 굴절한 뒤 빛은 프리즘의 밑변과 평행하게 진행하고, 입사광선과 프리즘으로부터 나오는 빛 사이의 각도를 편향각(ψ)이라고 하며 30°를 이루고 있다.
이에 대한 설명으로 옳고 그름을 ○, ×로 나타내시오. (단, 공기의 굴절률은 1이다.)

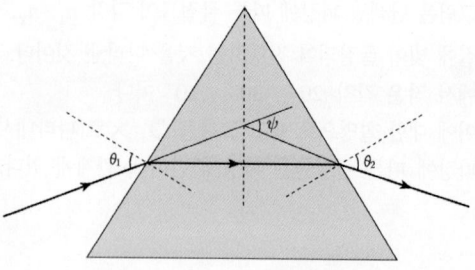

프리즘, 빛의 진행
580 $\theta_1 = \theta_2$이다.

그림 해석
581 $\theta_1 = 30° + \psi$이다.

스넬의 법칙을 이용하여 굴절률 계산
582 유리의 굴절률은 $\dfrac{\sin\theta_1}{\sin 30°}$이다.

스넬의 법칙을 이용하여 굴절률 계산
583 유리의 굴절률은 $\sqrt{3}$이다.

스넬의 법칙을 이용하여 굴절률 계산
584 유리의 굴절률이 감소하면 편향각(ψ)은 증가한다.

스넬의 법칙을 이용하여 굴절률 계산
585 파장을 감소시키면 θ_1은 증가한다.

TIP 정삼각형 프리즘 내에서 처음 굴절한 빛이 평행하게 진행하기 때문에 초기 입사각과 나중 굴절각이 같음을 유추할 수 있다.

Ⅳ. 파동과 빛 | 586-592

그림은 길이가 L이고 진공을 만들 수 있는 관과 진공펌프를 Michelson 간섭계에 설치한 모습을 나타낸 것이다. 광원은 진공 중에서 파장이 λ인 단색광이고, 진공펌프를 사용하여 굴절률이 n인 공기를 천천히 뽑아 내는 동안 N개의 줄무늬 만큼 변화가 생겼다. 이에 대한 설명으로 옳고 그름을 ○, ×로 나타내시오.

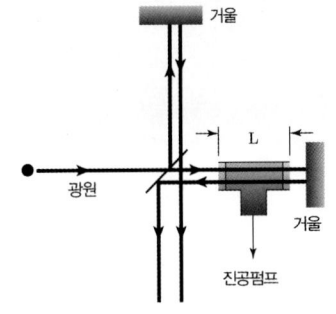

고정단반사의 의미 | 586 ★ | 거울에서 빛은 고정단반사를 한다.

굴절률과 파장 | 587 ★ | 공기에서 단색광의 파장은 $\dfrac{\lambda}{n}$ 이다.

파동수와 굴절률의 관계 | 588 ★★ | 길이 L이고 공기가 채워진 관을 왕복하는 동안 빛의 파동수는 $\dfrac{2Ln}{\lambda}$ 이다.

파동수, 굴절률 | 589 ★★ | 길이 L이고 진공인 관을 왕복하는 동안 빛의 파동수는 $\dfrac{2L}{n\lambda}$ 이다.

Michelson 간섭계의 이해 | 590 ★★★ | $N = \dfrac{2Ln}{\lambda} - \dfrac{2L}{\lambda}$ 이다.

Michelson 간섭계의 이해 | 591 ★★ | 파장을 증가시키면 N은 감소한다.

Michelson 간섭계의 이해 | 592 ★★ | L이 증가하면 N은 감소한다.

TIP Michelson 간섭계에서 광원에서 직진하는 빛과 거울에서 반사하는 빛의 경로 차이에 의해 줄무늬 개수가 결정된다.

MEMO

V
전자기학

V. 전자기학 | 593-597

그림은 반지름이 a이고 +q로 대전된 구모양의 금속 대전체 A와 안쪽 반지름이 2a이고 바깥쪽 반지름이 3a이며 +8q로 대전된 속이 빈 구모양의 금속 대전체 B를 중심이 일치하게 나타낸 것이다. 이에 대한 설명으로 옳고 그름을 ○, ×로 나타내시오.

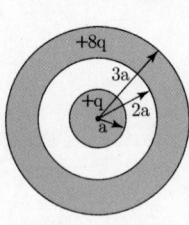

| 가우스 법칙 | 593 ★ | 중심에서 0.5a만큼 떨어진 지점에서 전기장의 크기는 0이다. |

| 가우스 법칙 | 594 ★ | 중심에서 1.5a만큼 떨어진 지점에서 전기장의 크기는 0이다. |

| 도체의 전기장 | 595 ★ | 금속 대전체 B의 내부에 대전되는 전하량은 -q이다. |

| 가우스 법칙 | 596 ★★ | 중심에서 2.5a만큼 떨어진 지점에서 전기장의 크기는 0이다. |

| 면전하 밀도 | 597 ★★ | 단위 면적당 전하량(면전하 밀도)은 A의 표면이 B의 바깥쪽 표면보다 크다. |

TIP 가우스면 내부의 알짜 전하량이 q인 경우 $\int E d \cdot A = \dfrac{q}{\epsilon_0}$ 만족한다.

V. 전자기학 | 598-603

그림은 고정되어 있는 점전하 A와 줄에 매달린 부도체 껍질 B가 거리 d만큼 떨어져 정지해 있는 것을 나타낸 것이다. A와 B의 전하량은 $+Q$이고, B의 전하는 껍질에 균일하게 분포해 있다. 반지름 r, 질량 m인 B의 중심은 A와 같은 높이에 있으며, 줄은 연직선과 각 θ로 기울어져 있다.
이에 대한 설명으로 옳고 그름을 ○, ×로 나타내시오. (단, g는 중력 가속도이고, 줄은 부도체로 전하를 띠지 않으며 줄의 질량은 무시한다.)

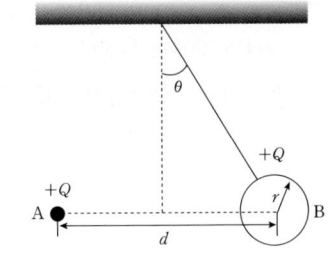

여러가지 힘의 평형	598 ★	실의 장력은 $\dfrac{mg}{\cos\theta}$ 이다.
전기력, 힘의 평형	599 ★	A와 B 사이의 전기력의 크기는 $mg\tan\theta$와 같다.
전기장	600 ★★	B 내부에서 전기장의 크기는 거리에 비례한다.
힘의 평형, 전기력	601 ★★	다른 조건은 같고 Q가 감소하면 d는 감소한다.
힘의 평형, 전기력	602 ★★★	다른 조건은 같고 r이 감소하면 정지 상태를 유지하기 위한 Q는 감소한다.
힘의 평형, 전기력	603 ★★★	부도체인 B 대신에 질량, 전하량, 반지름이 B와 같은 도체로 교체하면 각 θ는 커진다.

TIP 고정되어 있는 점전하와 줄에 매달린 부도체 껍질이 거리 d만큼 떨어져 정지해 있는 것을 나타내었다.

V. 전자기학 | 604-609

그림은 $x=0$, $x=5$인 위치에 각각 점전하 A, B가 있는 것을 나타낸 것이다. 점전하 A의 전하량 $Q_A=+3C$이며, 점전하 B의 전하량 $Q_B=-2C$이다.

이에 대한 설명으로 옳고 그름을 ○, ×로 나타내시오. (단, 각 점전하는 고정되어 있으며 중력에 의한 효과는 고려하지 않는다. 또한 점전하로부터 거리가 무한대인 곳의 전위는 0으로 정의하고, 공간의 유전율은 ϵ_0이다.)

전기장의 세기
604 A에 의한 $x=1$에서 전기장의 세기는 $\dfrac{3}{4\pi\epsilon_0}$이다.

전위
605 $x=3$인 위치의 전위는 0이다.

전기력, 평형
606 $x=3$인 위치에 양전하를 가만히 놓으면 움직이지 않는다.

전기장의 세기
607 $x>5$인 영역에서 전기장의 세기가 0인 곳이 있다.

전기에너지, 운동에너지
608 만일 점전하 B가 고정되지 않고 정지 상태로 놓여 있으면 $x=1$에서 B의 운동에너지는 $\dfrac{36}{25\pi\epsilon_0}$이다.

전기에너지, 운동에너지
609 $x=1$에서 전하량이 $-1C$ 전하가 $+x$방향으로 움직이다 $x=4$에서 순간적으로 멈추면 출발 시 운동에너지는 $\dfrac{15}{16\pi\epsilon_0}$이다.

TIP 힘의 평형을 이루기 위해서는 물체에 작용하는 힘의 벡터적인 합이 0이 되어야한다.

V. 전자기학 | 610-614

그림은 한 면에 밀도가 $+\sigma$인 표면전하를 갖고 있는 무한한 크기의 부도체 판을 나타낸다. 이때 전하량이 q_0인 점전하가 판 위의 한 점으로부터 판에서 수직하게 z만큼 떨어진 다른 점으로 이동한다. 이에 대한 설명으로 옳고 그름을 ○, ×로 나타내시오.
(단, 판의 표면에서의 전기 퍼텐셜은 V_0이다.)

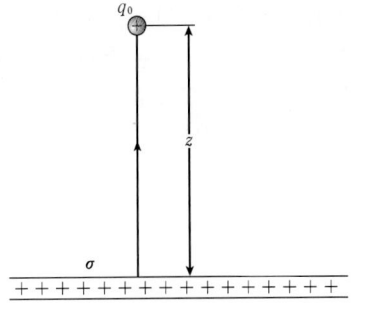

부도체, 전기장	**610** ★★	$z=1$에서 부도체 판에 의한 전기장의 크기는 $\dfrac{\sigma}{2\epsilon_0}$이다.
부도체, 전기장	**611** ★★	$z=2$에서 부도체 판에 의한 전기장의 크기는 $\dfrac{\sigma}{4\epsilon_0}$이다.
일의 계산	**612** ★★	점전하가 이동하는 동안 전기장이 한 일은 $\dfrac{\sigma}{2\epsilon_0}qz$이다.
역학적에너지	**613** ★★★	점전하가 이동한 뒤 운동에너지는 $\dfrac{\sigma}{2\epsilon_0}qz$이다.
전기 퍼텐셜	**614** ★★★	판에서 수직하게 만큼 떨어진 지점에서 전기 퍼텐셜은 $V_0+\dfrac{\sigma}{2\epsilon_0}z$이다.

TIP 균일한 전하 밀도를 가진 부도체 판이 만드는 전기장을 계산하기 위해서는 가우스 면을 그리고 가우스 면 안의 전하량을 알아야 한다.

V. 전자기학

그림은 반지름이 R인 구 A와 안쪽 반지름 $2R$, 바깥쪽 반지름 $3R$인 구 껍질 B를 나타낸 것이다. A는 전하량 Q가 균일하게 분포한 부도체 구이고, B는 전체 전하량이 $-Q$인 도체 껍질이다.
이에 대한 설명으로 옳고 그름을 ○, ×로 나타내시오.
(단, r은 구 A의 중심으로부터 거리를 나타낸다.)

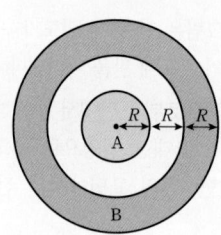

| 전기장의 세기 | 615 ★ | $r < R$에서 전기장의 세기는 r에 비례한다. |

| 전기장의 세기 | 616 ★ | $R < r < 2R$에서 전기장의 세기는 일정하다. |

| 전위 | 617 ★★ | $r = 2R$과 $r = 3R$에서의 전위는 같다. |

| 전하량, 가우스 법칙 | 618 ★ | $r = 2R$인 표면에 분포하는 전하량은 0이다. |

| 전하량, 가우스 법칙 | 619 ★ | $r = 3R$인 표면에 분포하는 전하량은 $+Q$이다. |

| 알짜전하, 가우스 법칙 | 620 ★ | $r = 4R$인 구 모양의 가우스 표면 내부의 알짜전하는 $+2Q$이다. |

| 전기장의 세기 | 621 ★★ | 전기장의 세기 $r = 2.5R$에서가 $r = \frac{1}{2}R$에서보다 25배이다. |

TIP 가우스 법칙과 내부의 알짜전하를 이용하여 전기장을 구할 수 있다.

V. 전자기학 | 622-627

그림은 전하량 $+Q$, $-Q$로 충전되고 전원이 제거된 평행판 축전기 내부에 유전상수가 $k(k>1)$인 유전체를 x만큼 밀어 넣은 것을 나타낸 것이다. 유전체가 삽입되기 전의 축전기 전기 용량과 전위는 각각 C_0, V_0이고, $x = \dfrac{l}{2}$이다.

이에 대한 설명으로 옳고 그름을 ○, ×로 나타내시오.

전기 용량

622 ★★ 전기 용량은 $\dfrac{1}{2}(k+1)C_0$이다.

유전체가 들어간 축전기

623 ★ 유전체가 들어가면서 유전체 내부 양단의 전위차는 들어가기 전보다 감소한다.

유전체가 들어간 축전기

624 ★ 유전체가 들어가면서 전하량 Q는 감소한다.

유전체가 들어간 축전기

625 ★★ 들어가면서 유전체 내부의 전기장은 들어가기 전보다 감소한다.

유전체가 들어간 축전기

626 ★★ 저장된 전기적 위치에너지는 유전체가 들어가면서 전보다 증가한다.

유전체가 들어간 축전기

627 ★★ 밀어 넣을 때 가해진 힘이 하는 일은 양(+)의 부호이다.

TIP $x = \dfrac{1}{2}$일 때, 유전체가 없는 곳의 전기 용량을 C_0라고 하면 유전체가 들어간 곳의 전기용량은 kC_0이다.

V. 전자기학 | 628-632

그림은 거리 d만큼 떨어져 있는 두 개의 커다란 도체 평행판이 크기가 E인 균일한 전기장을 만들고 있는 모습을 나타낸 것이다. 양극판에는 질량이 m이고 전하량이 $+q$로 대전된 전하 A가 가만히 놓여있고 음극판에는 질량이 $2m$이고 전하량이 $-q$로 대전된 전하 B가 가만히 놓여 있다. 균일한 전기장에 의해서 A와 B는 서로 반대방향으로 움직이고 잠시 후 만나게 된다.
이에 대한 설명으로 옳고 그름을 ○, ×로 나타내시오. (단, A와 B의 크기와 A와 B 사이의 전기력은 무시하고, 중력의 효과는 무시한다.)

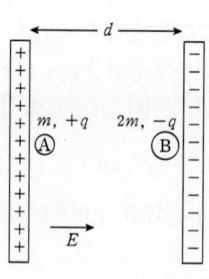

628 A와 B의 가속도 크기는 같다.

629 A와 B가 만날 때까지 걸린 시간은 $\sqrt{\dfrac{4md}{3qE}}$ 이다.

630 A와 B가 만날 때까지 A가 이동한 거리는 $\dfrac{2}{3}d$이다.

631 전기장의 크기가 증가해도 A와 B가 만날 때까지 A가 이동한 거리는 변하지 않는다.

632 d가 감소해도 A와 B가 만날 때까지 A와 B가 이동한 거리의 비는 일정하다.

TIP 양전하는 음극판 방향으로 전기력을 받고 음전하는 양극판 방향으로 전기력을 받는다.

V. 전자기학 | 633-637

그림은 두 도체판 사이의 전위차를 V로 유지하고, 아래 도체판에 작은 구멍 O, P를 뚫고 전자를 속력 v_0로 쏘아준 것을 나타낸 것이다. 전자는 도체판과 각 θ를 이루고 진입하여 P점을 통과한다. O와 P 사이의 거리와 두 도체판 사이의 거리는 각각 h, d이다. 전자의 전하량은 e이고, 질량은 m이다.
이에 대한 설명으로 옳고 그름을 ○, ×로 나타내시오. (단, 중력의 효과와 공기 저항은 무시하고, 전자는 윗 도체판에 충돌하지 않는다.)

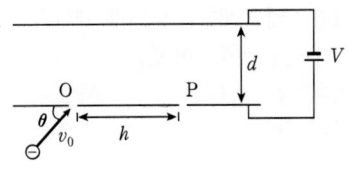

| 전기력, 알짜힘 | 633 ★ | 도체판 내부에서 전자가 받는 알짜힘은 $\dfrac{eV}{d}$이다. |

| 전기력, 가속도 | 634 ★★ | 도체판 내부의 전자의 가속도는 $\dfrac{eV}{md}$이다. |

| 포물선 운동 | 635 ★ | 도체판 내부에서 전자는 포물선 운동을 한다. |

| 2차원 운동의 분석 | 636 ★ | θ가 클수록 전자가 도체판 내부에서 머무르는 시간은 늘어난다. |

| 2차원 운동의 분석, 포물선 운동 | 637 ★★ | $\theta = 45°$인 경우, $h = \dfrac{md}{eV}v_0^2$이다. |

TIP 전자는 양극판 방향으로 전기력을 받으며 중력은 작용하지 않기 때문에 비스듬히 쏘아올린 물체와 유사한 운동을 한다.

V. 전자기학 | 638-642

그림은 얇고 무한히 넓은 두 개의 부도체 판이 면전하 밀도 $+\sigma$로 대전되어 각각 x, y 축에 놓여 있는 것을 나타낸 것이다. 점 a, b, c는 xy 평면상의 점이다.
이에 대한 설명으로 옳고 그름을 ○, ×로 나타내시오. (단, 전기장에 의한 판의 분극은 무시한다.)

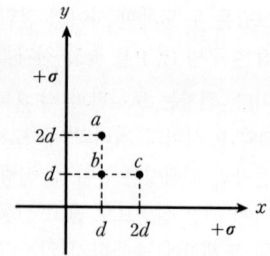

| 전위의 방향 | 638 ★ | A 점과 C 점에서 전위의 방향은 같다. | □ □ |

| 전기장의 세기 | 639 ★★ | b 점에서 전기장의 세기가 가장 크다. | □ □ |

| 전기장의 방향 | 640 ★ | a 점에서 전기장의 방향은 $+x$ 방향이다. | □ □ |

| 전위의 의미 | 641 ★ | 전위가 가장 큰 지점은 b이다. | □ □ |

| 전위의 의미 | 642 ★ | a 점의 전위와 c 점의 전위는 같다. | □ □ |

TIP 전위는 양전하에 가까울수록 큰 값을 갖는다.

V. 전자기학 | 643-647

그림은 반지름이 a인 고립된 도체구 A가 전하량 $+Q$로, 반지름이 b인 도체 껍질 B가 전하량 $-Q$로 대전되어 있는 것을 나타낸 것이다. 도체구와 도체껍질 사이의 전위차는 ΔV이다.
이에 대한 설명으로 옳고 그름을 ○, ×로 나타내시오.

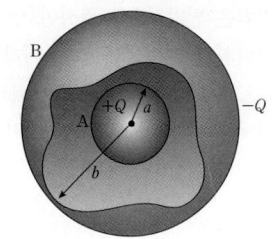

| 전기 용량 | 643 ★ | 전기 용량은 $\dfrac{Q}{\Delta V}$이다. |

| 전위차의 의미 | 644 ★ | $\Delta V = \dfrac{Q}{4\pi\epsilon_0}\left(\dfrac{1}{a} - \dfrac{1}{b}\right)$이다. |

| 전기 용량 | 645 ★★ | 전기 용량은 Q가 증가하면 증가한다. |

| 전기 용량 | 646 ★★ | 전기 용량은 A가 증가하면 증가한다. |

| 전기 용량 | 647 ★★ | 전기 용량은 B가 증가하면 증가한다. |

TIP 가우스의 법칙에 의해 전기장의 크기는 도체구 외부일 경우 거리의 제곱에 반비례하고 도체구 내부일 경우 전기장은 무조건 0이다.

V. 전자기학 | 648-653

그림은 전기적으로 중성이고, 가운데가 빈 도체 구의 내부에 전하량이 $+q$인 점전하가 놓여있는 모습을 나타낸 것이다. 점전하는 중심에 위치하고 점 A, 점 B 그리고 점 C는 중심으로부터 각각 a, b와 c 만큼 떨어져 있는 곳이다. 이에 대한 설명으로 옳고 그름을 ○, ×로 나타내시오. (단, 공간의 유전율은 ϵ_0이다.)

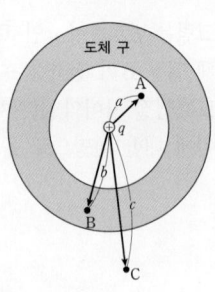

전기장의 크기
648 A에서 전기장의 크기는 $\dfrac{q}{4\pi\epsilon_0 a^2}$이다.

도체구
649 도체구 내부 껍질에 대전된 전하량은 0이다.

도체구
650 도체구 외부 껍질에 대전된 전하량은 $+q$이다.

전기장의 크기, 가우스 법칙
651 B에서 전기장의 크기는 $\dfrac{q}{4\pi\epsilon_0 b^2}$이다.

전위, 도체구
652 C 점에서 전위는 $\dfrac{q}{4\pi\epsilon_0 c}$이다.

전위, 도체구
653 B점에서 전위는 $\dfrac{q}{4\pi\epsilon_0 b}$이다.

TIP 가우스 법칙과 내부의 알짜전하를 이용하여 전기장을 구할 수 있다.

V. 전자기학 | 654-658

그림은 각각 $+Q$, $-Q$로 대전된 두 점전하가 x축 상에 놓여 고정되어 있는 것을 나타낸 것이다. $-q$로 대전된 운동전하가 v_0의 속력으로 A점에서 출발하여 O점과 B점을 차례대로 지났다. A와 O 사이, O와 B 사이의 길이는 같으며 A, O, B점은 모두 x축 위의 점이다.
이에 대한 설명으로 옳고 그름을 ○, ×로 나타내시오. (단, 운동전하에 작용하는 힘은 전기력뿐이며, 운동에 의한 전자기파의 발생은 무시하고 공간의 유전률은 ϵ_0이다.)

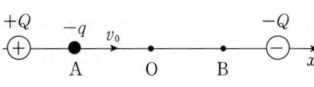

| 일의 부호, 전기력의 방향 | 654 ★ | A점에서 B점으로 이동하는 동안 운동전하는 음($-$)의 일을 한다. | □ | □ |

| 전기력의 방향 | 655 ★★ | B점에서 운동전하의 속력은 v_0이다. | □ | □ |

| 전기력, 가속도 | 656 ★ | A점에서 B점으로 갈수록 운동전하의 가속도의 크기는 감소한다. | □ | □ |

| 전기력, 위치에너지 | 657 ★★ | A점에서 B점으로 갈수록 운동전하의 전기력에 의한 위치에너지는 증가한다. | □ | □ |

| 역학적에너지, 전기력에 의한 위치에너지 | 658 ★★★ | 점전하들 A, O, B 사이의 거리가 모두 d로 균일하고 B에서 운동전하가 정지하면 $v_0 = \sqrt{\dfrac{2Qq}{3\pi\epsilon_0 dm}}$ 이다. | □ | □ |

TIP 음으로 대전된 운동전하는 운동방향과 반대되는 방향으로 전기력을 받는다.

V. 전자기학 | 659-664

그림은 직류 전원 V에 저항, 축전기가 병렬로 연결된 것을 나타낸 것이다. 두 저항 값은 각각 R, $2R$이고, 축전기의 전기 용량은 각각 C, $2C$이다. 스위치를 닫고 오랜 시간이 흘렀다.
이에 대한 설명으로 옳고 그름을 ○, ×로 나타내시오. (단, 직류 전원의 내부 저항은 무시한다.)

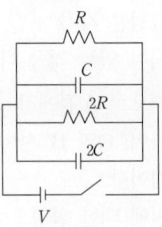

| 축전기, 전압 | 659 ** | 저항 R에 걸리는 전압은 축전기 C에 걸리는 전압과 같다. |

| 병렬 연결에서의 전류 계산 | 660 * | 저항 R에 흐르는 전류의 세기는 저항 $2R$에 흐르는 전류의 2배이다. |

| 축전기의 전하량 비교 | 661 * | 축전기 C에 충전된 전하량은 축전기 $2C$에 저장된 전하량과 같다. |

| 축전기의 전기에너지 비교 | 662 * | 축전기 C에 저장된 전기에너지는 축전기 $2C$에 저장된 전기 에너지보다 2배 크다. |

| 축전기의 전하량과 전류 | 663 ** | 축전기에 대전된 전하량이 0이고 스위치를 닫은 직후 저항 R에 흐르는 전류는 $\dfrac{V}{R}$이다. |

| 시간상수 | 664 ** | 만일 저항 R과 축전기 C가 전지에 직렬로 연결되면 시간 상수(τ)는 RC이다. |

TIP 저항과 축전기의 병렬 연결 상황이다.

V. 전자기학 | 665-669

그림 (가)는 저항 R, 축전기 C, 전류계, 스위치를 직류 전원에 연결하여 구성한 회로를 나타낸 것이며, 그림 (나)는 그림 (가)에서 스위치를 $t=0$일 때 닫은 후 회로에 흐르는 전류를 시간에 따라 측정한 결과를 나타낸 그래프이다. 축전기 C의 전기 용량은 $5\mu F$이며, $t=0$일 때 대전된 전하량은 0이고, 직류 전원 기전력 $\epsilon=10V$이다.
이에 대한 설명으로 옳고 그름을 O, X로 나타내시오. (단, 전지의 내부 저항 및 도선의 저항은 무시한다.)

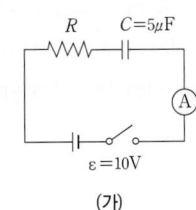
(가)

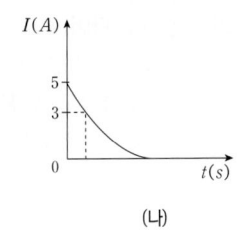
(나)

| 전위차, 축전기 | **665** ★★ | $t=0$일 때 축전기 양단의 전위차는 0V이다. | □ □ |

| 저항과 축전기의 직렬 연결 | **666** ★ | 저항 R의 크기는 2Ω이다. | □ □ |

| 전류, 전하량 | **667** ★★ | 회로에 흐르는 전류가 3A가 되는 순간 축전기에 모인 전하량의 크기는 $20\mu C$이다. | □ □ |

| 직렬연결에서의 전기에너지 계산 | **668** ★★ | 회로에 흐르는 전류가 3A가 되는 순간 축전기에 저장된 전기에너지는 4×10^{-5} J이다. | □ □ |

| 저항의 크기에 따른 축전기의 전하량 변화 | **669** ★★ | 저항을 큰 것으로 교체하면 완전 충전된 후 축전기에 모인 전하량의 크기가 감소한다. | □ □ |

TIP 스위치가 닫힌 후, 충분한 시간이 지나면 축전기의 Q=CV이며, 열린 직후부터 축전기에 저장된 전하가 서서히 방전된다.

V. 전자기학 | 670-675

그림은 전기 용량이 C로 동일한 두 개의 축전기를 저항값이 R인 저항을 연결한 뒤 전압이 V인 전지에 스위치(S)를 이용한 회로를 나타낸 모습이다. 스위치를 연결하기 전에 모든 축전기에 대전된 전하량은 0이었다.
이에 대한 설명으로 옳고 그림을 ○, ×로 나타내시오. (단, 도선의 저항과 전지의 내부저항은 무시한다.)

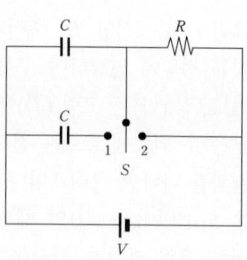

$t=0$일 때의 회로 분석 | **670** ★ | 스위치를 1에 연결하는 순간 저항에 흐르는 전류는 0이다.

시간상수 | **671** ★ | 스위치를 1에 연결하면 회로의 시간상수는 $\dfrac{RC}{2}$이다.

$t=0$일 때의 회로 분석 | **672** ★ | 스위치를 2에 연결하는 순간 저항에 흐르는 전류는 0이다.

$t=\infty$일 때의 회로 분석 | **673** ★ | 스위치를 2에 연결하고 오랜 시간이 지나면 저항에 흐르는 전류는 0이다.

소모된 전기에너지 | **674** ★★ | 스위치를 2에 연결하고 오랜 시간이 지나면 축전기에 저장되는 전기에너지는 그 동안 저항에서 소모된 전기에너지와 같다.

$t=\infty$일 때의 회로 분석 | **675** ★★ | 스위치를 1에 연결하고 오랜 시간이 지난 후 두 개의 축전기에 저장되는 전하량의 합은 $2CV$이다.

TIP 축전기가 병렬로 연결되면 축전기에 걸리는 전압은 같고 Q는 C에 비례한다. 직렬로 연결되면 Q는 같고 전압은 C에 반비례한다.

V. 전자기학 | 676-682

다음은 미지의 저항을 측정하는 휘트스톤 브리지의 실험 과정의 일부를 나타낸 것이다.

⟨실험 과정⟩
(1) 측정하고자 하는 저항(R_x)를 a와 d 사이에 연결하고, 저항 값이 R_k인 저항을 c와 a 사이에 연결한다.
(2) 저항이 균일한 막대 저항을 c와 d 사이에 연결한다.
(3) K_1과 K_2를 닫은 후, 검류계(G)의 바늘 b를 이동하면서 검류계 눈금이 0이 되는 지점을 확인한다.
(4) (3)에서 검류계 눈금이 0이 될 때 l_1과 l_2를 측정한다.

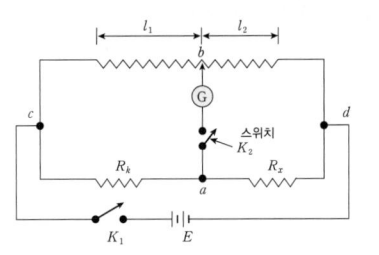

이에 대한 설명으로 옳고 그름을 ○, ×로 나타내시오. (단, $l_1 > l_2$이다.)

676   a점의 전위가 b점보다 높다.

677   c점과 d점 사이의 전위차는 a과 d점 사이의 전위차와 같다.

678   c점과 b점 사이의 전위차는 b점과 d점 사이의 전위차와 같다.

679   b점과 d점 사이의 전위차는 a점과 d점 사이의 전위차와 같다.

680   c점과 a점 사이의 전위차와 b점과 d점 사이의 전위차의 합은 전지의 전압(E)과 같다.

681    $R_x = \dfrac{l_2}{l_1} R_k$이다.

682    $R_x > R_k$이다.

TIP 검류계의 눈금이 0이 될 때, a점과 b점의 전위차가 같다는 것이 핵심이다.

V. 전자기학 | 683-688

그림 (가)는 자체유도계수가 L인 코일, 전기 용량이 C인 축전기, 기전력이 V인 전지, 스위치를 연결한 회로를 나타낸 것이다. 스위치를 q에 연결하여 축전기를 완전히 충전시킨 후 스위치를 p에 연결하였더니 코일에 일정한 주기로 진동하는 전류가 흘렀다. 그림 (나)는 스위치를 p에 연결한 이후 축전기에 저장된 전하량을 시간에 따라 나타낸 것이다.
스위치를 p에 연결한 이후에 대한 설명으로 옳고 그름을 ○, ×로 나타내시오.

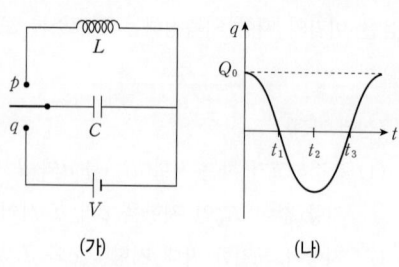

(가)   (나)

LC 진동에서의 진동 주기
683 ★ 전류의 진동 주기는 $2\pi\sqrt{LC}$ 이다.

전기에너지와 자기에너지
684 ★ t_2일 때 회로에 흐르는 전류가 최대이다.

전기에너지
685 ★ t_1일 때 축전기에 저장되는 전기에너지가 최대이다.

자기에너지
686 ★★ t_3일 때 코일에 저장되는 자기에너지가 최대이다.

전기에너지의 최댓값
687 ★ 축전기에 저장되는 전기에너지 최댓값은 $\dfrac{Q_0^2}{2C}$ 이다.

자기에너지의 최댓값
688 ★ 코일에 저장되는 자기에너지의 최댓값은 $\dfrac{1}{2}CV^2$ 이다.

TIP 축전기를 완전히 충전시킨 후 스위치를 p에 연결하면 LC회로가 된다.

V. 전자기학 | 689-695

그림과 같은 RC 회로에서 스위치를 닫고 오랜 시간이 흘렀다. 이에 대한 설명으로 옳고 그름을 ○, ×로 나타내시오.

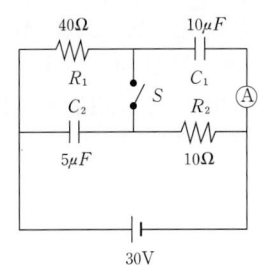

오랜 시간이 흐른 후 회로의 분석	689 ★	전류계에 흐르는 전류는 $0.6\,\mathrm{A}$이다.
직렬연결	690 ★	R_1에 걸리는 전압은 $5\,V$이다.
합성저항과 전체전압	691 ★	R_2에 흐르는 전류는 $0.6\,\mathrm{A}$이다.
전하량의 비, 전압과 전기 용량의 비	692 ★	충전된 전하량은 C_1에서가 C_2에서의 2배이다.
전하량, 전위차	693 ★★	C_1에 충전된 전하량은 $60\,\mu\mathrm{C}$이다.
전기에너지	694 ★★	충전된 전기에너지는 C_1에서가 C_2에서보다 크다.
RC 회로의 분석	695 ★★	축전기에 대전된 전하량은 0이고, 스위치를 닫은 직후라면 R_1에 흐르는 전류는 0이다.

TIP RC 회로에서 스위치를 닫고 오랜 시간 방치하면 전하가 완전히 충전되어 축전기에는 전류가 흐르지 않는다.

V. 전자기학 | 696-701

그림 (가)는 RL 회로를 전압 V로 일정한 전원 장치에 연결한 것을 나타낸 것이고, 그림 (나)는 스위치를 닫는 순간부터 a와 b 사이의 전위차 V_{ab}의 크기를 나타낸 그래프이다. (나)에서 P는 V_{ab}의 최댓값을 나타내고, v_0는 시간이 t_0일 때 V_{ab}의 크기를 나타낸다.
이에 대한 설명으로 옳고 그름을 ○, ×로 나타내시오.

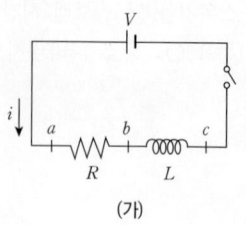
(가)

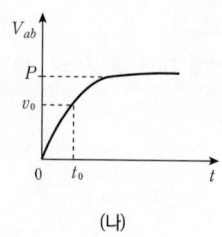
(나)

RC 회로 분석, V_{max}
696 ★ (나)에서 $P = V$이다.

RC 회로 분석
697 ★★ (나)에서 $t = t_0$일 때 b 점의 전위가 c 점보다 낮다.

RC 회로 분석
698 ★★★ (나)에서 $t = t_0$일 때 $V_{bc} = V - v_0$이다.

RC 회로 분석, 전류의 계산
699 ★★★ (나)에서 $t = t_0$일 때 코일에 흐르는 전류는 $\dfrac{V - v_0}{R}$이다.

RC 회로 분석, 자기에너지
700 ★★ (나)에서 오랜 시간이 지난 후 코일에 저장된 자기에너지는 $\dfrac{1}{2}L(\dfrac{V}{R})^2$이다.

L값의 변화에 따른 전위차
701 ★★★ (가)에서 코일의 인덕턴스를 $2L$로 교체하면 (나)에서 t_0일 때 V_{ab}는 v_0보다 크다.

TIP RC 회로의 스위치를 닫은 직후 코일에서 역기전력이 발생하여 저항에 걸리는 전압이 감소하지만, 시간이 지나면 외부 전압 V가 그대로 저항 양단에 걸린다.

V. 전자기학 | 702-706

그림은 질량이 m이고 길이가 L인 나무 원통을 경사각이 θ인 빗면에 가만히 놓은 모습이다. 이때 나무 원통에 가는 도선을 원의 중심을 지나가면서 원통이 이등분 되도록 그림과 같이 N번 감았다. 그리고 감긴 도선이 만드는 직사각형 모양의 평면은 경사면과 평행하다. 또한 지면과 수직하고 크기가 B이며 균일한 자기장이 형성되어있다.
원통이 경사면에서 정지할 때, 이에 대한 설명으로 옳고 그름을 ○, ×로 나타내시오. (단, 중력 가속도는 g이고, 원통의 반지름은 R이다.)

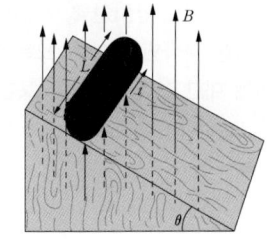

| 정지 시 알짜힘 | 702 ★ | 나무 원통에 작용하는 알짜힘은 0이다. | □ | □ |

| 토크의 계산, 정지 상태 | 703 ★ | 원통 중심을 회전 중심으로 할 때 알짜토크는 0이다. | □ | □ |

| 토크의 계산, 자기장 | 704 ★★ | 원통 중심을 회전 중심으로 할 때 전체 자기력에 의한 토크의 크기는 $NBiLR\sin\theta$이다. | □ | □ |

| 정지마찰력의 계산 | 705 ★ | 원통에 작용하는 정지마찰력의 크기는 $mg\sin\theta$이다. | □ | □ |

| 힘의 평형을 이용한 전류 계산 | 706 ★★ | $i = \dfrac{mg}{2NB\sin\theta}$ 이다. | □ | □ |

TIP 나무 원통이 경사면에서 정지해 있으므로 자기력과 마찰력에 의한 돌림힘이 평형을 이루는 상태이다.

V. 전자기학

그림은 어느 닫혀진 경로에 대해서 12개의 도선이 지면에 수직으로 통과하는 모습을 나타낸 것이다. 모든 도선에 흐르는 전류는 i로 똑같다.
이에 대한 설명으로 옳고 그름을 O, X로 나타내시오. (단, 진공에서의 투자율은 μ_0이다.)

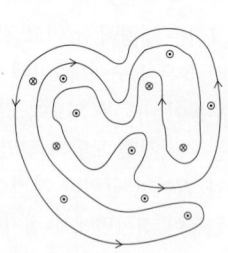

707 닫혀진 경로에 포함된 도선은 7개이다.

708 닫혀진 경로에 대해 ampere 법칙을 적용할 수 있다.

709 닫혀진 경로를 따라갈 때 $\oint B \cdot ds$는 음수이다.

710 닫혀진 경로를 따라갈 때 $\oint B \cdot ds$의 값은 $2\mu_0 i$이다.

711 만일 닫혀진 경로에 반대 방향으로 따라 갈 때 $\oint B \cdot ds$의 값은 동일하다.

TIP   폐곡선이므로 Ampere 법칙을 적용할 수 있다.

V. 전자기학 | 712-716

그림은 질량분석기(mAss speCtrometer)를 모식적으로 나타낸 것이다. 질량 m, 전하량 $+q$인 입자는 (가)에서 정지 상태에서 전압 V로 가속되고, (나)에서 대전된 도체판 I과 II 사이를 등속직선운동 한 후 (다)에서 반지름 R로 등속 원운동한다. (나)와 (다)에서 자기장 B는 모두 지면을 뚫고 나오는 방향이고, 크기는 동일하다.
이에 대한 설명으로 옳고 그름을 O, X로 나타내시오.
(단, 공간은 진공이고, 공간에서 중력의 효과는 무시한다.)

질량분석기의 이해
712 ★ (가)에서 입자의 가속도는 $\dfrac{qd}{mV}$이다.

원운동의 알짜힘
713 ★★ (나)에서 입자에 작용하는 알짜힘의 방향은 I에서 II로 향한다.

전기장의 방향과 전기력, 구심력
714 ★ (나)에서 전기장의 방향은 I에서 II로 향한다.

구심력
715 ★ (다)에서 구심력은 자기력이다.

원운동에서 구심력과 반지름
716 ★★ (다)에서 반지름 R은 $\sqrt{\dfrac{2mV}{qB^2}}$이다.

TIP 질량 분석기에서 원운동 반지름 $R = \dfrac{mv}{qB}$을 만족한다.

V. 전자기학 | 717-723

그림은 지면에 수직하게 뚫고 들어가는 균일한 자기장 B 속에 길이 $3L$이고 질량이 m인 도체 막대가 O점을 중심으로 일정한 각속력 ω로 회전하고 있는 것을 나타낸 것이다. 도체 막대 끝 지점인 p와 q는 O점으로부터 각각 L, $2L$ 만큼 떨어져 있다.
이에 대한 설명으로 옳고 그름을 ○, ×로 나타내시오. (질량이 m이고, 길이가 L인 막대의 질량 중심에 대한 회전 관성은 $\frac{1}{12}mL^2$이고, 중력의 효과는 무시한다.)

전위, 전류의 흐름	717 ★	전위는 O점보다 p점이 높다.
전위, 전류의 흐름	718 ★	전위는 p점보다 q점이 높다.
선속력, 각속력	719 ★	q점에서 선속력은 ωL이다.
각운동량의 계산	720 ★★	도체 막대의 각운동량은 $mL^2\omega$이다.
전위차, 자기장의 영향	721 ★★	p와 q 사이의 전위차는 $\frac{3}{2}\omega BL^2$이다.
도체의 운동 방향에 따른 전위	722 ★★★	만일 각속력이 반대 방향이면 전위는 O점이 p점보다 높다.
자기장의 방향에 따른 전위	723 ★★★	만일 자기장의 방향이 반대이면 전위는 O점이 p점보다 높다.

TIP 도체 막대의 회전으로 도체 내부의 전자가 자기력을 받아 불균등하게 분포하게 된다.

V. 전자기학 | 724-728

그림 (가)는 속이 빈 무한 원통에 전류 I_0가 도체가 분포한 면적에 균일하게 흐르고 있는 것을 나타낸 것이다. 원통의 내부, 외부 반지름은 각각 a, b이다. 그림 (나)는 원통을 옆에서 본 모습이고, (나)에서 전류는 지면을 수직하게 뚫고 들어가고 있다.
이에 대한 설명으로 옳고 그름을 ○, ×로 나타내시오. (단, 공간의 투자율은 μ_0이다.)

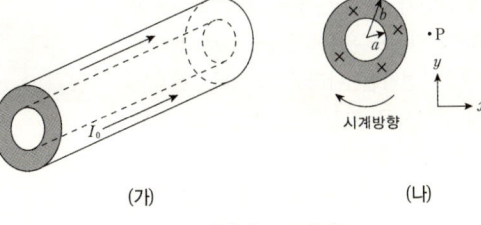

(가) (나)

앙페르 법칙, 자기장의 방향
724 ★ (나)에서 P점에 생기는 자기장의 방향은 $-y$방향이다.

알짜 전류, 자기장의 세기
725 ★ $r < a$에서 알짜 전류는 0이다.

자기장의 세기
726 ★ $r < a$에서 자기장의 세기는 0이다.

알짜 전류, 자기장의 세기
727 ★★ $a < r < b$에서 알짜 전류는 $\frac{(r^2 - a^2)}{(b^2 - a^2)} I_0$이다.

자기장의 세기
728 ★★ $a < r < b$에서 자기장의 세기는 $\frac{\mu_0 (r^2 - a^2) I_0}{\pi (b^2 - a^2) r}$이다.

TIP 앙페르 법칙을 이용할 수 있다.

V. 전자기학 | 729-733

그림 (가)와 그림 (나)는 각각 반지름이 r, $3r$인 원궤도 위를 선속도 v로 움직이고 있는 전자를 나타낸 것이다. 전자는 시계 방향으로 회전한다. P는 궤도 평면 위쪽에 있는 한 지점이고, Q는 궤도 평면 아래쪽에 있는 한 지점이다. P와 원의 중심, 그리고 Q를 이으면 직선이 된다.
이에 대한 설명으로 옳고 그름을 ○, ×로 나타내시오. (진공에서 투자율은 μ_0이다.)

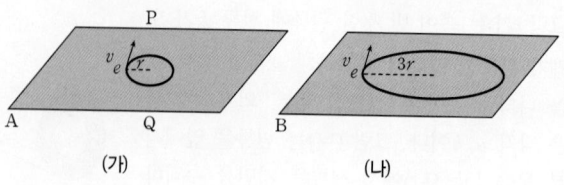

(가)　　　(나)

전자의 운동에 따른 자기장 형성	**729** ★	A 궤도 위에서 움직이는 전자가 만드는 자기력선은 Q에서 P로 향한다.
전자의 운동에 따른 전류	**730** ★	A 궤도 위에 형성된 전류의 크기는 $\dfrac{ev}{2\pi r}$이다.
전류의 의미와 계산	**731** ★	전류의 크기는 A 궤도에서가 B 궤도에서보다 크다.
전자의 운동에 따른 자기장	**732** ★★	B 궤도에서 전자가 자기 원궤도 중심에 만드는 자기장의 크기는 $\mu_0 \dfrac{ev}{4\pi r^2}$이다.
전자의 운동에 따른 자기장	**733** ★★	전자가 자기 원궤도 중심에 만드는 자기장의 크기는 A가 B의 3배이다.

TIP 원형 도선에 의한 자기장의 크기는 반지름의 제곱에 비례한다.

V. 전자기학 | 734-739

그림은 필라멘트에서 나온 정지 상태의 전자가 전압 V에 의해 가속된 후 균일한 자기장 B영역에 입사하여 반지름 R로 등속 원운동하는 것을 나타낸 것이다. 자기장 영역에 입사하는 순간 전자의 속력은 v이고, 전자의 질량, 전하량은 각각 m, e이다. B는 지면에 수직하게 뚫고 들어가는 방향이고, 전자는 자기장 영역에 수직하게 입사한다.
이에 대한 설명으로 옳고 그름을 O, X로 나타내시오.
(단, 중력의 효과와 전자의 전자기파 발생은 무시한다.)

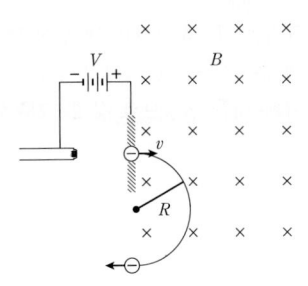

전기에너지, 운동에너지	734★	전압 V에 의해 전자의 운동에너지는 eV만큼 증가한다.
질량분석기에서 원운동 반지름 식	735★	다른 조건은 일정하고 질량이 증가하면 반지름은 증가한다.
질량분석기에서 원운동 반지름 식	736★	다른 조건은 일정하고 속력이 증가하면 자기장의 크기는 증가한다.
질량분석기에서 원운동 반지름 식	737★	다른 조건은 일정하고 자기장의 크기를 감소시키면 반지름은 증가한다.
질량분석기에서 원운동 반지름 식	738★	전압 V를 증가시키면 전자가 자기장 영역을 통과하는 시간이 줄어든다.
질량분석기에서 원운동 반지름 식	739★	질량을 증가시키면 전자가 자기장 영역을 통과하는 시간도 증가한다.

TIP 질량분석기에서 원운동 반지름 $R = \dfrac{mv}{qB}$을 만족한다.

V. 전자기학 | 740-744

그림은 균일하고 지면에 수직으로 들어가며 크기가 B인 자기장과 그 자기장에 수직이며 지름이 $2R$이고 흐르는 전류가 i인 반원 도선을 나타낸 것이다. 이에 대한 설명으로 옳고 그름을 ○, ×로 나타내시오.

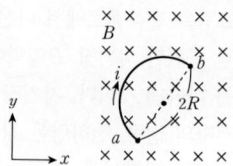

원운동, 구심력, 자기력

740 반원의 아주 작은 부분(dl)이 받는 자기력의 방향은 원의 중심을 향한다.

알짜힘, 구심력

741 도선이 받는 힘의 방향은 $+y$ 방향이다.

자기력의 크기

742 도선이 받는 힘의 크기는 $Bi(\pi R)$이다.

원형 모양의 전류는 길이가 0이다.

743 만일 다른 조건은 같고 도선이 점선 모양의 반원이 더해져서 원형 전류가 흐르면 도선이 받는 힘은 0이다.

전류의 방향에 따른 힘의 방향

744 만일 전류의 방향이 반대이면 도선이 받는 힘의 방향은 $-y$ 방향이다.

TIP 플레밍의 왼손법칙을 적용하여 반원 도선이 자기장 영역에서 받는 자기력의 방향을 판단할 수 있다.

V. 전자기학 | 745-750

그림은 한변의 길이가 A인 정사각형 꼭지점 A B C D 지점에 지면에 수직한 방향으로 무한 도선을 고정시켜 놓은 것을 나타낸 것이다. 점 A, B, D에 놓인 도선을 각각 도선 1, 도선 2, 도선 4라 하고, 도선 1, 도선 2, 도선 4에 흐르는 전류의 방향은 모두 지면에 수직 위로 올라오는 $+z$ 방향이며 전류의 세기는 I_0로 동일하다. 점 C에 도선 3을 추가로 놓으니 도선 1이 도선 2, 도선 3, 도선 4로부터 받는 자기력의 합력이 0이다.
이에 대한 설명으로 옳고 그림을 ○, ×로 나타내시오. (단, 진공의 투자율은 μ_0이다.)

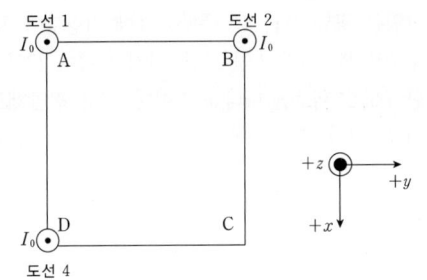

| 자기력 | 745 ★ | 도선 4에 의해 도선 1이 받는 자기력의 방향은 $+x$ 방향이다. | □ | □ |

| 앙페르 법칙 | 746 ★ | 도선 4에 의해 도선 1위치에서 형성되는 자기장의 세기는 $\dfrac{\mu_0 I_0}{2\pi a}$ 이다. | □ | □ |

| 자기력의 크기 | 747 ★ | 도선 1이 도선 4와 도선 2에 의해 받는 자기력의 크기는 서로 같다. | □ | □ |

| 전류의 방향, 척력 | 748 ★ | 도선 3의 전류의 방향은 $+z$이다. | □ | □ |

| 전류의 세기, 척력, 힘의 평형 | 749 ★ | 도선 3의 전류의 세기는 $2I_0$이다. | □ | □ |

| 전류의 방향 | 750 ★ | 만일 도선 4와 도선 2의 전류 방향이 $-z$방향이면 도선 3의 전류의 방향은 $-z$이다. | □ | □ |

TIP 각 도선이 받는 힘은 다른 도선이 만드는 자기장 B와 도선에 흐르는 전류 I로 계산할 수 있다.

V. 전자기학 | 751-755

그림은 교류 전원 V, 주파수 f에 저항값이 R인 저항, 자체 유도계수 (인덕턴스)가 L인 코일, 전기 용량이 C인 축전기를 직렬로 연결한 RLC 회로를 나타낸 것이다. 교류 전압계로 측정한 실효 전압은 저항, 코일, 축전기에 대해 각각 30V, 80V, 40V이다.
회로에 흐르는 실효 전류가 1A일 때 이에 대한 설명으로 옳고 그름을 ○, ×로 나타내시오.

실효 전압, 실효 전류 **751** $R = 30\Omega$이다.

RLC 직렬 교류 회로의 해석 **752** $\dfrac{L}{C} = 2$이다.

실효 전압 **753** 교류 전원의 실효 전압은 170V이다.

위상차를 고려한 전체 전압 계산, 공명주파수 **754** $f > \dfrac{1}{2\pi\sqrt{LC}}$ 이다.

소비전력 계산 **755** f만 변경하여 회로의 최대 소비전력을 낼 경우 위 회로의 소비전력보다 $\dfrac{25}{9}$ 배인 소비전력을 발생시킬 수 있다.

TIP RLC 직렬 교류 회로이다.

V. 전자기학 | 756-761

그림은 저항이 R인 저항, 전기 용량이 C인 축전기, 자체유도계수가 각각 L, $2L$인 두 코일, 교류 전원으로 구성된 회로를 나타낸 것이다. 교류 전원의 각진동수는 $\frac{1}{\sqrt{2LC}}$이고, 전압의 실효값은 일정하다. 이에 대한 설명으로 옳고 그름을 O, X로 나타내시오.

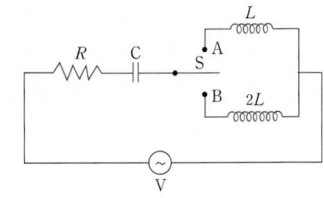

임피던스 | **756** ★★ | 스위치를 A에 연결했을 때 회로에 흐르는 전류가 B에 연결했을 때 보다 크다.

회로에 따른 임피던스 계산 | **757** ★★ | 스위치를 B에 연결했을 때 회로의 임피던스는 R이다.

회로에 따른 임피던스 계산 | **758** ★★ | 스위치를 A에 연결했을 때 회로의 임피던스는 R보다 크다.

회로에 따른 임피던스 계산 | **759** ★★★ | 회로 전체의 소비 전력은 스위치를 A에 연결한 경우가 B보다 크다.

회로에 따른 소비전력 계산 | **760** ★★ | 스위치를 A에 연결한 경우 진동수를 감소시키면 회로 전체의 소비 전력은 증가한다.

고유 각진동수, 공명주파수 | **761** ★★★ | 만일 스위치를 하나 더 추가하여 A와 B를 모두 연결하면(L과 $2L$이 회로에 병렬 연결되면) 고유 각진동수는 $\frac{1}{\sqrt{3LC}}$이다.

TIP RLC 직렬 교류 회로이다.

V. 전자기학 | 762-766

그림 (가)는 반지름 a인 영역에 균일한 자기장 B가 있고, 그 밖에 전구를 연결한 반지름 r인 원형 도선을 설치한 것을 나타낸 것이다. 자기장의 방향은 지면을 수직으로 뚫고 나오고 있다. 그림 (나)는 시간에 따른 자기장의 세기를 그래프로 나타낸 것이다.
이에 대한 설명으로 옳고 그름을 ○, ×로 나타내시오.
(단, 자기장 영역의 중심과 원형 도선의 중심은 같고, 동일한 평면에 위치한다.)

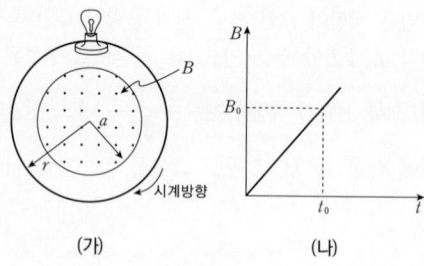

(가) (나)

유도 전류의 방향	762 ★	시간 t_0일 때 원형도선에 유도되는 전류의 방향은 시계 방향이다.
원형도선의 자속 계산	763 ★	시간 t_0일 때 원형도선의 자속은 $\pi a^2 B_0$이다.
자속의 의미	764 ★	시간 $\dfrac{t_0}{2}$일 때 원형도선의 단위 시간당 자속 변화는 $\dfrac{\pi a^2 B_0}{4t_0}$이다.
유도 기전력의 의미	765 ★★	시간 t_0일 때 유도 기전력의 크기는 $\dfrac{\pi a^2 B_0}{t_0}$이다.
전기에너지 계산	766 ★★	시간이 흐르면서 전구의 밝기는 점점 밝아진다.

TIP 자기선속이 시간에 따라 일정하게 증가하고 있으므로 원형 도선에 유도 전류가 흐를 것이다.

V. 전자기학 | 767-773

그림은 각진동수가 ω인 교류전원 장치에 저항값이 R인 저항 한 개와 전기 용량이 C인 축전기 두 개와 인덕턴스가 L인 코일 하나를 연결한 모습이다. 한 쪽 축전기에는 스위치를 병렬로 연결하고 열어 두었다. 이에 대한 설명으로 옳고 그림을 O, X로 나타내시오.

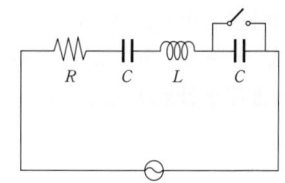

| 임피던스, 각진동수 계산 | 767 ★ | 전류의 진폭이 최대가 되기 위한 각진동수(ω)는 $\sqrt{\dfrac{2}{LC}}$ 이다. |

| 직렬연결 | 768 ★ | 전류의 위상은 저항에서가 축전기보다 $\dfrac{\pi}{2}$ 만큼 빠르다. |

| 임피던스 | 769 ★ | 각진동수가 전류의 진폭이 최대가 될 때 임피던스는 R이다. |

| 전기에너지, 각진동수 | 770 ★★ | 각진동수가 전류의 진폭이 최대가 될 때 스위치를 닫으면 회로에서 소모되는 전기에너지는 닫기 전보다 감소한다. |

| 임피던스의 계산 | 771 ★★ | 만일 스위치를 닫으면 회로의 임피던스는 $Z = \sqrt{R^2 + (\omega L - \dfrac{1}{\omega C})^2}$ 이다. |

| 임피던스, 전기 용량, 각진동수의 변화 | 772 ★★ | 스위치를 닫으면 전류의 진폭이 최대가 되기 위한 각진동수는 스위치를 닫기 전보다 감소한다. |

| 전압의 위상, 교류 | 773 ★★ | 전압의 위상은 오른쪽 축전기에서가 왼쪽 축전기보다 빠르다. |

TIP RLC 직렬 교류 회로이다.

V. 전자기학 | 774-778

그림은 전압의 진폭이 V로 일정한 교류 전원에 저항이 R인 저항, 전기 용량이 C인 축전기, 자체유도계수가 L인 코일을 병렬로 연결하여 회로를 구성한 것을 나타낸 것이다. 이에 대한 설명으로 옳고 그름을 O, X로 나타내시오. (단, 교류 전원의 각 진동수는 ω이다.)

전압의 위상
774 ★ 저항과 축전기에 걸리는 전압의 위상은 같다.

각진동수에 따른 임피던스 값
775 ★★★ 다른 조건을 그대로 두고 ω를 증가시키는 경우 RC 회로의 임피던스는 증가한다.

각진동수에 따른 전류 값
776 ★★★ 다른 조건을 그대로 두고 ω를 증가시키는 경우 코일을 통과하는 전류의 진폭은 감소한다.

유도리액턴스 값, 각진동수
777 ★★★ 다른 조건을 그대로 두고 ω를 감소시키는 경우 유도리액턴스 값(X_L)은 증가한다.

소비전력, 각진동수
778 ★★★ 다른 조건을 그대로 두고 ω를 감소시키는 경우 회로의 소비전력은 증가한다.

TIP 저항과 축전기는 직렬로 연결되어 같은 전류가 흐르고, 저항과 코일은 병렬로 연결되어 같은 크기의 전압이 걸린다.

V. 전자기학 | 779-784

그림은 지면에 수직하게 나오는 방향으로 균일한 자기장 B를 걸어준 공간에 ㄷ자형 도선을 지면상에 놓고, 길이가 l이고 질량이 m인 막대를 고리 a, b에 연결하여 가만히 놓은 것을 나타낸 것이다. 막대의 저항은 R이고, ㄷ자형 도선의 저항, 고리와 ㄷ자형 도선 사이의 마찰은 무시한다.
충분한 시간이 지난후 막대가 v의 일정한 속력으로 움직일 때 이에 대한 설명으로 옳고 그림을 ○, ×로 나타내시오. (단, 중력 가속도 g는 지면 아래로 B와 수직한 방향으로 작용하고, 공기 저항과 ㄷ자형 도선의 저항은 무시하며 ㄷ자형 도선은 충분히 길다.)

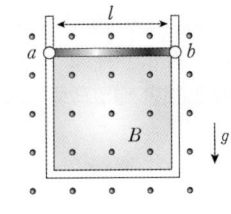

| 유도기전력의 크기 | 779 ★ | a와 b 사이의 유도기전력 크기는 Blv이다. | □ | □ |

| 전류, 자기장 | 780 ★★ | a와 b 사이의 흐르는 전류는 $\dfrac{Blv}{R}$이다. | □ | □ |

| 전류, 전위 | 781 ★ | 막대에 흐르는 전류의 방향은 a에서 b로 향한다. | □ | □ |

| 자기력의 방향, 힘의 평형 | 782 ★ | 막대에 작용하는 자기력의 방향은 중력과 반대이다. | □ | □ |

| 힘의 평형 | 783 ★ | 막대에 작용하는 중력의 크기는 $\dfrac{B^2l^2v}{R}$이다. | □ | □ |

| 힘의 평형을 이용하여 속력 계산 | 784 ★★ | $v = \dfrac{mgR}{B^2l^2}$이다. | □ | □ |

TIP 막대가 일정한 속력으로 움직이기 위해서는 알짜힘이 0이어야 한다.

V. 전자기학

그림은 각진동수가 ω이고, 전압의 진폭이 V로 일정한 교류 전원에 저항이 R인 저항, 자체 유도 계수가 L인 코일을 직렬로 연결한 것을 나타낸 것이다. 이에 대한 설명으로 옳고 그름을 ○, ×로 나타내시오.

임피던스 값과 각진동수의 관계

785 ★ 회로의 임피던스값은 ω가 커질수록 감소한다.

전류의 진폭, 각진동수

786 ★ a 점에 흐르는 전류의 진폭은 ω가 커질수록 감소한다.

전압의 진폭, 각진동수

787 ★★ b와 c 사이의 전압의 진폭은 ω가 커질수록 감소한다.

전기에너지, 각진동수

788 ★ 회로에서 소모되는 전기에너지는 ω가 커질수록 감소한다.

교류, 위상차

789 ★★ a와 b 사이의 전압의 위상이 b와 c 사이의 전압의 위상보다 90° 빠르다.

TIP RL 회로의 임피던스 $Z = \sqrt{(R^2 + X_L^2)}$

V. 전자기학 | 790-795

그림 (가)는 자기장 영역에 원형 도선이 놓여 있는 모습을 나타낸 것이고, 그림 (나)는 시간에 따른 자기장의 세기가 sine 함수꼴로 변하는 것을 나타낸 것이다. 자기장의 방향은 + 자기장일 때 지면에 대해서 수직으로 들어가는 자기장 방향으로 정하며, 시간- 자기장 그래프의 한 주기는 T이다. 이에 대한 설명으로 옳고 그름을 ○, ×로 나타내시오.

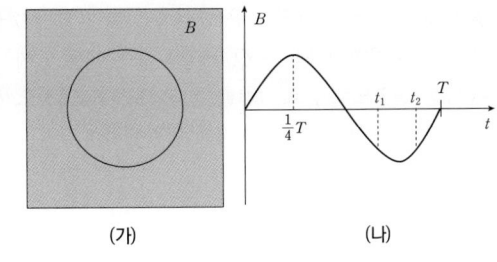

(가)   (나)

자기장의 크기	790 ★	$t = \frac{1}{4}T$인 순간 자기장의 크기는 최대이다.
유도전류의 세기	791 ★	$t = \frac{1}{4}T$인 순간 유도 전류의 세기는 최대이다.
유도전류의 방향	792 ★	$t = t_1$에서 유도 전류의 방향은 시계 방향이다.
유도전류의 세기	793 ★	$t_2 < t < T$인 t에 대해 유도 전류의 세기는 증가한다.
유도전류의 세기, 그래프 분석	794 ★	$0 < t < T$인 t에 대해 유도 전류의 세기가 0인 순간은 2회이다.
유도전류의 세기, 그래프 분석	795 ★	$0 < t < T$인 t에 대해 유도 전류의 세기가 최대인 순간은 2회이다.

TIP   원형 도선 주변의 자기장이 시간에 따라 변하므로 원형 도선에 유도 전류가 흐르게 된다.

V. 전자기학 | 796-801

구형 껍질 도체구 두 개가 같은 중심축에 놓여 있는 것을 나타낸 것이다. 안쪽 도체에는 알짜전하가 $+Q$, 바깥쪽 도체에는 알짜전하가 $-2Q$가 있다. 이에 대한 설명으로 옳고 그름을 ○, ×로 나타내시오. (단, 공간의 유전율은 ϵ_0이고, r은 중심으로부터 거리를 나타낸다.)

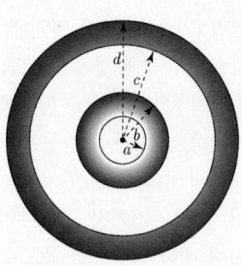

796 ★ 가우스 법칙, 도체구
$r=a$인 구 표면에 분포된 전하량은 $+\dfrac{Q}{2}$이다.

797 ★ 가우스 법칙, 도체구, 전하량
$r=b$인 구 표면에 분포된 전하량은 $+Q$이다.

798 ★ 가우스 법칙, 도체구
$r=c$인 구 표면에 분포된 전하량은 $-2Q$이다.

799 ★ 가우스 법칙, 도체구
$r=d$인 구 표면에 분포된 전하량은 $-Q$이다.

800 ★★ 전기장의 세기 계산, 가우스 법칙
$r>d$에서 전기장의 세기는 $\dfrac{1}{4\pi\epsilon_0}\dfrac{Q}{r^2}$이다.

801 ★★ 전위 계산, 가우스 법칙
$r=d$에서 전위는 $\dfrac{1}{4\pi\epsilon_0}\dfrac{Q}{d}$이다.

TIP 가우스 법칙을 적용할 수 있다.

V. 전자기학 | 802-806

그림은 대전되지 않고 내부에 반지름이 R인 구모양의 공간이 있는 크기가 매우 큰 도체와 중심에 크기가 $q(q>0)$인 양전하를 놓은 모습을 나타낸 것이다. 이에 대한 설명으로 옳고 그름을 ○, ×로 나타내시오. (단, 공간의 유전율은 ϵ_0이다.)

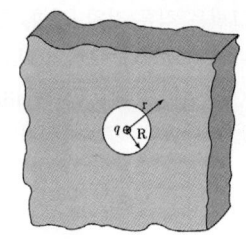

| 가우스면, 전기장의 크기 | 802 ★ | $r=\dfrac{R}{2}$에서 전기장의 크기는 $\dfrac{q}{\pi\epsilon_0 R^2}$이다. |

| 가우스면, 전하량 | 803 ★ | $r=R$인 구 표면에 대전된 전하량은 0이다. |

| 알짜전하 | 804 ★ | $r=2R$인 구 모양의 가우스 표면 내부의 알짜전하는 q이다. |

| 전기장의 크기 | 805 ★ | $r=2R$에서 전기장의 크기는 0이다. |

| 면전하밀도의 계산 | 806 ★ | $r=R$에서 도체의 면전하밀도는 $\dfrac{-q}{4\pi R^2}$이다. |

TIP 도체 내부의 전기장이 0이며, 도체 표면에만 전하가 분포한다.

V. 전자기학 | 807-811

그림은 직류 전원, 저항, 코일, 축전기로 이루어진 회로를 나타낸 것이다. 그림의 회로에서 $t=0$일 때 축전기에 전하가 충전되지 않았고, 스위치도 연결되지 않았다. R은 저항을 나타내고, C는 축전기의 전기 용량, L은 코일의 인덕턴스이다.
이에 대한 설명으로 옳고 그림을 ○, ×로 나타내시오.

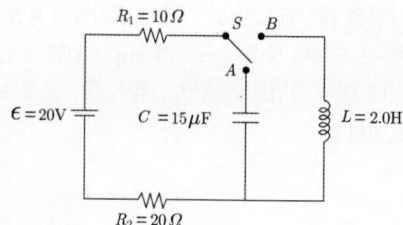

| $t=0$일 때의 회로 분석 | 807 ★★ | 스위치를 A에 연결한 순간 R_1에 걸리는 전압은 $\frac{10}{3}$ V이다. |

| $t=\infty$일 때의 회로 분석 | 808 ★★ | 스위치를 A에 연결하고 오랜 시간이 지난 후 축전기에 걸리는 전압은 $\frac{40}{3}$ V이다. |

| 시간 상수 | 809 ★★ | 스위치를 A에 연결할 때 시간 상수는 $4.5 \times 10^{-4} (s)$ 이다. |

| $t=\infty$일 때의 회로 분석 | 810 ★★ | 스위치를 A에 연결하고 오랜 시간이 흘렀을 때 R_1을 통과하는 전류는 $\frac{2}{3}$ A이다. |

| $t=\infty$일 때의 회로 분석 | 811 ★★★ | 스위치를 B에 연결하고, 아주 오랜 시간이 흘렀을 때 코일에 저장되는 자기에너지는 $\frac{4}{9}$ J이다. |

TIP 스위치를 A에 연결한 뒤 오랜 시간이 지나면 도선에 전류가 흐르지 않는다.

V. 전자기학 | 812-816

그림은 저항값이 10Ω과 5Ω인 저항 R_1과 R_2를 전압이 4V, 5V, 6V인 전지에 연결한 회로를 나타낸 것이다.
이에 대한 설명으로 옳고 그름을 ○, ×로 나타내시오. (단, 전지의 내부 저항은 무시한다.)

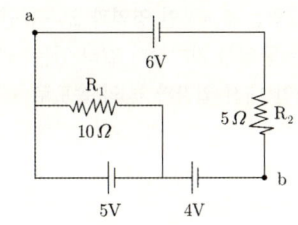

폐회로의 법칙 **812** R_1에 흐르는 전류는 0.5A이다.

폐회로의 법칙 **813** R_2에 흐르는 전류는 0.5A이다.

소비전력의 계산 **814** R_2에서 소비되는 전력은 1.8W이다.

회로분석 **815** A에 흐르는 전류는 1A이다.

전위 계산 **816** 전위는 A점이 B점보다 9V 높다.

TIP 폐회로의 법칙을 적용하여 각 저항에 걸리는 전류의 크기를 계산한다.

V. 전자기학 | 817-821

그림은 $x < 0$인 영역과 $x > d$인 영역에만 종이면에 수직으로 들어가는 균일한 자기장이 걸려 있는 공간에 $x = 0$에서 질량이 m, 전하량이 q인 대전 입자가 v_0의 속도로 $-x$ 방향으로 입사하는 모습을 나타낸 것이다. 입자는 반지름 r로 등속 원운동을 한 후 $x = 0$인 지점에 도달하였다. 이 대전 입자는 $x = 0$과 $x = d$ 사이에 걸려 있는 전위차 ΔV에 의해 가속된 후 다시 자기장 내부로 들어가 반시계 방향으로 반경이 $2r$인 등속 원운동을 하였다.
이에 대한 설명으로 옳고 그름을 ○, ×로 나타내시오. (단, 자기장의 세기는 균일하고, 중력과 공기저항과 전자기파 발생은 무시한다.)

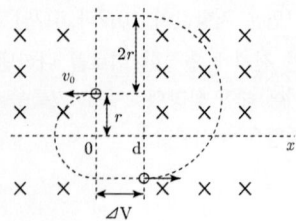

| 질량분석기의 원운동 이해 | 817 ★ | 대전 입자는 −전하를 가지고 있다. | □ | □ |

| 원운동에서 운동에너지 | 818 ★ | 두 번째 반원 운동을 하는 동안 입자의 운동에너지는 $q\Delta V$이다. | □ | □ |

| 에너지 보존법칙 | 819 ★★ | ΔV에 의해 가속된 후 운동에너지는 $\frac{3}{2}mv_0^2$만큼 증가한다. | □ | □ |

| 에너지 보존법칙 | 820 ★★ | 전위차 ΔV는 $\frac{3mv_0^2}{2q}$이다. | □ | □ |

| 자기장내 원운동에서의 주기 | 821 ★ | 자기장 내에서 운동하는 시간은 $x < 0$에서가 $x > d$에서 보다 짧다. | □ | □ |

TIP 질량분석기에서 원운동 반지름 $R = \frac{mv}{qB}$이다.

V. 전자기학 | 822-826

그림은 반지름이 r인 반원 모양이고 각각 저항값이 R_1, R_2인 도선 두 개를 스위치 S와 연결 시킨 회로를 나타낸 것이다. 저항의 크기가 R_2인 저항에 흐르는 전류의 세기는 i였다.
이에 대한 설명으로 옳고 그름을 ○, ×로 나타내시오. (단, 직선 도선의 저항은 무시하고, 진공에서의 투자율은 μ_0이다.)

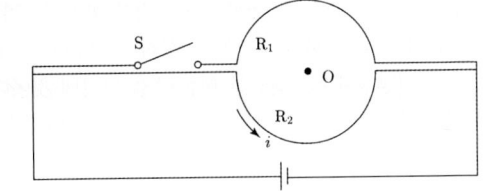

자기장의 크기, 비오샤바트의 정의
822 ★ 반지름이 r이고 흐르는 전류가 i인 완전한 원모양의 도선에서 생성되는 자기장의 크기는 $\frac{\mu_0 i}{r}$이다.

오른나사법칙, 자기장의 방향
823 ★★ S가 열려있을 때 중심 O점에서 원형 도선에 의한 자기장의 방향은 지면에서 나오는 방향이다.

비오샤바트의 정의
824 ★ S가 열려있을 때 중심 O점에서 원형 도선에 의한 자기장의 크기는 $\frac{\mu_0 i}{4r}$이다.

자기장의 크기, 병렬연결
825 ★★★ $R_1 = R_2$이고, S를 닫았을 때 중심 O점에서 원형 도선에 의한 자기장의 크기는 0이다.

자기장의 방향, 병렬연결
826 ★★★ $R_1 > R_2$이고, S를 닫았을 때 중심 O점에서 원형 도선에 의한 자기장의 방향은 지면에서 나오는 방향이다.

TIP 비오샤바트의 정의를 이용하여 도선에서 생성되는 자기장의 크기를 계산한다.

V. 전자기학 | 827-831

그림은 질량이 m이고, 전하량의 크기가 q인 양전하가 지면과 ϕ의 각도를 이루면서 속력 v로 입사하여 지면에 수직하고 크기가 B인 자기장에서 나선운동을 하는 것을 나타낸 것이다. 이때 입자는 반지름이 r인 원운동과 원운동의 주기 T 동안 수직거리 P 만큼을 움직인다.
이에 대한 설명으로 옳고 그름을 ○, ×로 나타내시오.
(단, 공기 저항과 중력의 영향은 무시한다.)

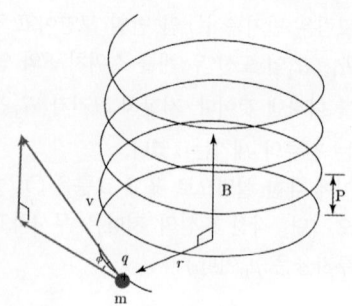

구심력의 크기, 원운동	**827** ★★	구심력의 크기는 Bqv이다.

구심력=전자기력을 이용하여 v에 관한 식 정리	**828** ★★	v가 두 배가 되면 r도 두 배가 된다.

구심력=전자기력을 이용하여 v에 관한 식 정리	**829** ★★	v가 두 배가 되면 P도 두 배가 된다.

구심력=전자기력을 이용하여 v에 관한 식 정리	**830** ★★	v가 두 배가 되면 T도 두 배가 된다.

구심력=전자기력을 이용하여 v에 관한 식 정리	**831** ★★	B가 두 배가 되면 T도 두 배가 된다.

TIP 전하가 일정한 자기장 영역에서 나선 운동을 한다.

V. 전자기학 | 832-836

그림은 일정한 크기의 자기장 B에 고리모양의 도선이 들어가는 모습을 나타낸 것이다. 지면과 마찰은 없고 고리는 자기장에 완전히 들어가면 등속운동을 한다.
이에 대한 설명으로 옳고 그름을 ○, ×로 나타내시오. (단, 고리의 마찰 및 공기저항은 무시한다.)

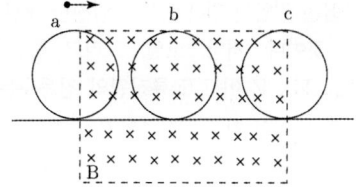

| 유도전류의 방향 | 832 ★ | A에서 유도전류의 방향은 반시계방향이다. |

| 유도전류의 방향 | 833 ★ | B에서 유도전류의 방향은 반시계방향이다. |

| 유도전류의 방향 | 834 ★ | 유도 전류의 방향은 A와 C에서 같다. |

| 고리의 속력과 유도전류 | 835 ★★ | 고리의 속력은 A에서가 C에서보다 크다. |

| 유도전류의 세기 | 836 ★★ | 유도 전류의 세기는 C가 A보다 작다. |

TIP a,c에서는 도선을 통과하는 자속의 크기가 변하여 유도전류가 흐르지만, b에서는 자속이 일정하여 유도전류가 흐르지 않는다.

V. 전자기학 | 837-841

그림은 전압의 진폭이 V로 일정한 교류 전원에 연결된 RLC 회로를 나타낸 것이다. 저항, 코일, 그리고 축전기 양단에 걸리는 전압의 진폭은 V_R, V_L, V_C이고 교류전원의 진동수는 공명 진동수이다.
교류 전원의 진동수를 증가시킬 때에 대한 설명으로 옳고 그름을 ○, ×로 나타내시오.

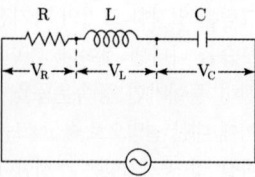

전압의 위상차와 진동수 | **837** ★ | 저항과 코일에 형성되는 전압의 위상차는 증가한다. | ☐ ☐

저항에 걸리는 전압, 각진동수 | **838** ★ | V_R은 일정하다. | ☐ ☐

전류의 진폭 | **839** ★★ | 코일에 흐르는 전류의 진폭은 증가한다. | ☐ ☐

평균전력 | **840** ★★ | 저항에서 소비되는 평균 전력은 감소한다. | ☐ ☐

위상차, 각진동수 | **841** ★ | 회로에 흐르는 전류와 교류 전원 전압의 위상차는 증가한다. | ☐ ☐

TIP RLC 직렬 교류 회로이다.

VI
현대물리학

VI. 현대물리학 | 842-846

그림은 x축 상에서 운동하는 입자의 위치에 따른 운동에너지를 나타낸 그래프이다. 이 입자의 역학적에너지는 100eV이며 역학적에너지는 보존된다. $x<0$인 영역은 A, $x>0$인 영역은 B 이며 각 영역에서 운동량은 p_A, p_B이고, 물질파 파장은 λ_A, λ_B 이다.

이에 대한 설명으로 옳고 그름을 ○, ×로 나타내시오.

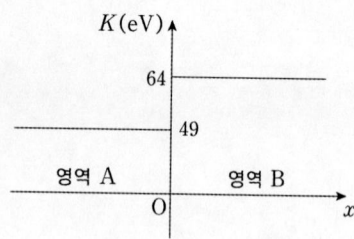

운동에너지, 운동량   842 ★ $p_A : p_B = 7 : 8$이다.

운동량, 물질파   843 ★ $\lambda_A : \lambda_B = 7 : 8$이다.

운동량의 비   844 ★★   만일 질량이 같다면 속력은 A에서가 B에서의 $\dfrac{7}{8}$배이다.

역학적에너지와 위치에너지   845 ★   입자의 위치에너지는 A영역에서 51eV이다.

위치에너지 비교   846 ★★   입자의 위치에너지는 영역 A가 영역 B보다 15eV 크다.

TIP $p = \dfrac{h}{\lambda}$

VI. 현대물리학 | 847-851

그림은 1차원 퍼텐셜 우물에서 입자의 물질파가 정상파를 이루는 원점에 대칭형태의 파동함수 $\psi(x)$를 나타낸 것이다. 퍼텐셜 에너지 $U(x)$는 $|x|<a$의 지점에서 0이고, 이 영역에서만 입자가 운동한다. 그림의 파동함수를 갖는 입자의 에너지는 4eV이다.
이에 대한 설명으로 옳고 그름을 ○, ×로 나타내시오.

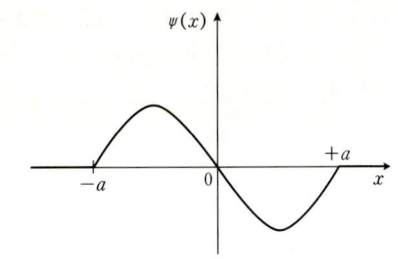

퍼텐셜 에너지 847★ $x=+a$, $x=-a$ 지점의 퍼텐셜 에너지 $U(x)$는 ∞이다.

입자 발견될 확률 밀도 848★ 입자의 발견될 확률 밀도가 가장 큰 곳은 $x=-\dfrac{a}{2}$ 지점뿐이다.

입자 발견될 확률 밀도 849★ 입자가 발견될 확률은 $-a<x<0$에서와 $0<x<a$에서가 같다.

주양자수, 파형 850★ 주양자수(n)는 1이다.

퍼텐셜 우물의 바닥 상태 851★ 퍼텐셜 우물의 바닥상태에서 입자가 갖는 에너지는 1eV이다.

TIP 1차원 퍼텐셜 우물에 갇힌 입자의 양자 역학적 해석을 이해해야 한다.

VI. 현대물리학 | 852-856

그림은 에너지가 E인 입자가 폭 L, 퍼텐셜 에너지가 2E인 퍼텐셜 장벽을 향해 운동하는 것을 나타낸 것이다. 이에 대한 설명으로 옳고 그름을 ○, ×로 나타내시오.

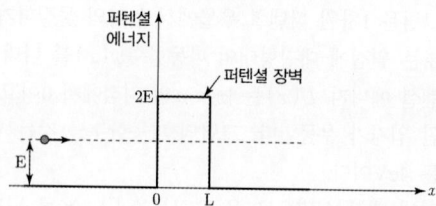

퍼텐셜 에너지   **852** ★   고전 역학적 관점에서 입자는 퍼텐셜 장벽을 뛰어넘지 못한다.

파동함수   **853** ★ $0 < x < L$에서 파동함수는 0이다.

터널효과   **854** ★ $x > L$에서 입자가 존재할 확률은 0보다 크다.

터널효과   **855** ★★   파동함수의 진폭은 $x < 0$에서가 $x > L$에서보다 크다.

터널효과   **856** ★★   일 퍼텐셜 장벽의 길이가 증가하면 입자가 투과할 확률은 증가한다.

TIP   입자의 에너지가 퍼텐셜 에너지보다 작을지라도 장벽을 뛰어넘을 확률이 존재한다. (터널효과)

VI. 현대물리학 | 857-861

그림은 1차원 퍼텐셜 우물을 나타낸 것이다. $x_1 < x < x_2$인 영역에서 퍼텐셜 에너지는 $U = -U_0$이고 그 이외의 영역에서는 $U = 0$이다. 전자의 에너지가 $-U_0 < E < 0$일 때 이에 대한 설명으로 옳고 그름을 ○, ×로 나타내시오.

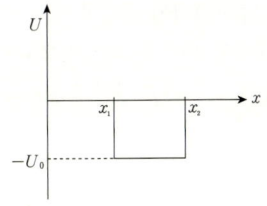

파동함수, 확률밀도	857 ★	파동함수의 제곱값은 확률밀도에 비례한다.
파동함수의 형태	858 ★★	$x_1 < x < x_2$인 구간에서 sin형태의 파동함수를 나타낼 수 있다.
파동함수의 이해	859 ★★	$x < x_1$, $x > x_2$의 영역에서는 입자가 존재하지 않는다.
파동함수의 이해	860 ★	파동함수는 연속적으로 나타난다.
파동함수의 이해	861 ★	파동함수는 전영역에서 미분가능하다.

TIP 1차원 퍼텐셜 우물에 갇힌 입자의 양자 역학적 해석을 이해해야 한다.

그림은 1차원 공간에 있는 질량 m인 입자의 파동함수를 에너지 준위에 따라 ψ_1, ψ_2, ψ_3으로 나타낸 것이다. 공간의 퍼텐셜 에너지는 $0 < x < L$ 영역에서 $U=0$이고, 그 외의 영역에서는 $U=\infty$이다.
세 파동함수에 대한 설명으로 옳고 그름을 ○, ×로 나타내시오.

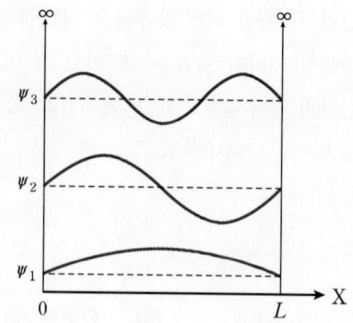

| 물질파 파장 | 862 ★ | ψ_2에서 입자의 물질파 파장은 ψ_1에서보다 2배 크다. |

| 입자의 에너지 | 863 ★ | ψ_1에서 입자의 에너지는 $\dfrac{h^2}{8mL^2}$이다. |

| 입자의 에너지 | 864 ★ | 입자의 에너지가 가장 큰 것은 ψ_3이다. |

| 입자의 운동량 비교 | 865 ★ | 입자의 운동량이 가장 큰 것은 ψ_1이다. |

| 입자의 확률밀도 | 866 ★ | $x = \dfrac{L}{2}$ 지점에서 입자의 확률밀도가 0인 경우는 ψ_2 뿐이다. |

| 입자의 발견확률, 그림 분석 | 867 ★ | ψ_3에서 입자가 발견될 확률이 가장 높은 곳은 두 번 관찰된다. |

TIP 무한 퍼텐셜 우물에서 입자의 에너지는 $\dfrac{h^2 n^2}{8mL^2}$이다.

VI. 현대물리학 | 868-872

그림은 음극에 금속판을 놓고 빛을 쪼여주어 금속판의 전자가 튀어나오는 광전효과를 나타낸 것이다. 실험은 두 개의 금속판 A와 B에 동일한 빛을 쪼여주어 광전효과를 확인하였다. 금속판 A의 일함수의 크기를 W_0, 쪼여준 빛에 대한 광자의 에너지 $hf = 1.2 W_0$라고 할 때, 최대운동에너지로 튀어나오는 전자에 대한 물질파의 파장을 λ_A라고 한다.

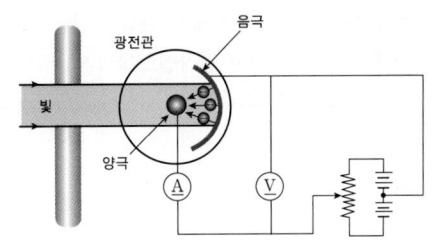

금속판 B에 대해 동일한 빛을 쪼여주어 최대 운동에너지로 튀어나오는 전자에 대한 물질파의 파장 $\lambda_B = \frac{1}{2}\lambda_A$이다. 이에 대한 설명으로 옳고 그름을 ○, ×로 나타내시오. (단, 플랑크 상수는 h이다.)

광전효과의 해석, 일함수와 광자의 에너지
868 ★ 광자의 에너지는 금속판의 일함수와 같다.

광전효과의 해석, 최대 운동에너지
869 ★ 금속판 A의 최대 운동에너지는 $0.2 W_0$이다.

광전효과의 해석, 최대 운동에너지
870 ★ 금속판 B의 최대 운동에너지는 $0.4 W_0$이다.

일함수의 계산
871 ★ 금속판 B의 일함수는 $0.4 W_0$이다.

일함수, 한계진동수
872 ★ 금속판 B의 한계진동수는 $\frac{0.4 W_0}{h}$이다.

TIP 광전효과에서 $hf = W + \frac{1}{2}mv^2$

VI. 현대물리학 | 873-877

그림 (가)는 드브로이 물질파 가설을 실험적으로 확인한 데이비슨-저머(DAvisson-Germer) 실험 장치를 나타낸 것이다. 가열된 필라멘트에서 방출된 전자빔은 전압 V에 의해 에너지를 얻은 후 니켈 타겟의 단결정 표면에 수직하게($a=90°$) 입사하고, 각 φ로 반사하게 된다. d는 니켈 단결정의 원자사이의 거리이다. 그림 (나)는 전압이 V_e일 때 각 φ에 따른 산란 전자빔의 세기를 나타낸 그래프이다. 특정한 각(φ_{max})에서 전자빔의 세기가 최대가 된다.

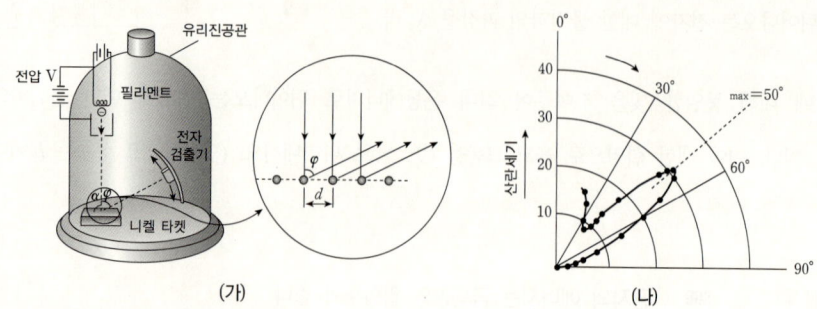

(가)   (나)

이에 대한 설명으로 옳고 그름을 ○, ×로 나타내시오. (단, h는 플랑크 상수, e는 전자의 전하량, m은 전자의 질량이고, 전자기파 발생과 중력의 효과는 무시한다.)

| 데이비슨-저머 실험의 이해 | 873 ★ | 전자가 얻는 운동에너지는 eV_e이다. | □ | □ |

| 광자의 에너지, 운동량 | 874 ★★ | 드브로이 물질파 가설에 따르는 전자의 운동량은 $\sqrt{2meV_e}$ 이다. | □ | □ |

| 물질파와 운동량의 관계 | 875 ★ | 전자 파장의 이론적인 값은 $\dfrac{h}{\sqrt{2meV_e}}$ 이다. | □ | □ |

| 그래프의 분석 | 876 ★ | 보강간섭을 하는 두 빛의 최소 경로차는 $\dfrac{d\sin 50°}{2}$ 이다. | □ | □ |

| 그래프의 분석 | 877 ★ | 전자 파장의 실험적인 값은 $d\sin 50°$ 이다. | □ | □ |

TIP 드브로이 물질파 가설을 실험적으로 확인한 데이비슨-저머의 실험 장치에 대한 이해가 필요하다.

VI. 현대물리학 | 878-882

그림 (가)와 (나)는 보어의 수소원자모형에서 전자의 물질파가 정상파를 이룬 모양을 모식적으로 나타낸 것이다. 전자의 물질파 파장이 각각 $\lambda_{(가)}$, $\lambda_{(나)}$이고, 전자의 운동량은 각각 $p_{(가)}$, $p_{(나)}$이다.
이에 대한 설명으로 옳고 그름을 ○, ×로 나타내시오. (단, h는 플랑크 상수이고, 바닥 상태에서의 에너지는 $E_1 = -E_0$이다.)

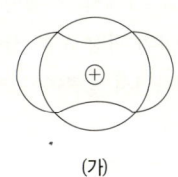
(가)

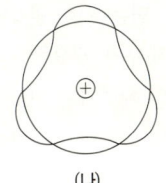
(나)

878 (가)의 주양자수(n)는 2이다.
보어의 수소원자모형의 해석, 주양자수

879 주양자수(n)는 (가)에서가 (나)의 $\frac{3}{2}$ 배이다.
보어의 수소원자모형의 해석, 주양자수

880 두 파장의 크기는 $\lambda_{(가)} = \frac{2}{3}\lambda_{(나)}$의 관계가 있다.
보어의 수소원자모형, 파장

881 (가)의 전자는 (나)의 전자보다 더 큰 운동량을 가진다.
보어의 수소원자모형, 운동량

882 (나)의 궤도에서 (가)의 궤도로 전자가 전이하면 전자는 에너지를 방출한다.
전이할 때의 에너지, 에너지 차이

TIP 현대물리에서 보어의 수소원자 모형과 보어가 주장한 두가지 양자 가설에 대한 정확한 이해가 필요하다.

VI. 현대물리학 | 883-887

그림은 수소 원자에서 $n=1$에서 $n=2$인 상태로 전자가 전이하기 위해 필요한 전자기파의 파장 λ_1과 높은 에너지 준위에서 낮은 에너지 준위로 전이하면서 방출하는 전자기파의 파장 λ_2, λ_3을 나타낸 것이다. E_1, E_2, E_3는 각 상태의 에너지 값이다.
이에 대한 설명으로 옳고 그름을 ○, ×로 나타내시오. (단, h는 플랑크 상수이고, c는 빛의 속력이다.)

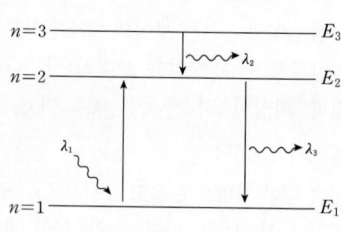

에너지 준위, 파장 **883** $\lambda_1 = \lambda_3$이다.

에너지 준위, 파장 **884** $\lambda_1 > \lambda_2$이다.

전자기파의 에너지 **885** $n=3$에서 $n=2$로 전이하면서 방출하는 전자기파의 에너지는 $E_3 - E_2$이다.

에너지와 파장의 관계 **886** $\lambda_2 = \dfrac{hc}{E_3 - E_2}$이다.

에너지와 파장의 관계 **887** $n=1$의 전자가 $n=3$으로 전이하기 위해 흡수해야 할 전자기파의 파장은 $\lambda_1 + \lambda_2$이다.

TIP 다른 에너지 준위로 전이하면서 방출 혹은 흡수하는 에너지의 크기는 에너지 준위의 차이로 계산 할 수 있다.

Ⅵ. 현대물리학 | 888-893

그림은 수소 원자에서 전자가 $n=2$인 에너지 준위와 $n=3$인 에너지 준위로부터 $n=1$인 바닥상태로 전자가 전이할 때 파장이 λ_1, λ_3인 광자가 방출되고, $n=3$인 에너지 준위로부터 $n=2$인 에너지 준위로 전자가 전이할 때 파장이 λ_2인 광자가 방출되는 것을 나타낸 것이다. $n=1$인 바닥상태에 있는 전자의 에너지 준위는 $-E_0$이다.
이에 대한 설명으로 옳고 그름을 ○, ×로 나타내시오.

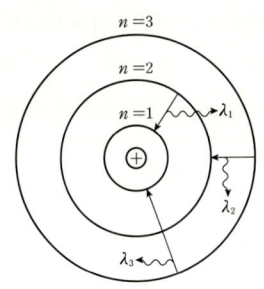

에너지 준위 차와 파장	888 ★	$\lambda_1 > \lambda_3$이다.
에너지 준위 차와 파장	889 ★	$n=3$에서 $n=1$로 전이할 때 방출되는 에너지는 $n=3$에서 $n=2$로 전이할 때와 $n=2$에서 $n=1$로 전이할 때 방출되는 에너지 합과 같다.
에너지 준위 차와 파장	890 ★	$\lambda_1 + \lambda_2 = \lambda_3$이다.
에너지 준위의 비교	891 ★	$n=2$에 있는 전자의 에너지는 $-\dfrac{E_0}{4}$이다.
전자의 에너지	892 ★	전자의 에너지가 가장 높은 곳은 $n=3$일 때이다.
전위에 따른 파장	893 ★★	전자의 파장이 가장 긴 곳은 $n=1$일 때이다.

TIP 주양자수에 의한 에너지 준위는 $E_n = -\dfrac{E_0}{n^2}$를 만족한다.

VI. 현대물리학 | 894-898

다음은 두 핵반응식을 나타낸 것이다. (가)에서 $^{14}_{7}N$은 중성자와 핵반응하여 $^{14}_{6}C$로 변하며, (나)에서 $^{14}_{6}C$는 자연 방사성 붕괴를 한다. X와 Y는 각 반응식의 생성물이다.

> (가) $^{14}_{7}N + ^{1}_{0}n \rightarrow ^{14}_{6}C + X$
>
> (나) $^{14}_{6}C \rightarrow ^{14}_{7}N + Y$

이에 대한 설명으로 옳고 그름을 ○, ×로 나타내시오.

X는 양성자 **894** X는 양성자이다.

전자가 방출됨 **895** Y의 전하량은 $-e$이다.

전자가 방출, β 붕괴 **896** (나)의 $^{14}_{6}C$는 β붕괴한다.

α 붕괴/β 붕괴 **897** 방출되는 에너지는 α붕괴가 β붕괴보다 작다.

질량수계산 **898** X와 Y의 질량수는 같다.

TIP 핵반응 전후 질량수는 보존된다.

VI. 현대물리학 | 899-903

다음은 식물 조직이 죽을 경우, 조직 내의 $^{14}_{6}C$가 붕괴되는 과정을 나타낸 것이다. 어떤 유물에서 나무 화석의 $^{14}_{6}C$의 양이 살아 있는 나무 속에 포함된 $^{14}_{6}C$양의 25%로 관측되었다.

$$^{14}_{6}C \rightarrow \,^{14}_{7}N + (가)$$

$^{14}_{6}C$의 반감기가 T일 경우에 대한 설명으로 옳고 그름을 ○, ×로 나타내시오.

원자핵 반응식　　899　(가)의 질량은 양성자보다 작다.

전자의 전하량　　900　(가)의 전하량은 $-e$이다.

전자　　901　(가)는 γ입자이다.

반감기의 계산　　902　나무가 죽게 된 시간은 지금으로부터 $3T$ 전이다.

방사성 붕괴　　903　주변의 온도가 높을수록 T는 짧아진다.

TIP 핵반응 전후 질량수는 보존된다.

Ⅵ. 현대물리학 | 904-908

그림 (가)는 일함수가 W인 금속에 에너지가 E인 빛을 비추어 방출되는 광전자를 이용하여 단일 슬릿 실험을 하는 것을 모식적으로 나타낸 것이고, 그림 (나)는 최대 운동에너지를 가지는 광전자들이 단일 슬릿을 통과한 후 검출기를 이용하여 검출된 것을 나타낸 것이다.
이에 대한 설명으로 옳고 그름을 ○, ×로 나타내시오. (단, D는 중앙 밝은 무늬의 폭을 나타낸다.)

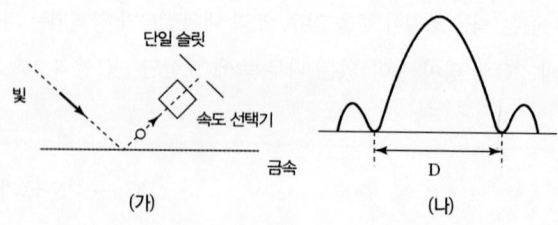

광전효과, 광자의 에너지
904 ★   광자의 에너지는 일함수와 광전자의 최대운동에너지의 합과 같다.

광전자의 최대 운동에너지
905 ★   E가 2배인 빛을 비추면 광전자의 최대 운동에너지는 2배가 된다.

광전자의 운동량
906 ★★   E가 더 큰 빛을 비추면 광전자의 운동량은 증가한다.

빛의 에너지, 물질파 파장
907 ★★★   E가 더 큰 빛을 비추면 D는 줄어든다.

빛의 세기와 최대 운동에너지의 관계
908 ★★★   빛의 세기를 증가시키면 D는 증가한다.

TIP 일함수보다 큰 에너지를 가진 빛을 금속에 쪼이면 운동에너지를 갖는 광전자가 튀어나온다.

VI. 현대물리학 | 909-913

그림은 온도가 각각 3000K인 흑체 A와 온도가 2000K인 흑체 B에서 방출되는 단위 파장당 세기(I)를 파장에 따라 그래프로 나타낸 것이다. I가 최대일 때의 파장 λ_{max}는 A의 경우 λ_0이고, B의 경우 λ_B이다.
이에 대한 설명으로 옳고 그름을 O, X로 나타내시오.

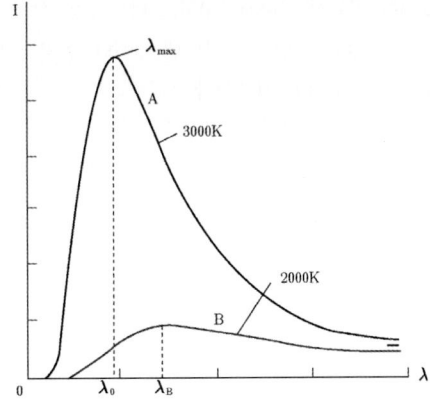

빈의 변위 법칙 909 빈의 변위 법칙을 만족한다.

빈의 변위 법칙 910 $\lambda_B = 1.5\lambda_0$이다.

슈테판 법칙 911 그래프가 만드는 면적은 온도의 네제곱에 비례한다.

슈테판 법칙 912 그래프가 만드는 면적은 A가 B의 $\frac{9}{4}$배이다.

광자의 에너지 913 파장이 λ_0인 A에서 방출되는 광자 한 개의 에너지는 같은 파장의 B에서 방출되는 광자 한 개의 에너지보다 크다.

TIP 흑체라 부르는 것은 입사하여 들어오는 모든 복사를 진동수에 상관없이 모두 흡수하는 이상적인 물체로 생각한다.

Ⅵ. 현대물리학 | 914-918

그림은 퍼텐셜 에너지가 0이고 너비 L인 상자 안에 갇힌 입자의 파동함수의 제곱 ($|\psi|^2$)들 중에서 일부만 나타낸 것이다. 입자는 상자 벽 사이에서 직선을 따라 좌우로만 움직인다고 가정한다.
이에 대한 설명으로 옳고 그름을 ○, ×로 나타내시오. (단, 플랑크 상수는 h이며, 입자의 질량은 m이고, 입자의 상대론적 효과는 무시한다.)

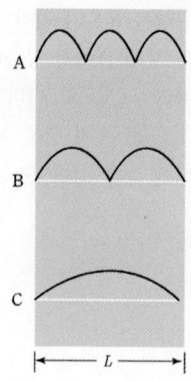

입자의 파장, 불연속성
914 입자의 운동량은 연속적이다.

입자의 운동에너지
915 파동함수가 B일 때 입자가 갖는 에너지는 $\dfrac{h^2}{2mL^2}$이다.

퍼텐셜 우물에 관한 그래프 이해
916 B는 $|\psi_2|^2$이다.

퍼텐셜 우물에 관한 그래프 이해
917 세 가지 상태 중 파동함수가 A일 때 입자가 갖는 에너지는 가장 작다.

입자의 파장
918 입자의 파장은 C에서가 B에서의 2배이다.

TIP 유한, 무한 퍼텐셜 우물에 구속된 입자의 에너지는 $\dfrac{h^2 n^2}{8mL^2}$이다.

PEET 대비

OX
문제집

mega MD

문제풀이 전 이론 정리를 위한
OX 문제집

I 역학

빠른답

I. 역학

001 ×	002 ○	003 ×	004 ×	005 ○	006 ×	007 ○	008 ×	009 ○	010 ○
011 ×	012 ×	013 ○	014 ○	015 ○	016 ○	017 ×	018 ×	019 ○	020 ○
021 ×	022 ○	023 ×	024 ○	025 ○	026 ○	027 ×	028 ×	029 ○	030 ×
031 ○	032 ○	033 ○	034 ○	035 ×	036 ○	037 ○	038 ○	039 ×	040 ○
041 ×	042 ○	043 ○	044 ×	045 ×	046 ×	047 ○	048 ○	049 ○	050 ○
051 ○	052 ○	053 ×	054 ○	055 ○	056 ○	057 ○	058 ×	059 ×	060 ○
061 ×	062 ○	063 ○	064 ○	065 ○	066 ○	067 ×	068 ○	069 ×	070 ×
071 ×	072 ×	073 ○	074 ×	075 ○	076 ×	077 ○	078 ×	079 ×	080 ○
081 ○	082 ×	083 ○	084 ○	085 ○	086 ○	087 ○	088 ×	089 ○	090 ○
091 ×	092 ○	093 ○	094 ○	095 ○	096 ×	097 ○	098 ○	099 ○	100 ○
101 ○	102 ×	103 ○	104 ○	105 ○	106 ○	107 ×	108 ×	109 ×	110 ○
111 ○	112 ○	113 ×	114 ×	115 ○	116 ○	117 ○	118 ×	119 ○	120 ○
121 ×	122 ○	123 ○	124 ○	125 ○	126 ○	127 ×	128 ○	129 ○	130 ○
131 ×	132 ○	133 ○	134 ○	135 ×	136 ○	137 ○	138 ×	139 ○	140 ×
141 ○	142 ○	143 ○	144 ○	145 ○	146 ×	147 ○	148 ○	149 ○	150 ○
151 ○	152 ×	153 ○	154 ×	155 ○	156 ○	157 ○	158 ○	159 ○	160 ○
161 ×	162 ○	163 ○	164 ○	165 ○	166 ○	167 ○	168 ○	169 ○	170 ○
171 ○	172 ×	173 ○	174 ○	175 ○	176 ×	177 ×	178 ○	179 ○	180 ○
181 ○	182 ×	183 ○	184 ○	185 ○	186 ×	187 ×	188 ○	189 ×	190 ○
191 ○	192 ○	193 ○	194 ○	195 ○	196 ×	197 ○	198 ×	199 ○	200 ○
201 ×	202 ○	203 ×							

I. 역학 | 001-007

▌개념이론

수평으로 던져진 물체의 운동은 자유 낙하 운동과 등속 운동으로 나누어 생각할 수 있다.

▌정답해설

001 ×

물체는 수평 방향으로 등속운동을 한다. 따라서 최고점에서 물체의 속력은 $v_0\cos45° = \frac{\sqrt{2}}{2}v_0$ 이다.

002 ○

물체가 최고점에 도달하는 시간은 $\frac{v_0\sin45°}{g}$ 이고 최고점에서 지면에 도달 할 때까지 시간도 $\frac{v_0\sin45°}{g}$ 이다. 따라서 $L_1 = L_2$ 이다.

003 ×

$L_1 = v_0\cos45° \times \frac{v_0\sin45°}{g} = \frac{v_0^2}{2g}$ 이고, $H = \frac{1}{2}g(\frac{v_0\sin45°}{g})^2 = \frac{v_0^2}{4g}$ 이므로 $L_1 > H$ 이다.

004 ×

물체는 수평 방향으로 등속운동하기 때문에 A에서 수평 방향 속도 성분의 크기는 $v_0\cos45° = \frac{\sqrt{2}}{2}v_0$ 이다.

005 ○

A는 수평 거리의 중앙이므로 최고점에 이르는 시간의 절반이다. 따라서 A에서 연직 방향 속도 성분은 $\frac{v_0\sin45°}{2} = \frac{\sqrt{2}}{4}v_0$ 이고 속도의 크기는 $\sqrt{(\frac{\sqrt{2}}{2}v_0)^2 + (\frac{\sqrt{2}}{4}v_0)^2} = \frac{\sqrt{10}}{4}v_0$ 이다.

006 ×

자유낙하를 H만큼 진행한 뒤 방정식은 $2gH = (v_0\sin45°)^2$ 이므로 H가 $\frac{H}{2}$ 일 때 속력은 $\frac{v_0\sin45°}{\sqrt{2}} = \frac{v_0}{2}$ 이다.

007 ○

B에서 수평방향 속도의 크기는 $\frac{v_0}{\sqrt{2}}$ 이고, 연직방향 속도 성분은 $\frac{v_0}{2}$ 이므로 B에서 속도의 크기는 $\frac{\sqrt{3}}{2}v_0$ 이다.

I. 역학 | 008-014

┃개념이론

수평으로 던져진 물체의 운동은 자유 낙하 운동과 등속 운동으로 나누어 생각할 수 있다.

┃정답해설

008 ×

물체가 운동하는 동안 받는 힘은 중력만이 작용한다. 따라서 알짜힘의 크기는 일정하다.

009 ○

던진 위치로부터 수평거리가 l이 되는 동안 물체는 수평방향으로 v_0의 속력으로 등속운동을 한다. 따라서 걸리는 시간은 $\dfrac{l}{v_0}$이다.

010 ○

던진 위치로부터 수평거리가 $2l$이 되는 동안 물체는 수평방향으로 v_0의 속력으로 등속운동을 한다. 따라서 걸리는 시간은 $\dfrac{2l}{v_0}$이다. 그러므로 던진 위치로부터 수평거리가 $2l$이 되는 동안 높이 차는 $\dfrac{1}{2}g(\dfrac{2l}{v_0})^2 = \dfrac{2gl^2}{v_0^2}$이다.

011 ×

던진 위치로부터 수평거리가 l이 되는 동안 높이 차는 $\dfrac{1}{2}g(\dfrac{l}{v_0})^2 = \dfrac{gl^2}{2v_0^2}$이다.

따라서 $h = \dfrac{1}{2}g(\dfrac{2l}{v_0})^2 - \dfrac{1}{2}g(\dfrac{l}{v_0})^2 = \dfrac{3gl^2}{2v_0^2}$이므로 중력 가속도 $g = \dfrac{2v_0^2 h}{3l^2}$이다.

012 ×

$h = \dfrac{3gl^2}{2v_0^2}$에서 다른 조건은 일정하고 v_0가 증가하면 h는 감소한다.

013 ○

$h = \dfrac{3gl^2}{2v_0^2}$에서 다른 조건은 일정하고 l이 2배가 되면 h는 4배가 된다.

014 ×

던진 위치로부터 수평거리가 l이 되는 동안 높이 차는 $\dfrac{1}{2}g(\dfrac{l}{v_0})^2 = \dfrac{gl^2}{2v_0^2}$인데 $h = \dfrac{3gl^2}{2v_0^2}$이므로 $\dfrac{gl^2}{2v_0^2} = \dfrac{h}{3}$이다.

I. 역학

▌개념이론
수평으로 던져진 물체의 운동은 자유 낙하 운동과 등속 운동으로 나누어 생각할 수 있다.

▌정답해설

015 ○
A는 자유낙하 운동을 하고 B는 연직방향으로 자유낙하운동을 하고 수평방향으로 등속운동을 하기 때문에 떨어지는 동안 두 물체의 높이는 같다.

016 ○
두 물체 모두 알짜힘이 중력으로 같기 때문에 떨어지는 동안 두 물체의 가속도는 같다.

017 ✕
떨어지는 동안 A는 자유낙하운동을 하고 B는 연직방향으로 자유낙하 운동을 하고 수평방향으로 등속운동을 하기 때문에 속력은 B가 A보다 크다.

018 ○
떨어지는 동안 A의 속도는 연직방향으로 gt이고, B의 속도는 연직방향으로 gt 수평방향으로 v_0이다. 따라서 떨어지는 동안 A에 대한 B의 상대속도의 크기는 v_0이다.

019 ○
A가 지면에 도달 할 때 까지 자유낙하 운동을 하기 때문에 $h = \frac{1}{2}gt^2$에서 걸린 시간은 $\sqrt{\frac{2h}{g}}$이다.

020 ○
B가 지면에 도달할 때까지 걸린 시간은 v_0의 속력으로 수평 거리 L를 이동한 시간과 같다. 따라서 걸린 시간은 $\frac{L}{v_0}$이다.

021 ✕
수평 방향 속도를 v_0라고 하면 시간 t동안 L을 이동하므로 $v_0 = \frac{L}{t} = \sqrt{\frac{gL^2}{2h}}$이다.

I. 역학 | 022-028

개념이론
물체가 지면과 일정한 각도를 이루면서 던져지는 포물선 운동의 경우 수직방향으로는 위로 던져진 물체의 운동을 하고 수평방향으로는 등속 운동을 한다.

정답해설

022 ○
물체의 운동 시간은 출발 순간 물체의 수직 속도 성분과 관계하고, 최고점 높이와 관계한다. 최고점 도달 시간을 t라 하고 최고점 높이를 h라 하면, $t = \dfrac{v_0 \sin\theta}{g} = \sqrt{\dfrac{2h}{g}}$ 이 된다.
따라서 A와 B의 최고점에 도달하는 시간은 $t_A : t_B = \sqrt{2h} : \sqrt{h} = \sqrt{2} : 1$의 관계가 있다.

023 ×
P점에 도달하는 시간은 최고점에 도달하는 시간의 각각 2배씩 증가하므로 A가 B의 $\sqrt{2}$ 배이다.

024 ○
최고점 높이는 A가 B의 2배이므로
$t = \dfrac{v_0 \sin\theta}{g} = \sqrt{\dfrac{2h}{g}}$ 에서 $v_0 \sin\theta_A : v_0 \sin\theta_B = \sqrt{2} : 1$의 관계가 있다.

025 ○
$v_0 \sin\theta_A : v_0 \sin\theta_B = \sqrt{2} : 1$의 관계가 있다. $\theta_A = 45°$이므로 $\sin\theta_B = \dfrac{1}{2}$이다.
따라서 $\theta_B = 30°$가 된다.

026 ○
수평 도달 거리 R은 $R = \dfrac{v_0^2}{g} \sin 2\theta$의 관계가 있으므로 A와 B의 수평 도달 거리비는, $R_A : R_B = \sin 2\theta_A : \sin 2\theta_B = 1 : \dfrac{\sqrt{3}}{2}$ 가 된다.

027 ×
최고점에서의 속력의 비는 $v_0 \cos\theta_A : v_0 \cos\theta_B = \sqrt{2} : \sqrt{3}$ 의 관계가 있다.

028 ×
$t = \dfrac{v_0 \sin\theta}{g} = \sqrt{\dfrac{2h}{g}}$ 이 된다. 따라서 $h \propto \sin^2\theta$인 관계에 있으므로 $h_A : h_B = \dfrac{1}{2} : \dfrac{3}{4}$이므로 A가 B의 $\dfrac{2}{3}$ 배이다.

I. 역학 | 029-035

개념이론

공기저항이 작용하는 경우의 중력장 내 연직 운동을 분석하는 문제이다. 공기 저항력은 물체의 속력이 느리면 보통 v에 비례하고, 속력이 빠르면 v^2에 비례한다. 앞에 붙는 상수 k는 보통 물체의 크기와 관계된다.

정답해설

029 ○

위로 던져진 물체의 운동에서 물체의 속력이 v일 때 알짜힘은 $\sum F = -mg - kv = ma$이다. 가속도는 $a = -g - \dfrac{kv}{m}$으로 질량이 커질수록 가속도의 크기(위로 운동하는 물체를 방해하는 가속도)는 상대적으로 작아진다. 이것은 질량이 증가할수록 공기 저항의 효과가 점점 감소하게 되는 것을 뜻한다. 따라서 공기 저항의 효과가 상대적으로 적은 B가 A보다 나중에 최고점에 도달한다. 그림은 공기 저항이 작용하지 않을 때(직선)와 A와 B의 속도를 시간에 따라 나타낸 것이다. 질량이 증가하는 B의 경우가 공기 저항의 효과가 감소하여 직선으로 가까이 이동하게 되어 최고점까지 걸린 시간(t_B)와 최고점 높이(h_B)가 상대적으로 A에서보다 크다.

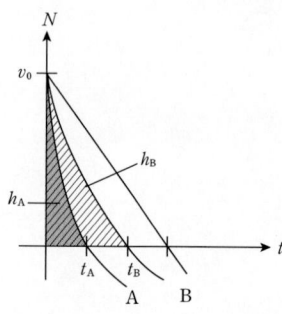

030 ✕

최고 높이에 도달하는 동안 속도변화량은 A와 B 모두 v_0로 같다.

031 ○

최고 높이에 도달하는 동안 평균가속도의 크기는 속도변화량은 같지만 걸리는 시간이 A가 B보다 짧기 때문에 A가 B보다 크다.

032 ○

질량이 증가하면 공기 저항의 효과가 점점 감소하는 것을 뜻하므로 최고점의 높이는 B가 A보다 높다.

033 ✕

최고점에서 물체에 작용하는 알짜힘은 중력만 작용하므로 가속도는 A와 B가 같다.

034 ○

최고점에서 물체에 작용하는 알짜힘은 중력만 작용하므로 B가 A보다 크다.

035 ✕

출발위치로 되돌아 왔을 때 비보존력인 공기저항력이 작용하므로 A의 속력은 v_0보다 작다.

I. 역학 | 036-042

▌개념이론

수평으로 던져진 물체의 운동은 자유 낙하 운동과 등속 운동으로 나누어 생각할 수 있다. 주어진 문제는 빗면 위의 운동이므로 자유 낙하($a=g$)가 아닌 등가속도 운동($a<g$)으로 해석한다.

▌정답해설

036 ✗
물체는 수평방향으로 등속운동을 하고 빗면 방향으로 등가속도운동을 하기 때문에 포물선 운동의 일부분을 보인다.

037 ○
보존력인 중력의 빗면방향 성분만 작용하므로 점O과 P점에서 역학적에너지는 보존된다.

038 ○
빗면에서 가속도는 $g\sin\theta$이다. O점에서 P점까지 물체가 운동할 때 수평 방향으로 힘을 받지 않고, 빗면 방향으로 힘을 받는다. 따라서 운동시간은 점에서 가만히 놓았을 때 미끄러져 내려오는 시간과 같은 $\sqrt{\dfrac{2h}{g\sin\theta}}$ 이다.

039 ✗
지면에서 O점까지 수직 거리는 $h\sin\theta$이므로 역학적에너지 보존법칙에 의해,
$mgh\sin\theta + \dfrac{1}{2}mv_0^2 = \dfrac{1}{2}mv^2$이다. 따라서 P점에서 속력은 $v=\sqrt{v_0^2+2gh\sin\theta}$ 이다.

040 ○
수평 도달 거리는 $d=v_0 T$이다. O점에서 속도의 방향을 바꾸지 않는 이상 P점까지 도달 시간 T는 전과 같다. 따라서 속력을 $\dfrac{v_0}{2}$로 하면 $d'=\dfrac{v_0}{2}T=\dfrac{d}{2}$ 가 된다.

041 ✗
O점에서 속도는 수평방향으로 v_0이고, P점에서 속도는 수평방향으로 v_0와 수직방향으로 $\sqrt{2gh\sin\theta}$ 이므로 O점과 P점의 속도 차는 $\sqrt{2gh\sin\theta}$ 이다.

042 ○
운동시간은 $\sqrt{\dfrac{2h}{g\sin\theta}}$ 에서 2배가 된다. 수평 도달 거리는 $d=v_0 T$이므로 수평 이동거리는 $2d$가 된다.

I. 역학 | 043-049

개념이론
속도와 시간의 그래프에서 기울기는 가속도의 크기를 의미하고 면적은 이동 거리를 의미한다.

정답해설

043 ○
그래프의 기울기가 가속도이고 합력의 크기가 최대일 때 가속도의 크기도 최대이다. 따라서 $0 \leq t \leq 1$에서 $t=0.5$ 에서일 때 물체에 작용하는 합력의 크기가 최대이다.

044 ×
합력의 크기가 0인 위치는 가속도의 크기가 0이 되어야 하는데 그래프에서 $0 < t < 1$ 사이에서는 기울기가 0인 곳이 없다.

045 ×
$0 \leq t \leq 1$에서 물체의 가속도의 크기는 그래프의 기울기이므로 가속도의 크기는 일정하지 않다.

046 ×
$0 \leq t \leq 1$에서 물체의 최대 속력은 그래프에서 최댓값을 나타내는 지점이므로 $t=1$일 때이다.

047 ×
$0 \leq t \leq 1$에서 물체의 최대 변위는 속도가 계속 증가하므로 $t=1$초 일 때 이다.

048 ○

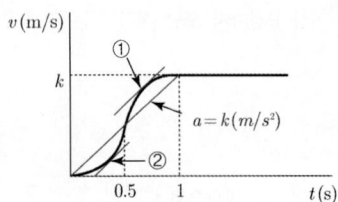

원점과 $t=1$인 점을 연결하여 기울기를 구하면 평균 가속도의 크기 $a=k\,(\mathrm{m/s^2})$를 구할 수 있다. 이 기울기와 같은 크기를 갖는 점은 그래프에서 ①과 ②임을 알 수 있다.

049 ○
$t=1$까지 직사각형 면적이 k인데 움직인 거리는 그래프의 면적이므로 물체가 움직인 거리는 k보다 작다.

I. 역학 | 050-056

▌개념이론

물체 A와 B가 정지해있으므로 힘의 평형 상태이다. A와 B에 작용하는 힘의 방향과 크기에 대하여 방정식을 세운다.

▌정답해설

050 ○

A는 정지상태에서 평형을 이루고 있으므로 알짜힘은 0이다.

051 ○

A는 정지상태에 있기 때문에 정지마찰력은 A에 작용하는 장력의 크기와 같다. 이 힘은 T의 수평방향 성분과 같기 때문에 $\dfrac{T}{\sqrt{2}}$이다.

052 ○

A는 정지상태에서 평형을 이루고 있으므로 정지마찰력은 장력과 같다.

053 ×

장력의 수직 방향 성분은 $\dfrac{T}{\sqrt{2}}$이다. 작용반작용 관계에 의해 B의 장력은 $\dfrac{T}{\sqrt{2}}$이다.

054 ○

B는 정지상태에서 평형을 이루고 있으므로 중력은 장력과 같다. 따라서 B의 중력과 A의 정지마찰력은 같다.

055 ○

장력의 수평 방향 성분이 $\dfrac{T}{\sqrt{2}}$이고, 이것은 마찰력의 크기와 같다.

최대 정지 마찰 계수가 0.5이므로 m_x의 최댓값은 $\dfrac{T}{\sqrt{2}} = m_x g$와 $\dfrac{T}{\sqrt{2}} = \mu_s (2m) g$에서 m이다.

056 ○

다른 조건은 일정하고 $\theta = 30°$이면 A에서 $T\sin 30° = 2\mu_s mg$이고, B에서 $T\cos 30° = \sqrt{3} mg$이다. 두 식을 나누면 $\mu_s = \dfrac{1}{2}$이다.

I. 역학 | 057-063

개념이론

그림 (가)에서 물체에 작용하는 알짜힘의 크기는 $F=20\text{N}$이며, (나)에서는 물체에 작용하는 외력과 반대 방향으로 운동 마찰력이 작용하므로 알짜힘이 $F=20\text{N}$ 보다 작다. 이 외의 조건은 모두 동일하다.

정답해설

057 ✕
(가)에서는 보존력만 작용하여 역학적에너지가 보존되지만, (나)에서는 마찰력이 작용하기 때문에 역학적에너지가 보존되지 않는다.

058 ✕
(가)의 전체 질량은 5kg이고, 가해지는 외력은 $20N$이므로 가속도의 크기는 4m/s^2이다. (나)에서 전체질량은 5kg이고, 가해지는 알짜힘은 $20N-(0.1\times 5\times 10)=15N$이므로 가속도의 크기는 3m/s^2이다. 따라서 물체 A 가속도의 크기는 (가)에서가 (나)에서보다 크다.

059 ✕
물체 B의 알짜힘은 (가)에서는 $4\text{kg}\times 4\text{m/s}^2=16N$이고, (나)에서는 $4\text{kg}\times 3\text{m/s}^2=12N$이므로 (가)에서가 (나)에서보다 크다.

060 ○
A에 작용하는 합력을 확인하면 실의 장력을 쉽게 구할 수 있다. (가)에서 A에 작용하는 $4N$은 모두 실의 장력에 의한 것이다. 그러나 (나)의 경우 A에 작용하는 $3N$은 실의 장력과 마찰력의 합력이다. (나)에서 A에 작용하는 마찰력이 $1N$이므로 실의 장력은 $4N$이다. (가)와 (나)에서 실의 장력은 같다.

061 ✕
마찰에 의해 손실되는 에너지는 $E=fx$(f는 마찰력, x는 변위)로 주어진다. 마찰력은 두 물체에 일정하게 작용하고, 변위 x는 물체가 등가속 운동하므로 t^2에 비례한다. 그러므로 손실되는 에너지는 시간의 제곱에 비례한다.

062 ○
(가)에서 외력 $F=15N$을 가하면 가속도가 3m/s^2이므로 (가)와 (나)가 동일한 운동을 한다.

063 ✕
(나)에서 $F=20N$을 3초 동안 가하면 가속도는 3m/s^2이므로 A는 9m/s가 된다.
이 후 정지마찰력만 작용하므로 $2\times(-1\text{m/s}^2)\times s=0^2-(9\text{m/s})^2$에서
$s=\dfrac{81}{2}m$를 더 이동한 뒤 정지한다.

I. 역학 | 064-070

▍개념이론

물체가 공기 저항력을 받으며 떨어질 때 중력과 공기 저항력의 크기가 같아 더 이상 속력이 변하지 않을 때의 속력을 종단속력이라 한다.

▍정답해설

064 ○
종단속력에 도달하였을 때 물체에 작용하는 알짜힘은 0이다. 일률은 알짜힘과 속력의 곱으로 나타낼 수 있기 때문에 물체의 일률은 0이다.

065 ○
정지 상태에서 빗면방향으로 가속운동을 하는 동안 중력의 빗면 방향 성분이 공기 저항력보다 크다. 따라서 알짜힘의 방향은 빗면 아래 방향이다.

066 ○
물체가 종단속력(v_t)에 도달하면 중력의 빗면방향 성분과 공기 저항력이 같기 때문에 알짜힘은 0이다.

067 ×
빗면이 충분하더라도 종단속력에 도달하면 물체는 알짜힘이 0이므로 속력이 변하지 않는다. 따라서 물체는 빗면에서 정지할 수 없다.

068 ○
공기 저항력과 중력의 경사면 성분의 크기가 같아지면 종단속력에 이르기 때문에 $kv_t = mg\sin\theta$이다.
$v_t = \dfrac{mg\sin\theta}{k}$ 이므로 다른 조건은 일정할 때 경사면의 각도(θ)를 증가시키면 종단속력(v_t)는 증가한다.

069 ×
$v_t = \dfrac{mg\sin\theta}{k}$ 이므로 다른 조건이 일정할 때 물체의 질량이 2배가 되면 종단속력(v_t)도 2배가 된다.

070 ×
마찰력(f)이 존재하면 $mg\sin\theta - f = kv_t$ 에서
$v_t = \dfrac{mg\sin\theta - f}{k}$ 이므로 마찰력이 없을 때보다 작다.

I. 역학 | 071-077

▌개념이론

$0 < F < F_0$ 인 경우에는 물체 A에 정지마찰력이 작용하며, $F > F_0$인 경우에는 물체 A에 운동 마찰력이 작용한다.

▌정답해설

071 ✕

$0 < F < F_0$인 경우에 물체 A에 작용하는 정지마찰력이 존재하므로 작용반작용의 법칙에 따라 B에 작용하는 알짜힘의 크기는 F보다 작다.

072 ✕

$0 < F < F_0$인 경우 B의 가속도의 크기는 전체 질량이 $4m$이므로 $\dfrac{F}{4m}$이다.

073 ✕

$F > F_0$인 경우 A에 작용하는 알짜힘의 크기는 그래프에서 a_1의 가속도가 존재하므로 0이 아니다.

074 ✕

$F > F_0$ 경우에 물체 A에 작용하는 운동 마찰력이 존재하므로 작용반작용의 법칙에 따라 B에 작용하는 알짜힘의 크기는 F보다 작다.

075 ◯

B에 작용하는 F의 영향으로 B는 A를 오른쪽 방향으로 밀어내는 힘을 주게 되고, A와 B가 함께 운동하는 경우 이 힘은 정지마찰력이며, B가 A 위에서 미끄러지는 경우 이 힘은 운동 마찰력이 된다.

076 ◯

$0 < F < F_0$인 경우, A와 B는 같은 가속도로 운동하고, 한 물체 운동으로 해석할 수 있으므로 $F_0 = (m_A + m_B)a_2$를 만족한다. 그래프에서 기울기는 $\dfrac{1}{m_A + m_B} = \dfrac{1}{4m}$이다.

077 ✕

F가 F_0보다 크면 A의 가속도는 a_1으로 일정하게 유지된다.
즉, A는 운동 마찰력이 물체에 작용하여 이 힘이 알짜힘이 되고, 운동 마찰력은 $f_k = \mu'N = \mu'mg = ma_A$에서 A는 $a_A = \mu'g$의 가속도로 등가속 운동한다. 그러나 B의 경우 운동 마찰력 f_k가 작용하면 $\sum F_B = F - f_k = 3ma_B$에서 B의 가속도는 A와 같지 않고 A보다 크게 된다.

I. 역학 | 078-084

▎개념이론

A, B의 운동에 관여하는 힘은 B에 작용하는 중력 mg이며, C의 운동에 관여하는 힘은 A와 C 사이에 작용하는 정지마찰력이다.

▎정답해설

078 ○
C에 작용하는 힘은 A와 C 사이의 마찰력만 작용한다. 따라서 C에 작용하는 알짜힘은 정지마찰력이다.

079 ×
A가 오른쪽으로 등가속도 운동을 하기 때문에 C의 관성력의 방향은 왼쪽이다. 따라서 C가 미끄러지지 않고 운동하기 위해서는 관성력과 반대방향으로 정지마찰력을 받는다. 따라서 정지마찰력의 방향은 오른쪽이다.

080 ○
A, B, C를 한 물체라고 보았을 때 물체에 작용하는 외력의 합은 mg이고, 물체의 질량의 합은 (m_x+3m)이므로 가속도의 크기는 $a=\dfrac{F}{m}$에 의하여 $\dfrac{m}{m_x+3m}g$이다. 물체들의 가속도의 크기는 같다. 따라서 B의 가속도의 크기는 $\dfrac{m}{m_x+3m}g$이다.

081 ○
B에 가속도의 법칙을 적용하면 $mg-T=m(\dfrac{m}{m_x+3m}g)$이므로 $T=\dfrac{mm_x+2m^2}{m_x+3m}g$이다.

082 ×
A에 작용하는 알짜힘은 가속도와 질량의 곱으로 나타낼 수 있으므로 $\dfrac{2m^2}{m_x+3m}g$이다.

083 ○
C에 작용하는 관성력의 크기는 $\dfrac{m}{m_x+3m}g\times m_x$이고, 최대정지마찰력의 크기는 $\mu_s m_x g$이다. 두 힘의 크기가 같을 때 m_x가 최솟값이고 $\mu_s=0.25$를 대입하여 정리하면 $\dfrac{m}{m_x+3m}g=\dfrac{1}{4}g$이다. 이것을 정리하면 $m_x=m$이므로 m_x의 최솟값은 m이다.

084 ×
C가 A위에서 미끄러지지 않기 위한 m_x의 최솟값은 m인데 $m_x=0.5m$이므로 C는 운동마찰력을 받는다. 따라서 A의 운동방정식은 $T-0.2\times 0.5m\times g=2ma$이고 B의 운동방정식은 $mg-T=ma$에서 $a=\dfrac{3}{10}g$이다.

I. 역학 | 085-091

▌개념이론

물체에 저항력이 작용하지 않으므로 A, B, C에서 물체의 역학적에너지는 보존된다.

▌정답해설

085 ✗

A점에 작용하는 힘은 중력과 장력이 작용하므로 알짜힘의 방향은 연직아래 방향이 아니다.

086 ○

B점에서 가속도의 방향은 원운동 중심 방향이므로 장력은 중력보다 크다.

087 ○

C점에서 물체가 정지하기 때문에 중력과 막대가 작용하는 힘이 평형을 이루고 있기 때문에 알짜힘의 크기는 0이다.

088 ✗

A의 역학적에너지는 $\frac{1}{2}mv_0^2 + mgl$이고, B의 속력을 v라고 하면 역학적에너지는 $\frac{1}{2}mv^2$이다.

따라서 역학적에너지 보존의 법칙에 의해서 $\frac{1}{2}mv_0^2 + mgl = \frac{1}{2}mv^2$이므로 $v = \sqrt{v_0^2 + 2gl}$이다.

089 ○

B의 위치를 기준으로 할 때 A의 중력에 의한 위치에너지는 mgl이고, C의 중력에 의한 위치에너지는 $mg(2l)$이다. 따라서 A와 C에서 중력에 의한 위치에너지 차이는 mgl이다.

090 ○

B점의 위치에너지는 0이고 운동에너지는 존재한다. C점의 위치에너지는 $2mgl$이고, 운동에너지는 0이다. 따라서 B와 C의 운동에너지 차이는 $2mgl$이다.

091 ✗

C의 역학적에너지는 $mg(2l)$이므로 $\frac{1}{2}mv_0^2 + mgl = mg(2l)$이다.

따라서 $\frac{1}{2}mv_0^2 = mgl$이므로 $v_0^2 = 2gl$에서

$v_0 = \sqrt{2gl}$이다.

I. 역학 | 092-098

개념이론
2차원 충돌에서도 외력이 작용하지 않으면 충돌 전후 운동량은 보존된다. 2차원 충돌에서 한 물체는 보통 정지해 있으므로 충돌 후 y 성분의 두 운동량 합이 0이 된다는 것이 중요하다.

정답해설

092 ○
운동량 보존의 법칙에 따라 A와 B의 운동량 변화량은 서로 같다.

093 ○
충돌 전과 충돌 후 x축과 y축 방향의 운동량이 보존되므로
$mv_A \sin 45° = 2mv_B \sin 45°$, $mv = mv_A \cos 45° + 2mv_B \cos 45°$이다. 이것을 정리하면
$v_A = 2v_B$이고, $v_A + 2v_B = \sqrt{2}v$이다. 두 식을 연립하여 정리하면 $v_A = \dfrac{\sqrt{2}}{2}v$이다.

094 ○
$v_A = 2v_B$이고, $v_A + 2v_B = \sqrt{2}v$에서 $v_B = \dfrac{\sqrt{2}}{4}v$이다.

095 ○
충돌하는 동안 A의 충격량은 $\dfrac{\sqrt{2}}{2}mv$이고, 충돌시간이 t_0이므로 A에 작용하는 평균힘의 크기는 $\dfrac{\sqrt{2}}{2}\dfrac{mv}{t_0}$이다.

096 ×
충돌 후 A의 운동에너지는 $\dfrac{1}{2}mv_A^2 = \dfrac{1}{2}m(\dfrac{\sqrt{2}}{2}v)^2 = \dfrac{1}{4}mv^2$이고,
B의 운동에너지는 $\dfrac{1}{2}(2m)v_B^2 = \dfrac{1}{2}(2m) \times (\dfrac{\sqrt{2}}{4}v)^2 = \dfrac{1}{8}mv^2$이다.
충돌 전 운동에너지는 $\dfrac{1}{2}mv^2$이므로 A의 운동에너지 감소량은 $\dfrac{1}{4}mv^2$이고, B의 운동에너지 증가량은 $\dfrac{1}{8}mv^2$이다.

097 ○
충돌 과정에서 손실된 에너지는, $\dfrac{1}{2}mv^2 - (\dfrac{1}{4}mv^2 + \dfrac{1}{8}mv^2) = \dfrac{1}{8}mv^2$이다.
따라서 처음 운동에너지의 $\dfrac{1}{4}$ 배이다.

098 ○
바뀐 B의 질량을 m_x라 하면 운동량 보존에 따라 $mv = \dfrac{1}{\sqrt{2}}mv_A + \dfrac{1}{\sqrt{2}}m_x v_B$와,
$0 = \dfrac{1}{\sqrt{2}}mv_A - \dfrac{1}{\sqrt{2}}m_x v_B$라 할 수 있다.
정리하면 $v_A = \dfrac{1}{\sqrt{2}}v$ 와 이고, 에너지 보존의 법칙에 따라 $\dfrac{1}{2}mv^2 = \dfrac{1}{2}m(\dfrac{v}{\sqrt{2}})^2 + \dfrac{1}{2}m_x(v_B)^2$에 대입하여 정리하면 $m_x = m$이다.

I. 역학 | 099-105

개념이론

두 물체가 외력이 작용하지 않는 상태에서 충돌을 하면 작용과 반작용의 법칙에 의해서 서로 주고 받는 힘의 크기는 같고 방향은 반대이다. 이 때 한 물체의 운동량의 변화량이 충격량이 된다.

정답해설

099 ○
열, 빛, 소리, 마찰 등에 의한 에너지 손실은 없기 때문에 두 물체는 탄성충돌을 한다.

100 ○
t_1에서 용수철에 작용하는 힘은 가장 크며 가장 수축한 상태이고, 두 물체의 속력은 같아진다. 운동량 보존법칙을 사용하면 A, B의 속력은 모두 $\frac{v}{2}$가 된다. 그리고 물체 B의 속력은 t_1에서 $\frac{v}{2}$이고 에너지 손실이 없는 탄성충돌이므로 t_2에서 v가 된다. 따라서 (나) 그래프의 면적은 0에서 t_1까지가 $\frac{1}{2}mv$이고, t_1에서 t_2까지가 $\frac{1}{2}mv$이므로 서로 같다.

101 ○
(나) 그래프의 면적은 $\frac{1}{2}mv + \frac{1}{2}mv = mv$이다.

102 ×
용수철의 탄성력이 t_1에서 최대이므로 t_1에서 용수철이 최대로 압축된다.

103 ○
t_1에서 용수철에 작용하는 힘은 가장 크며 가장 수축한 상태이고, 두 물체의 속력은 같아진다. 운동량 보존법칙을 사용하면 A, B의 속력은 모두 $\frac{v}{2}$가 된다.

104 ○
t_1에서 두 물체의 운동에너지 합을 구하면 두 물체 속력이 $\frac{v}{2}$이므로 충돌 후 운동에너지는 $\frac{1}{2}(2m)(\frac{1}{2}v)^2 = \frac{1}{4}mv^2$이다. 충돌 전 운동에너지가 $\frac{1}{2}mv^2$이고, 역학적에너지는 보존되므로 용수철에 저장된 에너지는 $\frac{1}{4}mv^2$이다.

105 ×
t_1에서 t_2까지 물체 B가 받은 충격량의 크기는 그래프의 면적과 같기 때문에 $\frac{1}{2}mv$이다.

I. 역학 | 106-112

개념이론

2차원 충돌 상황으로 외력이 작용하지 않기 때문에 충돌 전후 운동량이 보존된다. 충돌 전후 y 성분의 운동량이 0임을 이용하여 물체 B의 질량을 계산할 수 있다.

정답해설

106 ○

B의 y방향 충격량 크기는 A의 y축 방향 운동량 변화량의 크기와 같다. 따라서 B의 y방향 충격량 크기는 $8 \text{kg} \cdot \text{m/s}$이다.

107 ×

B의 x방향 충격량 크기는 A의 x축 방향 운동량 변화량의 크기와 같다. 따라서 B의 x방향 충격량 크기는 $8 \text{kg} \cdot \text{m/s}$이다.

108 ×

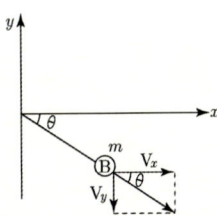

x축 방향에서 운동량 보존 법칙을 이용하면 '$2 \times 10 = 2 \times 6 + m \times v_x$'

$\therefore v_x = \dfrac{8}{m}$ 이고,

y축 방향에서 운동량 보존 법칙을 이용하면 '$0 = 2 \times 4 - m \times v_y$' $\therefore v_y = \dfrac{8}{m}$

$\tan\theta = \dfrac{v_y}{v_x} = 1$로 질량 m과 무관하다.

109 ○

충돌 후 A의 속도와 x축이 이루는 각을 α라 하면 $\tan\alpha = \dfrac{4m/s}{6m/s} = \dfrac{2}{3}$이다.

110 ×

$\tan\theta = \dfrac{v_y}{v_x} = 1$이므로 $\theta = 45°$이다.

111 ○

충돌 후 B의 속도의 크기는 $\sqrt{\dfrac{64}{m^2} + \dfrac{64}{m^2}} = 4\sqrt{2}$에서 $m = 2 \text{kg}$이다.

112 ○

완전탄성 충돌이면 충돌 전과 후 운동에너지가 보존된다. 따라서
$\dfrac{1}{2} \times 2 \times (10)^2 = \dfrac{1}{2} \times 2 \times (4^2 + 6^2) + \dfrac{1}{2} m (\dfrac{64}{m^2} + \dfrac{64}{m^2})$이고 정리하면 $m = \dfrac{4}{3} \text{kg}$이다.

I. 역학 | 113-119

개념이론

완전비탄성충돌이므로 충돌 전후의 역학적에너지는 보존되지 않지만, 충돌 과정에서 외력이 작용하지 않으므로 운동량 보존 법칙을 이용할 수 있다. 충돌 직후 용수철과 총알의 운동에서는 역학적에너지 보존 법칙을 사용할 수 있다.

정답해설

113 ×

충돌 직후 총알과 나무토막의 속력을 V_x라고 하면 나무토막이 받는 충격량의 크기는 운동량의 변화량이므로 MV_x이다.

114 ×

충돌 과정에서 손실된 역학적에너지는 나무토막과 총알 사이의 마찰력에 의한 열에너지 등으로 전환되고 나무토막과 총알의 운동에너지가 용수철의 탄성력에 의한 위치에너지로 전환된다.

115 ×

완전비탄성충돌이므로 충돌 후 용수철에 저장된 탄성에너지의 최댓값은 충돌전 운동에너지인 $\frac{1}{2}mv_0^2$보다 작다.

116 ○

운동량 보존 법칙에 의해 $mv_0 = (m+M)V_x$이므로 충돌 직 후 속력은 $V_x = \frac{mv_0}{m+M}$이다. 충돌 직후 최대 압축까지 에너지가 보존되므로 $\frac{1}{2}(m+M)V_x^2 = \frac{1}{2}kA^2$이다. 여기서 A를 구하면 $\frac{mv_0}{\sqrt{k(M+m)}}$이다.

117 ○

손실된 역학적에너지는 충돌전 에너지에서 충돌 후 에너지를 빼줘야 한다.
따라서 $\frac{1}{2}mv_0^2 - \frac{1}{2}(m+M)(\frac{mv_0}{m+M})^2$이고 정리하면 $\frac{Mmv_0^2}{2(M+m)}$이다.

118 ×

최대 압축순간까지 걸리는 시간은 단진동 주기의 $\frac{1}{4}$이다. 따라서 $t = \frac{T}{4} = \frac{\pi}{2}\sqrt{\frac{M+m}{k}}$이다.

119 ×

다른 조건은 일정하고 v_0를 2배로 증가하여도 진폭에 영향을 주고 $t = \frac{T}{4} = \frac{\pi}{2}\sqrt{\frac{M+m}{k}}$는 일정하므로 최대로 압축될 때까지 걸린 시간은 변하지 않는다.

I. 역학 | 120-126

개념이론

축바퀴가 회전축을 중심으로 정지해 있으므로 돌림힘 평형 상태이다.

정답해설

120 ◯

축바퀴에 가해진 토크의 합이 0이어야 회전하지 않는다. $\sum \tau = 2rT_B - rT_A = 0$, $m_A g = T_A$, $m_B g = T_B$에서 $m_A = 2m_B$의 관계가 있다.

121 ✕

B가 매달린 줄을 끊으면 축바퀴는 A의 중력으로 토크가 발생하여 회전하게 된다.

$\sum \tau = rT_A = I\alpha = kMra$,

$\sum F = m_A g - T_A = m_A a$이다(축바퀴에 줄이 미끄러지지 않기 때문에 $\alpha = \dfrac{a}{r}$의 관계를 사용하였다).

연립방정식을 풀면,

$a = \dfrac{m_A g}{m_A + kM}$이고 $T_A = \dfrac{kMm_A g}{m_A + kM}$이다. k가 크면 가속도는 작아진다. 직관적으로 k가 크면 회전관성이 더 커지기 때문에 가속시키기 어렵다.

122 ✕

$a = \dfrac{m_A g}{m_A + kM}$이기 때문에 M이 증가하면 가속도는 작아진다.

123 ◯

$a = \dfrac{m_A g}{m_A + kM} = \dfrac{g}{1 + kM/m_A}$이기 때문에 m_A가 증가하면 가속도는 커진다.

124 ✕

A, B 물체의 질량이 같으면 원통은 토크를 받아 회전하게 된다. 축바퀴를 정면에서 봤을 때 알짜 토크 ($\sum \tau = 2rT_B - rT_A = I\alpha$)가 시계방향으로 작용하므로 축바퀴는 시계방향으로 회전한다.

125 ◯

$\sum \tau = 2rT_B - rT_A = I\alpha = kMra$

$\sum F = T_A - m_A g = m_A a$

$\sum F = m_B g - T_B = m_B 2a$인데, $m_A = m_B = m$이므로 $a = \dfrac{mg}{kM + 5m}$이다.

126 ◯

관성모멘트가 가장 클 때 축바퀴의 대부분이 질량이 $2r$인 곳에 있을 때이고 이때 회전 관성은 $M(2r)^2 = 4Mr^2$이다. 따라서 $k < 4$이다.

I. 역학

▌개념이론
물체 A, B에 작용하는 중력의 차이값이 물체 A와 B, 도르래를 움직이게 하는 알짜힘이다.

▌정답해설

127 ✕

A와 B의 위치에너지 변화량은 A와 B 뿐 아니라 도르래의 운동에너지 증가량과 같다.

128 ✕

도르래에 작용하는 토크의 크기는 장력의 차이에 회전 반경을 곱한 값이다.

129 ○

원판을 포함하여 세 물체가 운동하기 위해서 필요한 외력은 A와 B에 작용하는 중력의 차이다. 즉, $2mg-mg$의 힘이 세 물체를 운동시킨다. 따라서 가속도는 $a = \dfrac{mg}{2m+m+I/R^2} = \dfrac{2}{7}g$이다.

130 ✕

$a = \dfrac{mg}{2m+m+I/R^2}$에서 I가 증가하면 A와 B의 가속도의 크기는 감소한다.

131 ✕

A와 B가 같은 높이가 되는 순간 A와 B는 각각 거리 $\dfrac{h}{2}$만큼 이동한다.

132 ○

각 물체는 가속도 $\dfrac{2}{7}g$로 등가속 운동하므로 $v = \sqrt{2a\dfrac{h}{2}} = \sqrt{\dfrac{2gh}{7}}$가 된다. 한편, A의 위치에너지는 감소하고, B의 위치에너지는 증가하므로 A와 B 전체의 위치에너지 감소량은 $\dfrac{mgh}{2}$가 된다. 이 양이 세 물체의 운동에너지를 증가시킨다.

즉, $\dfrac{mgh}{2} = \dfrac{1}{2}(2m+m+\dfrac{I}{R^2})v^2$를 만족해야 하고 이때 $v = \sqrt{\dfrac{2gh}{7}}$가 된다.

133 ○

$\dfrac{h}{2} = \dfrac{1}{2}(\dfrac{2}{7}g)t^2$에서 $t = \sqrt{\dfrac{7h}{2g}}$이다.

I. 역학 | 134-140

개념이론
충돌 전후 외부 토크가 작용하지 않으므로 각운동량 보존 법칙이 작용한다.

정답해설

134 ○

회전축에 대한 관성모멘트는 회전축에서 질점의 거리 제곱에 비례하고, 질점의 질량에 비례한다 ($I \propto mr^2$). 충돌 후 두 물체가 함께 회전하면 중심 O를 중심으로 질량이 커지므로 회전 관성인 관성모멘트는 증가한다. 즉, 충돌 후 관성모멘트는 $m(\frac{d}{2})^2 + \frac{1}{12}md^2$이다.

135 ×

충돌 전 회전 중심에 대한 v_0의 속력으로 움직이는 물체의 각속력은 선속도가 v_0이고 회전 반경이 $\frac{d}{2}$이므로 $\frac{2v_0}{d}$이다.

136 ○

충돌 과정에서 외부의 힘이 작용하지 않으므로 충돌 전후 각운동량은 보존된다($L_i = L_f$).
각운동량은 $\vec{L} = \vec{r} \times \vec{p}$에서 거리 $\vec{r}$과 선운동량 $\vec{p}$가 서로 수직이므로 간단히 $L = rp$이다. 따라서 충돌 후 두 물체의 각운동량은 $mv_0(\frac{d}{2})$이다.

137 ○

각운동량은 $L = I\omega$ (I는 관성모멘트, ω는 각속도)의 관계가 있다.
$L_i = mvr = mv_0(\frac{d}{2}) = I\omega = (m\frac{d^2}{4} + \frac{1}{12}md^2)\omega$에서 ω를 계산하면 $\frac{3v_0}{2d}$이다.

138 ×

충돌은 두 물체가 붙어 움직이는 완전비탄성충돌이다. 비탄성충돌일 경우 운동량은 보존되지만 역학적에너지는 보존되지 않는다. 정량적으로 계산해보면, 충돌 전 역학적에너지는 $\frac{1}{2}mv_0^2$이고 충돌 후에는 회전에 대한 운동에너지 $\frac{1}{2}I\omega^2 = \frac{1}{2}(\frac{1}{3}md^2)(\frac{3v_0}{2d})^2$이다. 충돌 전이 충돌 후보다 더 크다.

139 ○

만일 막대의 회전 중심이 막대의 제일 아래쪽에 위치하면 충돌 후 두 물체의 각운동량은 운동량(mv_0)과 회전반경 d의 곱인 mv_0d이다.

140 ×

충돌 후 회전 관성은 $md^2 + \frac{1}{3}md^2 = \frac{4}{3}md^2$이고 $mv_0d = \frac{4}{3}md^2\omega$에서 $\omega = \frac{3v_0}{4d}$이다.

Ⅰ. 역학 | 141-147

▎개념이론

고리가 정지해있는 상황으로 줄에 걸린 장력, 고리에 작용하는 중력, 고리와 벽면의 정지마찰력, 고리가 벽면을 누르는 수직항력이 모두 평형을 만족한다.

▎정답해설

141 ○

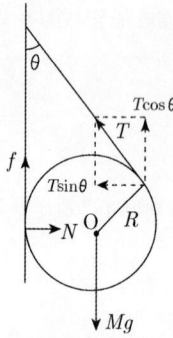

고리는 정지상태에서 평형을 이루고 있기 때문에 고리의 중심을 회전 중심으로 잡으면 고리에 가해지는 토크의 크기는 0이다.

142 ○

$T\cos\theta + f = Mg$이므로 벽과 고리사이에 마찰력의 크기는 고리의 중력 크기보다 작다.

143 ○

O점을 회전의 중심으로 잡으면 N과 Mg에 의한 토크는 0이므로 제2평형조건을 이용하면 $TR = fR$이므로 $T = f$이다.

144 ○

제1평형 조건에서 x 방향의 합력이 0임을 이용하면 $T\sin\theta = N$이고 $0 < \sin\theta < 1$이므로 $T > N$이다.

145 ○

제1평형 조건에서 y 방향의 합력이 0임을 이용하면 $T\cos\theta + f = Mg$이고 다시 쓰면
$T(\cos\theta + 1) = Mg$인데 $1 < \cos\theta + 1 < 2$이므로 $T < Mg$이다.

146 ×

$T(\cos\theta + 1) = Mg$에서 $\theta = 60°$이면 장력의 크기는 $\frac{2}{3}Mg$이다.

147 ×

$T = \dfrac{Mg}{(1 + \cos\theta)}$이므로 θ가 증가하면 장력의 크기는 증가한다.

I. 역학 | 148-154

▎개념이론

외력이 작용하지 않는 상황으로 충돌 전후의 각운동량이 보존된다.

▎정답해설

148 ○
물체에 작용하는 외부 토크가 0이므로 각운동량은 보존된다.

149 ○
충돌 후 두 물체의 속도가 같기 때문에 완전비탄성충돌이다.

150 ○
충돌 전 관성 모멘트는 $\frac{1}{12}mL^2$이고, 총알의 충돌 후 관성 모멘트는 $\frac{1}{12}mL^2+m(\frac{L}{4})^2$으로 증가한다.

151 ○
충돌 과정에서 각운동량은 보존된다. 충돌 후의 각운동량은 충돌 전과 같으므로 충돌 전의 각운동량은 $\vec{L}=\vec{r}\times\vec{p}$에 의해 $\frac{1}{4}mv_0L$이다.

152 ×
충돌 전 역학적에너지는 $\frac{1}{2}mv_0^2$이고, 충돌 후 물체의 각속력을 ω라 하면 각운동량 보존에 따라 $\frac{1}{4}mv_0L=\frac{7}{48}mL^2\omega$에서 $\omega=\frac{12}{7}\frac{v_0}{L}$이다.

따라서 감소하는 에너지는 $\frac{1}{2}mv_0^2-\frac{1}{2}\times(\frac{7}{48}mL^2)(\frac{12}{7}\frac{v_0}{L})^2=\frac{2}{7}mv_0^2$이다.

153 ○
충돌 위치가 회전 중심에 가까워지면 충돌 전 각운동량이 감소하므로 충돌 후 각속력은 감소한다.

154 ×
충돌 후 물체의 각속력을 ω라 하면 각운동량 보존에 따라 $\frac{1}{4}mv_0L=\frac{1}{12}mL^2\omega'+\frac{1}{8}mv_0L$에서 $\omega'=\frac{3v_0}{2L}$이다.

I. 역학 | 155-161

개념이론

외력이 작용하지 않는 상황으로 충돌 전후의 A와 B의 운동량 합은 보존된다. 충돌 이후 물체 A는 역학적에너지 보존 법칙을 만족하며 운동한다.

정답해설

155 ×
최고점에서 최소 속력으로 원운동하려면 최고점에서 실의 장력은 0이다. 따라서 알짜힘의 크기는 $2mg$이다.

156 ○
최고점에서 가속도의 크기는 알짜힘이 $2mg$이므로 g이다.

157 ○
$2mg = \dfrac{2mv^2}{l}$에 따라 $v = \sqrt{gl}$이다.

158 ○
최하점에서 역학적에너지는 역학적에너지 보존의 법칙에 따라 최고점에서의 역학적에너지와 같다. 따라서 최고점에서 역학적에너지는 $\dfrac{1}{2}2m(gl) + 2mg(2l)$이므로 최하점에서 역학적에너지는 $5mgl$이다.

159 ○
역학적에너지 보존에 의해 최고점에서 역학적에너지는 $\dfrac{1}{2}2m(gl) + 2mg(2l)$이 되고, 최하점에서 역학적에너지는 최하점에서의 속력을 V라 할 때 $\dfrac{1}{2}2mV^2$이 되므로 양 식을 같다고 놓으면 $V = \sqrt{5gl}$이다.

160 ○
충돌 과정에서 외력이 작용하지 않기 때문에 관통 전과 관통 후 운동량은 보존된다.

161 ×
충돌 과정에서 운동량은 보존된다.
따라서 $mv = m(\dfrac{1}{3}v) + 2mV$에 의해 $v = 3V = 3\sqrt{5gl}$이다.

I. 역학 | 162-168

▌개념이론
물체가 원운동하는 동안 물체에 작용하는 구심력은 물체의 장력과 중력의 합으로 생각할 수 있다.

▌정답해설

162 ○
최고점에서 장력의 크기가 0이므로 중력만 작용하고 구심력의 크기는 mg이다.

163 ○
장력은 매 순간 줄의 이동방향에 수직으로 가해진다.

164 ×
일의 정의에 따라 $W = \vec{F} \cdot \vec{S}$이고 일의 크기는 $W = |\vec{F}||\vec{S}|\cos\theta$에서 힘과 이동거리가 이루는 각 $\theta = 90°$이므로 일은 0이다.

165 ○
물체에 보존력만 작용하기 때문에 최고점과 최저점의 역학적에너지는 같다.

166 ×
최고점에서 물체가 받는 힘은 중력이고 장력이 순간 0이므로 중력이 원의 중심을 향하는 구심력 역할을 한다. 이를 식으로 기술하면 $mg = \dfrac{mv^2}{r}$이고 v에 대해서 정리하면 $v = \sqrt{rg}$이다. 따라서 역학적에너지 보존의 법칙에 따라 물체의 속도 방향이 중력장 방향과 같은 위치에서 속력을 v'이라고 하면 $\dfrac{1}{2}mv^2 + mgr = \dfrac{1}{2}mv'^2$에서 $v' = \sqrt{3gr}$이다.

167 ×
최저점에서는 중력은 연직 아랫방향이고 장력은 연직 윗방향이다. 원운동을 하고 있으므로 원의 중심 방향을 향하는 힘인 구심력은 장력-중력=구심력의 관계가 성립한다.

168 ○
물체가 내려오는 사이에 중심과 최저점 중간에 작은 못을 설치하면 줄이 못에 충돌한 직전 속력은 $\dfrac{1}{2}mv^2 + 2mgr = \dfrac{1}{2}mv''^2$에서 $v'' = \sqrt{5gr}$이고,
충돌한 직후 물체에 작용하는 장력은
$T - mg = \dfrac{m(5gr)}{(r/2)} = 10mg$에서 $T = 11mg$이다.

I. 역학 | 169-175

■ 개념이론

질량 m의 물체는 역학적에너지 보존 법칙을 만족하며 운동한다.

■ 정답해설

169 ○

물체의 최대 운동에너지는 역학적에너지 보존의 법칙에 따라 용수철 A에 저장된 탄성에너지의 최댓값과 같다. 따라서 물체의 최대 운동에너지는 $\frac{1}{2}kd^2$이다.

170 ○

처음 A 용수철에 d만큼 압축되어 있으므로 이때 용수철에 저장된 위치에너지가 용수철에서 분리되는 순간 운동에너지로 전환된다. 이때의 속력이 가장 크다.

따라서 $\frac{1}{2}kd^2 = \frac{1}{2}mv^2$에서 $v = d\sqrt{\frac{k}{m}}$이다.

171 ○

압축된 상태부터 용수철 A에서 분리될 때까지 걸리는 시간은 주기의 $\frac{1}{4}$배이므로 $\frac{\pi}{2}\sqrt{\frac{m}{k}}$이다.

172 ✕

처음 용수철 B에 접촉하고 있는 시간은 주기의 $\frac{1}{2}$배이므로 $\pi\sqrt{\frac{m}{2k}}$이다.

173 ○

보존력이 작용하기 때문에 역학적에너지 보존의 법칙에 따라 용수철에 저장되는 탄성에너지의 최댓값은 A와 B가 같다.

174 ✕

A에서 만큼 압축되므로 B에서는 역학적에너지 보존에 의해 $\frac{1}{2}kd^2 = \frac{1}{2}2kd_B^2$이다.

따라서 $d_B = \frac{d}{\sqrt{2}}$이다.

175 ○

용수철 A와 B 사이에서 물체는 $d\sqrt{\frac{k}{m}}$의 속력으로 움직이기 때문에 d를 이동하는 데 걸리는 시간은 $\sqrt{\frac{m}{k}}$이다.

따라서 처음부터 용수철 A에 거리 d만큼 다시 압축될 때까지 걸리는 시간은 $\sqrt{\frac{m}{k}}(\pi + 2 + \frac{1}{\sqrt{2}}\pi)$이다.

I. 역학 | 176-182

개념이론
질량 m의 물체는 역학적에너지 보존 법칙을 만족하며 운동한다.

정답해설

176 ×

O에서 운동에너지는 A에서의 역학적에너지와 같기 때문에 $\frac{1}{2}mv_0^2 + mgl(1-\cos\theta)$ 이다.

177 ×

A와 O의 수직한 높이의 차이가 $l - l\cos\theta$ 이므로 A의 위치에너지는 $mg(1-\cos\theta)$ 이다.

178 ○

보존력만 작용하므로 역학적에너지는 A와 O에서 같다.

179 ○

A에서의 역학적에너지는 $\frac{1}{2}mv_0^2 + mgl(1-\cos\theta)$ 이고, O에서의 속력을 v라고 하면 O에서의 역학적에너지는 $\frac{1}{2}mv^2$ 이므로, 역학적에너지 보존의 법칙에 의해서 $v = \sqrt{v_0^2 + 2gl(1-\cos\theta)}$ 이다.

180 ○

$T - mg = \frac{mv^2}{l}$ 인데, $v = \sqrt{v_0^2 + 2gl(1-\cos\theta)}$ 이므로 다른 조건은 같고 v_0이 증가하면 장력은 증가한다.

181 ×

$T - mg = \frac{mv^2}{l}$ 인데, $v = \sqrt{v_0^2 + 2gl(1-\cos\theta)}$ 이므로 다른 조건은 같고 θ가 증가하면 O에서 장력은 증가한다.

182 ×

$T - mg = \frac{mv^2}{l}$ 인데, $T = 2mg$ 이므로 $mg = \frac{mv^2}{l}$ 이다.
정리하며 $v^2 = gl$ 이고 $v = \sqrt{v_0^2 + 2gl(1-\cos\theta)}$ 이므로 대입하여 정리하면,
$v_0 = \sqrt{gl(2\cos\theta - 1)}$ 이다.

I. 역학

┃ 개념이론

용수철의 늘어난 길이가 0일 때 물체는 운동에너지 최댓값을 가지며, 용수철의 늘어난 길이가 A일 때 물체는 위치에너지 최댓값을 갖는다.

┃ 정답해설

183 ✕

오른쪽 용수철이 A만큼 압축되면 물체에 가해지는 알짜힘은 탄성력의 방향이 같기 때문에 $kA+kA=2kA$이다.

184 ○

물체가 최대로 힘을 받으려면 용수철의 늘어난 길이가 A일 때이다. 용수철이 양쪽에서 압축 또는 팽창하므로 최대 힘의 크기는 $2kA$이다.

185 ✕

역학적에너지 보존의 법칙에 따라 물체 운동에너지의 최댓값은 두 용수철에 저장된 탄성 위치에너지의 최댓값과 같다. 따라서 물체 운동에너지의 최댓값은 $\frac{1}{2}kA^2+\frac{1}{2}kA^2=kA^2$이다.

186 ○

물체의 최대 속력은 물체가 평형점을 지날 때이고, 이때의 운동에너지는 물체가 진폭 A에서 탄성력에 의한 위치에너지와 같다.

따라서 $\frac{1}{2}mv^2=\frac{1}{2}2kA^2$에 의해 $v=A\sqrt{\frac{2k}{m}}$이다.

187 ✕

두 용수철의 늘어난 길이는 같고 물체에 작용하는 힘은 두 용수철에 각각 작용하는 힘의 합으로 생각 할 수 있기 때문에 병렬연결과 같다. 따라서 합성용수철 상수는 $2k$이다.

188 ✕

용수철이 단진동할 때 그 주기는 $T=2\pi\sqrt{\frac{질량}{용수철\ 상수}}$ 이다.

따라서 주기는 $2\pi\sqrt{\frac{m}{2k}}$ 이다.

189 ✕

만일 다른 조건은 일정하고 진폭을 2배로 증가시켜도 용수철 주기는 변하지 않는다.

I. 역학 | 190-196

▌개념이론
속도와 시간의 그래프에서 기울기는 가속도의 크기를 의미하고 면적은 이동 거리를 의미한다.

▌정답해설

190 ○

시간 t_1까지 화물차의 이동거리는 v-t 그래프에서 t_1까지 그래프의 밑넓이이다. 계산하면 $\frac{1}{2}v_0 t_1$이다.

191 ○

그래프의 기울기가 $\frac{v_0}{t_1}$이므로 물체에 작용하는 관성력은 $m\frac{v_0}{t_1}$이다.

192 ○

관성력이 용수철이 늘어나면서 물체에 작용하는 탄성력과 같다. 용수철이 늘어난 길이가 x라 할 때 $kx = \frac{mv_0}{t_1}$이므로 용수철이 늘어난 길이는 $\frac{mv_0}{kt_1}$이다.

193 ○

화물차 안에서 물체를 봤을 때 물체의 운동은 중력이 작용하는 공간에서 연직으로 용수철에 물체를 매달은 것과 비슷하다. 용수철에 매달린 물체에 중력이 일정하게 작용하는 것과 본 문제에서 물체에 ma의 힘(운동 방향과 반대 방향으로)이 일정하게 작용하는 것과 비슷하기 때문이다. 화물차 안에서 봤을 때 시간 t_1까지 물체에는 일정한 힘(ma)이 작용하고, t_1이후에는 힘이 작용하지 않는다. 따라서 시간 t_1까지 물체는 단진동 운동을 할 수 있다.

194 ○

연직 방향으로 매달린 용수철 단진동과 수평 방향에서 용수철 단진동을 비교하면 된다. 진동의 진폭은 변할 수 있으나 주기는 $2\pi\sqrt{\frac{m}{k}}$이다.

195 ○

t_1 이후에는 관성력이 작용하지 않는다. 따라서 시간 t_1 이후 물체는 단진동 운동을 할 수 있다.

196 ×

진동의 진폭은 처음과 변할 수 있으나 주기는 $2\pi\sqrt{\frac{m}{k}}$이다.

I. 역학

▌개념이론

비탄성충돌의 경우 충돌 전후 운동량은 보존되나 역학적에너지는 보존되지 않는다. 하지만 충돌 후 2m의 물체는 역학적에너지를 만족하며 운동한다.

▌정답해설

197 ○

외력이 작용하지 않으므로 충돌 전과 충돌 후 운동량은 보존된다.

198 ×

완전비탄성충돌이므로 충돌 전보다 충돌 후 운동에너지가 감소한다. 따라서 충돌 후 역학적에너지는 보존되지 않는다.

199 ×

충돌전까지 역학적에너지가 보존되므로

$mg(\frac{mg}{k}) = \frac{1}{2}mv^2$ 에서 $v = \sqrt{\frac{2mg^2}{k}}$ 이다.

200 ○

완전비탄성충돌이므로 충돌 전 운동에너지의 합은 $\frac{1}{2}mv^2$ 이고 충돌 후 운동에너지의 합은

$\frac{1}{2}(2m)(\frac{v}{2})^2 = \frac{1}{4}mv^2$ 이다.

따라서 두 물체의 운동에너지의 합은 충돌 후가 충돌 전의 $\frac{1}{2}$ 배이다.

201 ×

질량이 같으므로 충돌 직후 에너지는 $E_{후} = \frac{1}{2}E_{전}$ 임을 이용하면

$E_{후} = \frac{1}{2}mg(\frac{mg}{k}) = \frac{(mg)^2}{2k}$ 이다.

202 ○

진동하는 물체의 질량이 $2m$이므로 주기는 $2\pi\sqrt{\frac{2m}{k}}$ 이다.

203 ×

평형점은 용수철이 $\frac{2mg}{k}$ 만큼 압축했을 때인데, 처음에 $\frac{mg}{k}$ 인 위치에 질량 m이 정지해 있었으므로 질량 $2m$인 물체가 평형점에서 $\frac{mg}{k}$ 인 위치에서 충돌 직후의 운동에너지를 가지는 경우이다. 그러므로 역학적에너지 보존 법칙을 사용하면

$\frac{1}{2}k(\frac{mg}{k})^2 + \frac{(mg)^2}{2k} = \frac{1}{2}kA^2$ 이므로 $A = \frac{\sqrt{2}mg}{k}$ 이다.

II
유체역학

빠른답

II. 유체역학									
204 ×	205 ×	206 ×	207 ○	208 ○	209 ○	210 ○	211 ×	212 ×	213 ×
214 ○	215 ○	216 ×	217 ○	218 ○	219 ×	220 ○	221 ○	222 ×	223 ○
224 ×	225 ○	226 ×	227 ×	228 ×	229 ○	230 ○	231 ○	232 ×	233 ○
234 ○	235 ○	236 ○	237 ×	238 ○	239 ○	240 ×	241 ×	242 ○	243 ○
244 ○	245 ×	246 ○	247 ○	248 ×	249 ×	250 ○	251 ○	252 ○	253 ○
254 ×	255 ○	256 ○	257 ×	258 ×	259 ×				

II. 유체역학

▎개념이론

물체가 정지해 있는 상황으로 물체에 작용하는 중력, 액체가 물체를 떠받드는 부력, 실이 물체를 잡아당기는 장력이 평형을 만족하는 상황이다.

▎정답해설

204 ×

물체의 부력은 장력과 중력의 합과 같다. 따라서 물체의 부력보다 장력의 크기가 작다.

205 ×

물체의 부력은 장력과 중력의 합과 같다. 따라서 물체의 장력은 중력과 크기 비교를 할 수 없다.

206 ×

물체의 장력은 부력에서 물체의 중력을 빼야 한다. 물체의 부피를 V라 할 때 장력은 $T=(\rho_2-\rho_1)gV$이다. 중력가속도가 $\frac{1}{6}$로 감소하면 장력 또한 $\frac{1}{6}$로 감소한다.

207 ○

ρ_2가 2배일 때 장력을 T'이라 하면 $T'-T$ 값은 $\rho_2 gv$이므로 T보다 더 크다. 따라서 T'은 $2T$보다 더 크다.

208 ○

실을 끊을 경우 물체의 알짜힘은 $\rho_1 Va=(\rho_2-\rho_1)gV$이다.
따라서 가속도는 $(\frac{\rho_2}{\rho_1}-1)g$이므로 정답이다.

209 ○

실을 끊을 경우 가속도는 $(\frac{\rho_2}{\rho_1}-1)g=\frac{1}{9}g$이므로 $\rho_1=\frac{9}{10}\rho_2$이다.

210 ○

$T=(\rho_2-\rho_1)gV$이므로 $T=\frac{1}{10}\rho_2 gV=\frac{1}{9}\rho_1 gV$이다.

II. 유체역학 | 211-217

개념이론

A와 B를 하나의 물체로 가정하면, A와 B에 작용하는 중력과 부력이 평형 상태를 만족한다. A와 B를 별개의 물체로 가정하면, 각각에 작용하는 중력, 부력, 장력이 평형 상태를 만족한다.

정답해설

211 ×

B에 작용하는 힘은 중력, 부력, 장력이 있고, 장력과 부력의 합이 중력이므로 중력이 부력보다 크다.

212 ×

B를 매달지 않았을 때 잠긴 부피는 V_0이므로 부력은 $\rho_0 g V_0$이고 B를 매달았을 때 잠긴 부피는 $3V_0$이므로 부력은 $3\rho_0 g V_0$이므로 A의 부력 크기는 다르다.

213 ×

A의 경우 B를 매달지 않을 때 부피 V_0가 잠기므로 이때 알짜힘은 $mg = \rho_0 g V_0$의 관계가 있으므로 A의 질량은 $\rho_0 V_0$이다.

214 ○

$\rho_A = \frac{1}{5}\rho_0$이고, B를 매달면 A는 $3V_0$가 잠기며, A와 B의 중력의 합은 A와 B의 부력과 같으므로, $\rho_A g 5V_0 + m_B g = \rho_0 g 4V_0$에서 $m_B = 3\rho_0 V_0$이다.

215 ○

$\rho_B = 3\rho_0$이므로 A와 B의 밀도 비는 $\rho_A : \rho_B = 1 : 15$이다.

216 ×

B는 정지하고 있으므로 B에 작용하는 실의 장력은 B의 중력에서 부력을 빼주어야 한다. 따라서 실의 장력은 $\rho_B g V_0 - \rho_0 g V_0 = 2\rho_0 g V_0$가 된다.

217 ○

완전히 잠겼을 때 A의 부력 증가분은 잠긴 깊이가 x, 단면적을 A라하면 $\rho_0 g A x$의 복원력이 작용하고 따라서 용수철 상수 $k = \rho_0 g A$라고 할 수 있다. 단진동의 주기는 $2\pi\sqrt{\frac{m_A}{k}}$에서 주기는 $2\pi\sqrt{\frac{\rho_0 V_0}{\rho_0 g A}} = 2\pi\sqrt{\frac{h}{5g}}$이다.

II. 유체역학

▍개념이론
일정 깊이에서 고무공이 정지해 있으려면 고무공에 작용하는 외력과 부력이 같아야 한다.

▍정답해설

218 ○
(가)에서 점선의 위치에는 물의 무게에 의한 압력이 존재하지 않는다. 따라서 압력은 대기압과 같다.

219 ×
(나)에서 (가)의 점선보다 올라간 왼쪽 물의 부피는 증가한 물의 부피이므로 오른쪽의 감소한 물의 부피와 같다.

220 ○
(나)에서 오른쪽의 감소한 물의 부피는 단면적과 높이의 곱이므로 $0.3Ah$이다.

221 ○
(나)에서 (가)의 점선보다 올라간 왼쪽 물의 높이를 x라고 하면 $3Ax = 0.3Ah$에서 $x = 0.1h$이다.

222 ×
기름의 밀도를 ρ라고 하면 기름의 바닥면에서의 압력은 $P_0 + \rho gh$이다.

223 ○
기름과 같은 높이에 있는 물의 높이가 $0.1h + 0.3h = 0.4h$이므로 물보다 높은 위치에 놓여 있는 기름의 부피는 $0.6Ah$이다.

224 ×
기름의 바닥면에서는 베르누이 방정식에 의해 $\rho_0 g(0.4h) = \rho gh$이고, 정리하면 $\rho = 0.4\rho_0$이다.

II. 유체역학 | 225-231

▍개념이론
정지 상태에서 평형을 이루고 있으므로 물체에 작용하는 중력과 부력이 동일한 상황이다.

▍정답해설

225 ○
대기압 변화량 ΔP에 의해 대기가 유체 윗면을 누르는 힘(ΔPA)의 크기가 증가한다.

226 ✕
대기압 증가에 따른 유체 내부 및 용기 벽면에 미치는 모든 압력도 동일하게 증가(파스칼원리)하여 물체 아랫면에서 가해지는 유체의 압력에 의해 떠받치는 힘(부력) 또한 윗면과 동일한 크기(ΔPA) 증가한다. 즉, 물체는 (가) 상태에서 더 잠기지도 덜 잠기지도 않는다.

227 ✕
(나) 상황에서 모양은 바뀌었으나 mg는 일정하고 평형상태이므로 부력은 (가)와 동일해야 한다.

228 ✕
부력이 동일하므로 잠긴 부피도 동일하다.

229 ○
정지 상태에서 평형을 이루고 있으므로 작용하는 알짜힘은 0이다. 따라서 (가)에서 물체에 작용하는 중력은 부력과 같다.

230 ○
(가)의 평형식은 중력=부력이고 이를 식으로 기술하면 $mg = \rho_F g \dfrac{3}{4} V$다. V는 물체 전체의 부피이다. 따라서 (나)에서 물체가 잠긴 부피는 전체 부피의 $\dfrac{3}{4}$이다.

231 ○
추의 질량을 m이라고 하면 새로운 평형을 유지하므로 $\dfrac{3}{4}\rho_F g V + mg = \rho_F g V$이므로 $m = \dfrac{1}{4}\rho_F V$이다.

II. 유체역학 | 232-238

▌개념이론

물체가 정지해 있기 위한 조건은 '$\sum F=0$'이므로, '$F+mg=$부력+수직항력'이 성립해야 한다.

▌정답해설

232 ✕

정지해 있는 경우이므로 '$\sum F=0$'이 되어야 한다. 그림에서 '$F+mg=$부력+수직항력'이 성립하여야 하는데 최소힘 F는 수직항력이 0일 때이므로 물체의 밀도를 ρ_1, 물의 밀도를 ρ_2라 하면 최소힘 $F=(\rho_2-\rho_1)Vg$ 이므로 V가 클수록 F가 더 크다.

233 ◯

나무토막의 밀도를 ρ_1, 물의 밀도를 ρ_2라 하면 떠오를 때는 '$\sum F=ma$'에서 '부력 $-mg=ma$'이므로 '$(\rho_2-\rho_1)Vg=\rho_1 Va$' ∴ $a=\dfrac{\rho_2-\rho_1}{\rho_1}g$로 부피와 무관하다.

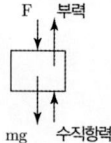

234 ◯

$a=\dfrac{\rho_2-\rho_1}{\rho_1}g$에서 물의 밀도($\rho_2$)가 증가하면 나무토막이 떠오르는 가속도의 크기는 증가한다.

235 ✕

$a=\dfrac{\rho_2-\rho_1}{\rho_1}g=(\dfrac{\rho_2}{\rho_1}-1)g$에서 나무토막의 밀도($\rho_1$)가 증가하면 나무토막이 떠오르는 가속도의 크기는 감소한다.

236 ✕

깊이 들어가면 압력이 증가하기 때문에 나무토막 상자의 윗면에 작용하는 압력은 아랫면에 작용하는 압력보다 작다.

237 ✕

완전히 떠오른 후 '$mg=$부력'이 만족되어야 하므로 $\rho_1 Vg=\rho_2 V_{잠긴}g$가 되어 잠긴 부피는 V에 비례하므로 $2V$가 더 많이 잠긴다.

238 ◯

만일 부피가 V인 나무토막이 완전히 떠오른 후 잠긴 부피가 $0.7V$이면 $\rho_1 gV=\rho_2 g(0.7V)$이므로 $\rho_1=0.7\rho_2$이다.

Ⅱ. 유체역학 | 239-245

▌개념이론
이상유체의 운동은 연속방정식과 베르누이 방정식으로 해석할 수 있다.

▌정답해설

239 ○

연속방정식에 의해 $A_P v_0 = A_Q(2v_0)$에서 $A_P = 2A_Q$이므로 단면적은 P가 Q의 2배이다.

240 ×

베르누이 방정식에 의해 $P_P + \frac{1}{2}\rho v_0^2 = P_Q + \frac{1}{2}\rho(2v_0)^2$라고 할 수 있으므로 $P_P > P_Q$이다. 따라서 압력은 P가 Q보다 크다.

241 ×

$P_P + \frac{1}{2}\rho v_0^2 = P_Q + \frac{1}{2}\rho(2v_0)^2$에서 $P_P - P_Q = \frac{3}{2}\rho v_0^2$이다.

242 ×

P의 압력이 높기 때문에 유체의 위치는 B가 A보다 높다.

243 ○

A와 B사이 높이를 h라고 하면 $P_P - P_Q = \frac{3}{2}\rho v_0^2 = \rho_0 gh$에서 $h = \frac{3}{2}\frac{\rho v_0^2}{\rho_0 g}$이다. 따라서 다른 조건은 같고 v_0가 증가하면 A와 B 사이 높이차는 증가한다.

244 ○

$h = \frac{3}{2}\frac{\rho v_0^2}{\rho_0 g}$이므로 다른 조건은 같고 ρ가 증가하면 A와 B 사이 높이차는 증가한다.

245 ×

$h = \frac{3}{2}\frac{\rho v_0^2}{\rho_0 g}$이므로 다른 조건은 같고 ρ_0가 증가하면 A와 B 사이 높이차는 감소한다.

Ⅱ. 유체역학 | 246-252

▎개념이론

이상유체의 운동은 연속방정식과 베르누이 방정식으로 해석할 수 있다.

▎정답해설

246 ○

각 지점에서 관의 중심에서 관의 높이를 h라고 하면 관의 중심에서 압력은 $P = P_0 + \rho g h$이다. h가 큰 1번 지점의 압력이 가장 크다.

247 ○

베르누이 방정식에서는 $P + \frac{1}{2}\rho v^2 + \rho g h$는 일정하므로 v가 가장 큰 곳에서 압력이 가장 작다. 따라서 압력이 가장 작은 곳은 2번 지점이다.

248 ○

연속 방정식에 의해 Av는 일정하므로 $A_1 v_1 = A_2 v_2 = A_3 v_3$이 성립하고

$v_1 : v_2 : v_3 = \frac{1}{A_1} : \frac{1}{A_2} : \frac{1}{A_3} = 3 : 6 : 4$이다.

249 ×

각 지점은 수평면상에 있으므로 1번 지점과 2번 지점의 압력 차이는 $P_1 - P_2 = \frac{1}{2}\rho(v_2^2 - v_1^2) = \frac{3}{2}\rho v_1^2$이다.

250 ○

$P_1 - P_3 = \frac{1}{2}\rho(v_3^2 - v_1^2) = \frac{1}{2}\rho(\frac{A_1^2}{A_3^2} - 1)v_1^2$이고, $P_1 - P_3 = \rho g h_2$에서 $h_2 = \frac{7}{18}\frac{v_1^2}{g}$이다.

251 ○

$h_1 = \frac{3}{2}\frac{v_1^2}{g}$이고, $h_2 = \frac{7}{18}\frac{v_1^2}{g}$이므로 $h_1 - h_2 = \frac{10}{9}\frac{v_1^2}{g}$이다.

252 ○

각 지점은 수평면상에 있으므로 1번 지점과 2번 지점의 압력 차이는 $P_1 - P_2 = \frac{1}{2}\rho(v_2^2 - v_1^2)$

$= \frac{1}{2}\rho(\frac{A_1^2}{A_2^2} - 1)v_1^2$이므로 v_1이 증가하면 $P_1 - P_2$이 증가하므로 $P_1 - P_2 = \rho g h_1$에서 h_1이 증가한다. 마찬가지로 h_2도 증가한다.

II. 유체역학 | 253-259

개념이론
(가)는 유체가 정지해있는 상황이며, (나)는 유체가 움직이는 상황이다.

정답해설

253 ○
(가)에서 유리관 끝의 압력은 액체가 정지해 있기 때문에 대기압과 같은 P_0이다.

254 ✕
액체가 정지해 있으므로 액체 표면의 압력을 P라 할 때 P에 ρgh를 더한 값이 아랫부분의 유리관 끝의 압력인 대기압과 같다.
따라서 $P + \rho gh_0 = P_0$, $P = P_0 - \rho gh_0$이다.

255 ○
연속 방정식에 의해 관의 면적이 절반으로 줄어들면서 속력은 2배 증가한다.

256 ✕
(나)의 열린 관이기 때문에 유리관 표면의 압력은 P_0이고 유리관 끝의 압력도 대기와 접촉되어 있기 때문에 P_0로 같다.

257 ✕
베르누이 방정식에 의해 $P_0 + \dfrac{1}{2}\rho(v_0)^2 + \rho gh = P_0 + \dfrac{1}{2}\rho(2v_0)^2$에서
$v_0 = \sqrt{\dfrac{2gh}{3}}$이다.

258 ✕
(가)에서 단면적 2A를 1.5A로 줄여도 유리표면의 압력과 끝의 압력은 변하지 않으므로 액체는 아래로 흐르지 않는다.

259 ✕
(나)에서 단면적 2A를 3A로 증가시키면 유리관 끝의 유속이 $3v_0$가 되므로 베르누이 방정식에 의해
$P_0 + \dfrac{1}{2}\rho(v_0)^2 + \rho gh = P_0 + \dfrac{1}{2}\rho(3v_0)^2$에서
$v_0 = \sqrt{\dfrac{gh}{4}}$이다. 따라서 유리관을 빠져나가는 속력
($3v_0$)은 $3\sqrt{\dfrac{gh}{4}}$이다.

MEMO

III. 열역학

빠른답

III. 열역학	260 ×	261 ○	262 ○	263 ○	264 ○	265 ○	266 ○	267 ×	268 ×	269 ○
	270 ○	271 ○	272 ×	273 ○	274 ○	275 ×	276 ×	277 ○	278 ×	279 ×
	280 ○	281 ○	282 ×	283 ○	284 ○	285 ×	286 ×	287 ○	288 ○	289 ○
	290 ○	291 ×	292 ○	293 ×	294 ×	295 ○	296 ○	297 ○	298 ○	299 ○
	300 ○	301 ○	302 ○	303 ○	304 ×	305 ○	306 ○	307 ○	308 ○	309 ○
	310 ○	311 ○	312 ○	313 ×	314 ○	315 ○	316 ○	317 ○	318 ○	319 ○
	320 ○	321 ○	322 ○	323 ×	324 ×	325 ○	326 ×	327 ○	328 ○	329 ○
	330 ○	331 ○	332 ○	333 ○	334 ×	335 ○	336 ○	337 ○	338 ○	339 ×
	340 ○	341 ×	342 ○	343 ○	344 ○	345 ○	346 ○	347 ○	348 ○	349 ○
	350 ×	351 ○	352 ○	353 ○	354 ○	355 ×	356 ○	357 ○	358 ○	359 ×
	360 ○	361 ○	362 ○	363 ○	364 ○	635 ○	366 ○	367 ○	368 ○	369 ×
	370 ○	371 ○	372 ○	373 ○	374 ○	375 ○	376 ○	377 ○	378 ○	379 ○
	380 ×	381 ○	382 ○	383 ×	384 ○	385 ○	386 ○			

III. 열역학 | 260-265

▌개념이론

금속 A, B에 동일한 열량을 가하였을 때 A가 더 많이 팽창하였으므로, A는 B보다 선팽창계수의 값이 크다.

▌정답해설

260 ✕

A의 늘어난 길이를 l_A, B의 늘어난 길이를 l_B라 하면 $l_A = l_0 + l_0 2\alpha_0 \Delta T$, $l_B = l_0 + l_0 \alpha_0 \Delta T$가 된다.
따라서 온도가 ΔT만큼 증가한 뒤 길이는 A가 B의 2배가 아니다.

261 ○

바깥쪽 반지름이 $R+s$이고 중심각이 θ이므로 부채꼴의 호의 길이 $l_A = (R+s)\theta$이다.

262 ○

안쪽 반지름이 R이고 중심각이 θ이므로 부채꼴의 호의 길이 $l_B = R\theta$이다.

263 ○

260번, 261번, 262번 식을 연립하여 정리하면 $s\theta = l_0 \alpha_0 \Delta T$이다.

264 ○

$\theta = \dfrac{l_0 \alpha_0 \Delta T}{s}$ 이므로 l_0가 증가하면 θ는 증가한다.

265 ○

$\theta = \dfrac{l_0 \alpha_0 \Delta T}{s}$ 이므로 온도가 $2\Delta T$로 증가하면 중심각은 2θ가 된다.

III. 열역학 | 266-270

▌개념이론

열전도에서 단위 시간당 통과하는 열량은 $\dfrac{Q}{t} = k\dfrac{A}{l}\Delta T$ 이다.

▌정답해설

266 ○

공기의 온도가 -10℃를 유지하고 있으므로 물의 일부가 얼음으로 상태변화가 일어난다. 따라서 시간이 지나면 얼음의 두께는 증가한다.

267 ✗

열전도에서 단위 시간당 통과하는 열량은 $\dfrac{Q}{t} = k\dfrac{A}{l}\Delta T$가 된다. 여기서 k는 열전도도, A는 단면적, l은 길이, ΔT는 온도차에 해당된다. 시간이 지나면서 얼음이 점점 두꺼워지므로 l이 점차 증가한다. 나머지 k, A, ΔT는 변화가 없으므로 얼음의 두께가 증가하면서 얼음을 통과하는 단위 시간당 열량은 감소하게 된다.

268 ✗

얼음의 두께가 $2d$이면 $\dfrac{Q}{t} = k\dfrac{A}{l}\Delta T$에서 단위 시간당 열량은 전보다 작아진다.

269 ○

$\dfrac{Q}{t} = k\dfrac{A}{l}\Delta T$에서 접촉면의 단면적이 $2A$이면 단위 시간당 얼음을 통과하는 열량은 A일 때의 2배이다.

270 ○

엔트로피는 $\Delta S = \int \dfrac{dQ}{T}$ 에 의해 증감을 결정하면 된다. 물의 경우 외부 공기로 열을 방출하므로 엔트로피는 감소한다.

III. 열역학 | 271-277

┃ 개념이론

열전도에서 단위 시간당 통과하는 열량은 $\dfrac{Q}{t}=k\dfrac{A}{l}\Delta T$이다.

┃ 정답해설

271 ○

단열재로 둘러싸여있으므로 외부로 방출되는 열이 없다. 따라서 A와 B를 통과하는 단위시간당 열은 같다.

272 ×

A와 B를 통과하는 단위 시간당 열량이 같으므로 A 물질 양단과 B 물질 양단의 온도차를 각각 ΔT_A, ΔT_B라 하면, $2k\dfrac{A}{d}\Delta T_A = k\dfrac{A}{d}\Delta T_B$가 된다.
따라서 $2\Delta T_A = \Delta T_B$가 된다.

273 ○

$\Delta T_A = 100 - T$, $\Delta T_B = T - 40$이므로 A와 B의 접촉면 온도는 $T = 80$℃이다.

274 ○

C의 중앙 지점의 온도는 100℃와 40℃의 중간 값과 같다. 따라서 C의 중앙 지점의 온도는 70℃이다. 그러므로 A와 B사이 접촉면의 온도는 C의 중앙 부분의 온도보다 높다.

275 ×

단위 시간 동안 B를 통과하는 열량은
$k\dfrac{A}{d}\Delta T_B = k\dfrac{A}{d}40$이고, 단위 시간 동안 C를 통과하는 열량은 $k\dfrac{A}{2d}\Delta T_C = k\dfrac{A}{d}30$이다. 따라서 B를 통과하는 열량이 C를 통과하는 열량보다 $\dfrac{4}{3}$배 크다.

276 ×

만일 C의 열전도율이 $2k$이면 단위 시간 동안 C를 통과하는 열량은 $2k\dfrac{A}{2d}\Delta T_C = k\dfrac{A}{d}60$이다. 따라서 단위 시간 동안 A를 통과하는 열량($k\dfrac{A}{d}40$)은 C를 통과하는 열량의 $\dfrac{2}{3}$배이다.

277 ○

만일 A와 B의 위치를 바꾸면 $2\Delta T_A = \Delta T_B$이고 $\Delta T_A = T - 40$이고, $\Delta T_B = 100 - T$이므로 $T = 60$℃이다.

III. 열역학 | 278-282

개념이론

열역학 제1법칙에 의하여 단위 시간당 통과하는 열량($\frac{Q}{t}=k\frac{A}{l}\Delta T$)은 모두 일정하다.

정답해설

278 ×
단위 시간당 전도열은 열역학 제1법칙에 의하여 모두 같다.

279 ×
각각의 물체를 통과하는 단위 시간당 전도열은 모두 같다.

280 ○
시간당 전도열 '$\frac{Q}{t}=KA\frac{\Delta T}{L}$'에서 ΔT가 같으므로 열전도율 K도 같다.

281 ○
시간당 전도열이 같아야 하므로 B 물체의 양쪽 경계면의 온도차는 40℃를 유지하여야 하므로 B와 A사이 경계면의 온도는 60℃가 된다.

282 ×
20℃인 저열원 대신 0℃인 저열원을 사용하여도 A의 온도차와 C의 온도차는 같고 B의 온도차는 이것의 2배이다. 따라서 A와 B사이의 온도를 T_1이라고 하고 B와 C사이의 온도를 T_2라 하면
$100-T_1:T_1-T_2:T_2=1:2:1$이므로 정리하면 $T_1=75℃$이다.

Ⅲ. 열역학

▍개념이론

열역학 제1법칙에 의하여 단위 시간당 통과하는 열량($\frac{Q}{t}=k\frac{A}{l}\Delta T$)은 모두 일정하다.

▍정답해설

283 ○

물체의 단면적을 A라고 하고 길이를 L이라고 하면 단위 시간당 흐르는 열은 복합판을 통한 전도를 이용하면 $H=\frac{A(T_2-T_1)}{\Sigma(L/k)}$ 라고 할 수 있다.

따라서 T_2-T_1이 증가하면 (나)에서 단위 시간당 물체를 통과하는 열은 증가한다.

284 ○

(가)에서 열전도도가 같은 두 물체를 연결하였기 때문에 가운데서의 온도는 두 온도의 평균값과 같다. 따라서 a의 온도는 $\frac{T_1+T_2}{2}$ 이다.

285 ✕

(나)에서 $k_1>k_2$이면 윗부분에서 열전도도가 큰 k_1 사이의 온도 차이는 k_2 사이의 온도차이보다 작다. 따라서 접촉면의 온도는 $\frac{T_1+T_2}{2}$ 보다 작다.

286 ✕

$H=\frac{A(T_2-T_1)}{\Sigma(L/k)}$ 이기 때문에 (가)에서 단위 시간당 물체를 통과하는 열은
$H=\frac{A(T_2-T_1)}{L}\frac{(k_1+k_2)}{2}$ 이다.

287 ✕

(나)에서 단위 시간당 물체를 통과하는 열은 $H=\frac{A(T_2-T_1)}{L}\frac{(2k_1k_2)}{k_1+k_2}$ 이다. 앞부분은 같고 산술평균과 조화평균의 정리에 따라 $\frac{(k_1+k_2)}{2}>\frac{(2k_1k_2)}{k_1+k_2}$ 이기 때문에 단위 시간당 물체를 통과하는 열은 (가)가 (나)보다 크다.

Ⅲ. 열역학 | 288-294

개념이론

이상기체가 단열수축하게 되면 외부로부터 일을 받게 되어 내부의 온도가 상승한다. 이상기체가 등온 팽창하게 되면 내부에너지는 변화가 없고 외부에서 받은 열은 모두 일을 하는데 소모한다.

정답해설

288 ○
A→B 과정에서 부피가 감소하므로 하는 일의 부호는 음(−)이다.

289 ○
A→B로 변하는 과정은 단열 수축과정이므로 $Q = W + \Delta U$에서 $Q = 0$이고 $W < 0$이므로 $\Delta U > 0$이다. 따라서 피스톤 내부에 있는 이상기체의 온도는 증가한다.

290 ○
C→A로 변할 때 이상기체는 얼음과 물의 혼합물의 온도와 같기 때문에 등온 팽창을 한다. 따라서 외부로부터 열을 받는다.

291 ×
내부에너지 변화가 없으므로 이상기체의 평균속력은 변하지 않는다.

292 ○
B→C 과정에서 등적과정을 하므로 하는 일은 0이다.

293 ×
B→C 과정에서 등적과정인데 압력이 감소하므로 내부에 있는 이상기체의 온도는 감소한다.

294 ×
등온과정이므로 온도가 같고, $\dfrac{P_A V_1}{T} = \dfrac{P_C V_2}{T}$ 이므로 $P_C = 2P_A$ 이다.

III. 열역학 | 295-300

▎개념이론

단열자유팽창에 대한 문제이다. 진공 속으로 기체가 팽창하는 경우 기체는 아무런 압력을 받고 있지 않으므로 하는 일 $W=0$이다. 또한 외부와 연전달이 없으므로 $Q=0$이다. 열역학 제1법칙에 따라 내부에너지 변화량도 $\Delta U=0$이 되어 팽창 전과 팽창 후의 온도는 같다.

▎정답해설

295 ✗

기체가 팽창을 하긴 하나 기체는 진공 속으로 들어가므로 아무런 압력을 받지 않기 때문에 기체는 일을 하지 않는다.

296 ○

압력을 받지 않기 때문에 기체가 팽창하는 동안 받는 알짜힘은 0이다.

297 ✗

외부와 열 출입이 없기 때문에 $Q=0$, $W=0$, $\Delta U=0$다. 내부에너지가 일정하므로 온도도 일정하다.

298 ○

온도가 일정하기 때문에 기체분자의 제곱 평균 제곱근 속력은 일정하다.

299 ○

엔트로피는 상태함수이므로 중간과정과 상관없이 처음과 나중 상태만 알면 계산할 수 있다. 처음과 나중의 온도가 같으므로 등온팽창과정이라 가정하고 엔트로피를 계산한다.

300 ○

$$\Delta S = \frac{\Delta Q}{T} = \frac{\Delta W}{T} = \frac{\int_i^f p dV}{T} = \frac{\int_i^f \frac{nRT}{V} dV}{T}$$
$$= R \ln 2$$

Ⅲ. 열역학 | 301-307

개념이론

이상 기체의 $p-T$ 그래프를 통해 열역학 제1법칙과 엔트로피 개념을 묻고 있다. 주어진 상황을 분석하여 부피를 예측하거나 또는 부피-압력 그래프 등으로 문항을 변환시켜 해결할 수 있는지 등의 해석능력과 추론능력을 평가하는 문제이다. 또한 엔트로피의 개념을 정확히 이해하고 있어야 한다.

이러한 문제를 정복하기 위해 수험생은 관련 개념을 정확히 이해하는 것은 기본이고 문제의 단순한 풀이를 넘어서 완전한 분석과 이해를 통해 평소 해석능력을 길러야 한다.

열역학 법칙을 그래프에서 확인하는 법을 익혀야 한다. 보통 $p-V$ 그래프가 출제 확률이 높으나 본 예비검사에서는 $p-T$를 그래프로 주어져 있다. 그래프에서 V값을 확인하는 방법은 이상기체방정식 $PV=nRT$에서 가능하다.

또한 열역학 제1법칙 ($Q=\Delta U+W$)와 열역학 제2법칙인 엔트로피($\Delta S=\dfrac{\Delta Q}{T}$)를 그래프로 확인하여야 한다.

정답해설

301 ○

$PV=nRT$를 이용하면 B점의 온도가 D점의 온도보다 높다.

302 ○

B→C 과정에서 기체가 하는 일은 압력은 11×10^5Pa이고, 부피 변화가 $2\times10^{-3}m^3$이므로 2200J이다.

303 ×

D→A 과정에서 일의 부호는 음의 값이고 내부에너지 변화도 등압 수축이므로 음의 값이다. 따라서 기체는 열을 방출한다.

304 ×

A→B 과정에서 기체 내부에너지 증가량은 $\dfrac{3}{2}(3\times10^5\times10\times10^{-3})=4500$J이다.

305 ×

A → B 과정에서 흡수한 열량은 내부에너지 변화에만 관계되므로
$\dfrac{3}{2}\Delta PV=\dfrac{3}{2}\times3\times10^5\times10\times10^{-3}=4500$J이다.
B → C 과정에서 흡수한 열량은 일과 내부에너지 변화 모두 고려하면
$\dfrac{5}{2}\Delta PV=\dfrac{5}{2}\times11\times10^5\times2\times10^{-3}=5500$J이다.
따라서 A → B → C 과정에서 열기관이 공급 받는 열량은 $Q_1=4500+5500=10^4$J이다.

306 ○

열기관이 한 일의 양은 ABCD 직사각형 넓이에 해당되므로 $W=3\times10^5\times2\times10^{-3}=600$J이다.

307 ○

따라서 열기관의 효율은 $\dfrac{600J}{10000J}=6\%$이다.

III. 열역학 | 308-313

▌개념이론

이상기체의 $p-T$ 그래프를 통해 열역학 제1법칙과 엔트로피 개념을 묻고 있다. 주어진 상황을 분석하여 부피를 예측하거나 또는 부피-압력 그래프 등으로 문항을 변환시켜 해결할 수 있는 지 등의 해석능력과 추론능력을 평가하는 문제이다. 또한 엔트로피의 개념을 정확히 이해하고 있어야 한다.

▌정답해설

308 ×

A → B 과정이 등압과정이므로 이상기체방정식에서 $PV=nRT$에서 부피가 4배 증가하므로 온도 또한 4배 증가하여야 한다. 따라서 B점의 온도는 $4T_0$이다.

309 ○

A점에서의 이상기체 상태 방정식은 $P_0V_0 = nRT_0$이고, C점의 압력은 $P_C(4V_0) = nR(T_0)$이다. 따라서 $P_C = \frac{1}{4}P_0$이다.

310 ○

B → C 과정에서 기체가 외부에 배출한 열은 열역학 제1법칙에서 $Q = \Delta U + W$를 통해 구할 수 있다. 부피 변화가 없으므로 $W=0$이다. 또한 1mol의 단원자 이상기체이므로 내부에너지 변화는
$\Delta U = \frac{3}{2}R\Delta T = \frac{3}{2}\Delta(PV) = \frac{3}{2}(P_0V_0 - 4P_0V_0)$이다.
즉, 전체 열 $Q = \frac{9}{2}P_0V_0$만큼 배출한다.

311 ○

A → B 과정에서 기체가 하는 일은 등압과정이고 압력이 P_0이고 부피변화가 $3V_0$이므로 하는 일은 $3P_0V_0$이다.

312 ○

C → A 과정에서 기체가 받는 일은 등온과정이므로
$-\int_{4V_0}^{V_0} \frac{RT_0}{V}dV = 2RT_0\ln 2$이다.

313 ×

B → C 과정은 등적과정인데 온도가 감소하였으므로 외부로 열을 방출한다. 따라서 엔트로피는 감소한다.

III. 열역학 | 314-318

▌개념이론

이상기체의 혼합 상황으로 온도가 일정하다는 조건을 통하여, 혼합 전후 $T=\dfrac{PV}{nR}$ 값을 비교한다.

▌정답해설

314 ○

A에서 몰수를 n_A라 하면 이상기체 상태 방정식은 $5P_0V_0 = n_A R(3T_0)$이므로 A에서 몰수는 $\dfrac{5P_0V_0}{3RT_0}$이다.

315 ○

B에서 몰수를 n_B라 하면 이상기체 상태 방정식은 $P_0(4V_0) = n_B R(4T_0)$이므로 B에서 몰수는 A의 $\dfrac{3}{5}$배이다.

316 ×

연결관을 열었을 때 압력을 P라고 하고 A의 몰수를 n_A'이라고 하면 $PV_0 = n_A'R(3T_0)$이고, B의 몰수를 n_B'이라고 하면 $P(4V_0) = n_B'R(4T_0)$라고 할 수 있다.
그런데 $n_A + n_B = n_A' + n_B'$이므로 위 식을 몰수로 정리하여 대입하면
$\dfrac{5P_0V_0}{3RT_0} + \dfrac{4P_0V_0}{4RT_0} = \dfrac{PV_0}{3RT_0} + \dfrac{4PV_0}{4RT_0}$이며
따라서 $P = 2P_0$이다.

317 ○

평형상태에 이르렀을 때 A에서 몰수는 $PV_0 = n_A'R(3T_0)$에서 $\dfrac{2P_0V_0}{3RT_0}$이다.

318 ×

평형상태에 이르렀을 때 B에서 몰수는 $P(4V_0) = n_B'R(4T_0)$에서 $\dfrac{2P_0V_0}{RT_0}$이다. 따라서 B에서 몰수는 A의 3배이다.

III. 열역학

▮ 개념이론

A → B는 등온 팽창 과정으로 이상기체의 압력이 감소한다. A→C는 단열팽창과정이므로 온도가 감소한다. A → D는 이상기체의 부피변화가 0인 등적과정이다.

▮ 정답해설

319 ○

A→D로 변할 때 등적 변화이고 온도가 $\frac{1}{2}$배가 되므로 압력은 A에서가 D에서의 2배이다.

320 ×

A→C로 변할 때 단열팽창과정이므로 압력은 P_0보다 작다.

321 ○

A→B로 변할 때 등온과정이므로 내부에너지 변화가 없다 따라서 이상기체에 공급된 열은 모두 외부에 하는 일로 쓰인다.

322 ○

A → C로 변할 때 하는 일은 단열과정이므로 내부에너지가 감소한 만큼과 같다. 따라서 $W=\frac{3}{2}RT_0$이다. A → D로 변하면서 방출하는 열은 내부에너지가 감소한 만큼과 같다. 따라서 $Q=-\frac{3}{2}RT_0$이므로 서로 같다.

323 ×

A → D로 변할 때 이상기체의 부피변화가 0인 등적과정이다. 따라서 이 때 이상기체가 한 일은 0이다.

324 ×

A → B로 변할 때 이상기체가 한 일은 등온과정이므로
$\int_{V_0}^{2\sqrt{2}V_0} PdV = \int_{V_0}^{2\sqrt{2}V_0} \frac{R(2T_0)}{V}dV = 3RT_0\ln 2$이다.

III. 열역학 | 325-330

▌개념이론
이상기체 A는 단열 압축 상황이다.

▌정답해설

325 ○
열역학 제1법칙($Q_A = \Delta U_A + W_A$)에 의해 A는 단열과정이므로 $W_A = -\Delta U_A = -W_B$이 된다. 피스톤 2가 움직이면서 B 기체가 한일은 $W_B = \int PdV > 0$이다.

326 ✕
B가 열을 받으면서 압력이 증가하여 피스톤 2는 A쪽으로 움직이면서 단열 압축된다. 따라서 A의 부피는 감소하고 압력은 증가한다.

327 ○
A의 압력이 증가하므로 B의 압력도 증가한다.

328 ○
A는 단열과정을 하므로 B가 하는 일은 A의 내부에너지 변화량과 같다.

329 ○
열역학 제1법칙($Q_A = \Delta U_A + W_A$)에 의해 A는 단열과정이므로 $W_A = -\Delta U_A = -W_B$이 된다. 피스톤 2가 움직이면서 B 기체가 한일은 $W_B = \int PdV > 0$이고, 피스톤 2에 의해 A는 압축이 되므로 외부에서 받은 일은 $W_A = \int PdV < 0$이다. 따라서 A의 내부에너지는 증가한다.

330 ○
B 기체가 하는 일(W_B)은 A 기체가 받는 일(W_A)과 그 크기가 같고 부호는 반대($W_B = -W_A$)가 된다. $Q_A = \Delta U_A + W_A$에서 A는 단열과정이므로 $W_A = -\Delta U_A = -W_B$가 된다.
따라서 $W_A = -\Delta U_A = -\frac{3}{2}NkT_0$이므로 $W_B = -W_A = \frac{3}{2}NkT_0$이다.

III. 열역학

▌개념이론
A → B 과정은 피스톤이 자유롭게 움직이는 등압과정이다. B → C로 변하는 동안 등적과정이므로 B→C 과정에서 기체가 하는 일은 0이다.

▌정답해설

331 ◯
A → B 과정은 피스톤이 자유롭게 움직이는 등압과정이다. 또한 $T-V$ 그래프에서 기울기가 일정한 것으로 등압과정을 추론할 수 있다.

332 ◯
A → B로 변하는 동안 외부 압력이 일정하므로 물체는 등압과정이라고 할 수 있다. 따라서 $\frac{PV}{T}$는 일정하기 때문에 부피가 1/2배가 되므로 온도도 1/2배가 된다. 정리하면 B점에서의 온도는 T_0이다.

333 ◯
B → C로 변하는 동안 등적과정이고 온도가 $\frac{1}{2}$배로 되었으므로 압력도 $\frac{1}{2}$배가 되어 C점에서 압력은 $2P_0$이다.

334 ✕
A→B 과정에서 기체가 하는 일은 부피가 감소하므로 음(-)의 값이다.

335 ✕
A→B 과정에서 등압과정이고 온도변화가 T_0이므로 기체가 방출하는 열은 $\frac{5}{2}RT_0$이다.

336 ◯
B →C로 변하는 동안 등적과정이므로 B→C 과정에서 기체가 하는 일은 0이다.

337 ◯
열은 열역학 제1법칙 $Q = \Delta U + W$에서 부피가 일정하므로 $W=0$이다. ΔU를 알아내기 위해서는 B점에서 온도를 알아야 한다.
A점과 B점의 압력이 같으므로 이상기체방정식에서 $\frac{R2T_0}{2V_0} = \frac{RT_B}{V_0}$에서 $T_B = T_0$임을 알 수 있다. 내부에너지 변화를 확인하면 실린더에 출입하는 열을 알 수 있다.
$\Delta U = \frac{3}{2}R(\frac{1}{2}T_0 - T_0) = -\frac{3}{4}RT_0$에서 (-)값을 가지므로 기체는 외부로 $\frac{3}{4}RT_0$의 열을 방출한다.

III. 열역학 | 338-342

▌개념이론

A와 B의 기체는 막이 제거되면 균등하게 혼합되며 열역학 제1법칙에 의해 제거 전후 내부에너지가 같다.

▌정답해설

338 ○
막을 제거하면 단열 실린더 내의 기체는 열역학 제1법칙에 의해 제거 전후 내부에너지가 같다.

339 ×
이상기체상태방정식 $4P2V = n_A R2T$에 의해 제거하기 전 A의 몰수는 $\dfrac{4PV}{RT}$이다.

340 ○
제거 전 내부에너지 합은 $\dfrac{3}{2}n_A R2T + \dfrac{3}{2}n_B RT = \dfrac{3}{2}(8PV+PV)$에서 기체 내부에너지의 합은 $\dfrac{27}{2}PV$이다.

341 ×
제거 후에는 $\dfrac{3}{2}(n_A + n_B)RT'$가 된다. 압력을 P'라 하면 이상기체방정식에 의해
$P'3V = (n_A + n_B)RT'$를 만족하므로 앞의 식에 적용하면 $9PV = 3P'V$가 되어 $P' = 3P$이다.

342 ○
$P'3V = (n_A + n_B)RT'$에서 n_A와 n_B에 대한 식을 대입하면 $T' = \dfrac{9}{5}T$가 된다.

III. 열역학 | 343-347

▌개념이론

압력과 부피 관계 그래프에서 이상기체 상태 방정식을 이용하여 온도를 계산할 수 있고 기체가 외부에 방출하거나 흡수한 열량은 기체가 하는 일과 내부에너지 변화로 측정할 수 있다.

▌정답해설

343 ○

이상적인 열기관은 카르노 기관이므로 이 기관의 효율은 $e = 1 - \dfrac{T_c}{T_h} = 1 - \dfrac{T_0}{2T_0} = 0.5$이다. 따라서 50%이다.

344 ○

$e = 1 - \dfrac{Q_c}{Q_h} = 1 - \dfrac{T_0}{2T_0} = 0.5$에서 A→B 과정에서 흡수한 열량은 C→D 과정에서 방출한 열량의 2배이다.

345 ○

A→B 과정에서 흡수한 열량, C→D 과정에서 방출한 열량을 각각 Q_h, Q_c라 하면 A→B 과정에서 엔트로피 증가량은 $\dfrac{Q_h}{2T_0}$이다.

346 ○

C→D 과정에서 엔트로피 감소량은 $\dfrac{Q_c}{T_0}$이다.

347 ×

A→B 과정에서 기체의 엔트로피가 증가하고, C→D 과정은 엔트로피가 감소한다. 증가량과 감소량이 같고 또한 카르노 기관은 가역기관으로, 전체 순환 과정에서 엔트로피의 합은 0이 된다.

III. 열역학 | 348-352

개념이론

(가)는 정적과정, (나)는 정압과정이다.

정답해설

348 ○

(나)는 등압과정이고 열이 공급되고 있으므로 부피가 증가한다.

349 ○

동일한 열량 Q가 공급되면 (가)의 기체는 외부로 일을 할 수 없으므로 Q전체가 내부에너지를 증가시킨다. 즉, 온도가 올라가므로 압력이 증가한다. 그러나 (나)는 정압 과정이므로 압력이 일정하다.

350 ×

(가)에서 $Q = \Delta U = \frac{3}{2}R\Delta T$(몰수는 두 경우 모두 1몰이다.) $\Delta T = 100K$이다.

(나)에서는 $Q = \frac{3}{2}R\Delta T + P\Delta V = \frac{5}{2}R\Delta T$(기체가 단원자 분자이므로 내부에너지는 $\frac{3}{2}nR\Delta T$이다. (가)와 (나)의 Q가 동일하므로 (나)의 ΔT는 60K이다.

351 ○

내부에너지 변화는 $\frac{3}{2}nR\Delta T$이고, 일은 $nR\Delta T$이므로 내부에너지 변화가 일보다 1.5배 크다.

352 ○

$\frac{5}{2}R(100K) = \frac{7}{2}R(\Delta T')$에서 (나)에서 온도변화는 $\frac{500}{7}$K이다.

III. 열역학 | 353-358

개념이론

압력과 부피 관계 그래프에서 이상기체 상태 방정식을 이용하여 온도를 계산할 수 있고 기체가 외부에 방출하거나 흡수한 열량은 기체가 하는 일과 내부에너지 변화로 측정할 수 있다.

정답해설

353 ○

A→B 과정은 등온과정이므로 $PV=nRT$이다. 따라서 PV는 일정하다. 즉, 부피가 3배 증가하면서 압력은 $\frac{1}{3}$로 감소한다.

354 ○

C→A 과정은 단열 수축 과정이므로 온도가 상승한다. 따라서 온도는 A가 C보다 크다.

355 ×

A→B 과정은 등온과정이므로 온도가 일정하기 때문에 내부에너지 변화는 0이다.

356 ○

A→B 과정은 등온과정이므로 $\Delta S = \int \frac{dQ}{T} = \frac{Q}{T}$이 되고, 이 과정에서 $Q = \Delta U + W = W = nRT\ln 3$이다. 따라서 $\Delta S = R\ln 3$ 만큼 증가한다.

357 ×

B→C 과정에서 PV 값이 감소하므로 온도는 감소한다. 따라서 내부에너지는 감소한다.

358 ×

C→A 과정은 단열이고 한 순환과정동안 기체는 외부에 양의 일을 한다. 따라서 기체에 가해지는 열은 양수이기 때문에 B→C 과정에서 기체가 외부로 방출하는 열량은 A→B 과정에서 기체가 하는 일보다 작다.

III. 열역학

▮ 개념이론
A→B 과정은 엔트로피가 일정한 단열과정이고, 압력이 증가하므로 단열압축과정이다. B→C 과정은 등압 압축 과정이므로 부피는 감소한다. C→D 과정은 단열팽창과정이다. 열 출입이 없고 압력이 줄어들기 때문이다.

▮ 정답해설

359 ✗
A→B 과정은 엔트로피가 일정한 단열과정이고, 압력이 증가하므로 단열압축과정이다. 따라서 온도는 증가하고, 내부에너지도 증가한다.

360 ○
A→B 과정은 열압축과정이므로 부피는 감소한다.

361 ○
B→C 과정은 엔트로피가 감소하여 열을 방출하면서 압력이 일정한 과정이다. 등압 압축 과정이므로 부피는 감소한다.

362 ○
B→C 과정은 엔트로피가 감소하여 열을 방출하기 때문에 내부에너지가 감소한다. 따라서 기체는 온도는 감소한다.

363 ✗
C→D 과정은 단열팽창과정이다. 열 출입이 없고 압력이 줄어들기 때문이다.
따라서 $Q = \Delta U + W$에서 $W = -\Delta U$가 성립한다. 기체가 외부에 하는 일은 내부에너지 변화량과 그 크기가 같다.

364 ○
B→C 과정은 등압과정이기 때문에 기체가 외부에서 받는 일은 기체의 내부에너지 변화량의 크기보다 작다.

III. 열역학 | 365-369

▌개념이론

기체분자의 제곱평균제곱근 속력은 온도의 제곱근에 비례한다.

▌정답해설

365 ○

(가)는 용기안에 두 기체가 섞여 있기 때문에 열평형을 이루고 있고 두 기체의 온도는 같다.

366 ✕

(가)에서 기체 분자 한 개의 운동에너지는 온도가 같기 때문에 A와 B가 같다.

367 ○

온도가 T_0일 때 두 기체의 기체 분자 한 개의 운동에너지가 같다.

따라서 $\frac{1}{2}m_A(v_0)^2 = \frac{1}{2}m_B(2v_0)^2$ 이므로

$m_A : m_B = 4 : 1$ 이다.

368 ○

T_0에서 v_{rms}가 $2v_0$이므로 속력 v_0로 절반으로 줄어들면 $\frac{1}{2}mv_{rms}^2 = \frac{3}{2}kT$에 의해 온도는 $\frac{T_0}{4}$가 된다.

369 ✕

온도가 같을 때 두 기체의 내부에너지는 $\frac{3}{2}NkT$와 관계된다. 이상기체의 내부에너지는 온도와 분자수의 곱에 비례하므로 B의 내부에너지가 A보다 2배 크다.

Ⅲ. 열역학 | 370-374

▌개념이론

열역학 제1법칙에 의하여 단위 시간당 통과하는 열량($\frac{Q}{t}=k\frac{A}{l}\Delta T$)은 모두 일정하다.

▌정답해설

370 ○

(가)에서 (나)는 등압과정이므로 온도는 부피에 비례한다. 부피는 2배가 되므로 (나)의 온도는 $2T$이다.

371 ×

(가)에서 (나)는 등압과정이므로 기체가 한 일은 PV이고, 기체의 내부에너지 변화량은 $\frac{3}{2}PV$이다. 따라서 (가)에서 (나)로 변하는 동안 기체가 한 일은 내부에너지 변화량의 $\frac{2}{3}$배이다.

372 ○

(나)에서 (다)는 단열과정이므로 (나)에서 (다)로 변하는 동안 기체가 받은 일은 내부에너지 변화량과 같다.

373 ○

단열과정을 통해 (다)의 온도는 $2T(2V)^{\frac{2}{3}} = T'(0.25V)^{\frac{2}{3}}$에서 $T'=8T$이다.

374 ○

내부에너지 변화량은 $9RT$이므로 기체가 받은 일은 $9RT$이다.

Ⅲ. 열역학 | 375-381

▌개념이론

온도와 엔트로피 관계 그래프에서 엔트로피가 일정한 D → A, B → C는 단열압축, 단열팽창과정이며, 온도가 일정한 A → B, C → D과정은 등온압축, 등온팽창과정이다.

▌정답해설

375 ○
A → B 과정은 등온팽창과정이므로 열을 흡수한다.

376 ○
아래 부분의 '면적=흡수한 열량'임을 이용하면 $2S_1 T = 4T \times (S_2 - S_1)$이다. 따라서 $S_2 = 1.5 S_1$이다.

377 ×
한 순환과정 동안 열기관이 한 일은 사각형의 면적이다.

378 ○
$(4T - 3T) \times (S_2 - S_1) = T \times (0.5 S_1)$이므로 $0.5 S_1 T$이다.

379 ○
D → A 과정은 단열압축과정이므로 압력이 증가한다. 따라서 압력은 A에서가 D에서보다 크다.

380 ×
D → A 과정은 단열과정이므로 '$TV^{\gamma-1}=$일정'이 성립된다. 비열비 $\gamma = \dfrac{5}{3}$이므로 $4 V_A^{2/3} = 3 V_D^{2/3}$이다.

381 ×
A → B 과정은 등온팽창과정이므로 부피는 A에서가 B에서보다 작다.

III. 열역학 | 382-386

▌개념이론

기체가 자유팽창하는 동안 외부 압력은 0이므로 기체가 하는 일도 0이다.

▌정답해설

382 ○

기체가 자유팽창하는 동안 기체가 하는 일은 0이다.

383 ×

기체에 출입한 열은 0이고, 팽창하는 동안 기체는 어떤 압력도 받지 않은 채 진공 속으로 들어가기 때문에 일도 0이다. 따라서 $Q = W + \Delta E_{int}$이므로 내부에너지 변화가 0이다. 그러므로 기체의 온도변화가 없으므로 기체의 온도는 T_0이다.

384 ○

이 계는 단열벽으로 둘러 싸여 있으므로 기체에 출입한 열은 0이다.

385 ×

$Q = W + \Delta E_{int}$에서 기체의 내부에너지 변화는 0이다.

386 ○

기체의 엔트로피 변화는 온도가 일정하기 때문에 등온과정과 비슷하게 계산할 수 있다. 자유팽창 전의 부피가 V라고 하면

$$\Delta S = \frac{1}{T_0}\int_{V}^{2V} dW = \frac{1}{T_0}\int_{V}^{2V} PdV = \frac{1}{T_0}\int_{V}^{2V} \frac{RT_0}{V} dV$$

$= R\ln\frac{2V}{V} = R\ln 2$이다.

MEMO

IV 파동과 빛

빠른답

IV. 파동과 빛

387 ○	388 ×	389 ○	390 ○	391 ○	392 ○	393 ×	394 ○	395 ×	396 ×
397 ○	398 ×	399 ×	400 ×	401 ○	402 ○	403 ○	404 ×	405 ○	406 ○
407 ○	408 ×	409 ○	410 ○	411 ○	412 ×	413 ○	414 ○	415 ○	416 ×
417 ○	418 ×	419 ○	420 ○	421 ○	422 ○	423 ○	424 ×	425 ○	426 ×
427 ×	428 ×	429 ○	430 ×	431 ×	432 ○	433 ○	434 ○	435 ○	436 ×
437 ×	438 ○	439 ○	440 ×	441 ○	442 ○	443 ○	444 ×	445 ○	446 ×
447 ×	448 ×	449 ○	450 ○	451 ○	452 ○	453 ○	454 ×	455 ○	456 ○
457 ○	458 ○	459 ×	460 ○	461 ○	462 ○	463 ○	464 ×	465 ○	466 ○
467 ○	468 ○	469 ○	470 ○	471 ○	472 ○	473 ○	474 ○	475 ○	476 ×
477 ×	478 ○	479 ○	480 ○	481 ○	482 ○	483 ○	484 ○	485 ○	486 ○
487 ○	488 ○	489 ○	490 ○	491 ○	492 ○	493 ○	494 ○	495 ×	496 ×
497 ○	498 ×	499 ○	500 ○	501 ×	502 ○	503 ○	504 ○	505 ○	506 ○
507 ○	508 ×	509 ○	510 ○	511 ○	512 ○	513 ○	514 ×	515 ○	516 ○
517 ○	518 ×	519 ○	520 ×	521 ○	522 ○	523 ○	524 ×	525 ×	526 ○
527 ○	528 ×	529 ○	530 ○	531 ○	532 ○	533 ○	534 ○	535 ○	536 ○
537 ○	538 ×	539 ○	540 ○	541 ○	542 ○	543 ○	544 ×	545 ○	546 ○
547 ×	548 ×	549 ○	550 ○	551 ○	552 ○	553 ○	554 ○	555 ○	556 ×
557 ○	558 ○	559 ○	560 ×	561 ○	562 ○	563 ×	564 ○	565 ○	566 ○
567 ○	568 ○	569 ○	570 ○	571 ×	572 ○	573 ○	574 ×	575 ○	576 ×
577 ×	578 ×	579 ○	580 ○	581 ○	582 ○	583 ×	584 ×	585 ○	586 ○
587 ○	588 ○	589 ×	590 ○	591 ○	592 ×				

IV. 파동과 빛 | 387-393

개념이론

음파가 관측자를 향해 움직이면 관측자는 원래 진동수보다 높은 진동수를 관찰하게 된다.

정답해설

387 ○
진동수는 주기의 역수이고 주기는 2초이다. 따라서 진동수는 0.5Hz이다.

388 ×
그림에서 위치가 1m 인 곳에서 3m까지인 패턴이 반복된다. 따라서 파장은 $2m$이다.

389 ○
파장이 $2m$이고 주기가 2초이므로 속력은 $1m/s$이다.

390 ○
속력이 $1m/s$이고 두 파동이 1m떨어져 있으므로 처음 교차하는 시간은 0.5초이다.

391 ×
1초 뒤 위치 0.5m에서 왼쪽의 파동은 변위가 $+1cm$이고 오른쪽의 파동은 $-1cm$이다. 따라서 변위는 0이다.

392 ○
두 파동은 모두 같고 전달 방향만 반대이다. 따라서 충분한 시간이 흐른 뒤 정상파를 나타낸다.

393 ×
2.5초 뒤 위치 0.5m에서 왼쪽 파동의 변위는 0이고 오른쪽 파동의 변위는 0이다. 두 파동이 간섭을 일으켜 2.5초 뒤 위치 $0.5m$에서 변위는 0이다.

IV. 파동과 빛 | 394-400

┃ 개념이론

줄에서의 파동의 속력은 $v = \sqrt{\dfrac{T}{\mu}}$ 로 정의된다.

┃ 정답해설

394 ○

기본진동이 일어나므로 $\lambda_A = 2L$이다.

395 ×

$\lambda_B = 2L$이므로 $v_B = 2Lf_B$이다.

396 ×

줄에서의 파동의 속력은 $v = \sqrt{\dfrac{T}{\mu}}$ 로 장력 T와 선밀도 μ에 관계한다. $\mu_A : \mu_B = 1 : 2$이므로 $v_A : v_B = \sqrt{2} : 1$이다.

397 ○

기본 진동에 의한 줄의 정상파이므로 A와 B 모두 파장은 $2L$이다.

398 ×

줄에서 진동수는 $f = \dfrac{v}{\lambda}$의 관계가 있으므로 $f_A : f_B = \sqrt{2} : 1$이다.

399 ×

$f_A : f_B = \sqrt{2} : 1$이고 $v_A = 2Lf_A$이므로 $v_A = 2\sqrt{2}\,Lf_B$이다.

400 ×

길이가 $2L$인 동일한 줄 A를 이용하고 장력을 4배로 증가시키면 $v = \sqrt{\dfrac{T}{\mu}}$에서 A의 속력은 $2v_A$가 된다. 진동수가 $2f_A$이므로 파장($\lambda_A = 2L$)은 변화가 없고 길이가 $2L$이므로 2배 진동이 일어난다.

개념이론

음파의 간섭에 대한 문제이다. A와 B에서 발생한 음파의 위상이 같은 경우, 경로차가 $\Delta = 0, 1, 2 \cdots (\lambda)$를 만족하면 음파는 보강 간섭을 일으키며 $\Delta = \frac{1}{2}, \frac{3}{2}, \frac{5}{2} \cdots (\lambda)$를 만족하는 경우 음파는 상쇄 간섭을 일으킨다.

정답해설

401 ○

음파의 간섭에 대한 문제이다. A와 B에서 발생한 음파가 P 점에 도달했을 경우, 그 경로차는 $\Delta = \frac{\lambda}{2}$가 된다. 이때 경로차는 점과 A와 B 중심까지의 거리를 L이라 하면 $y_1 = \frac{L\lambda}{2d}$가 된다. d를 줄이면 y_1은 증가한다.

402 ○

스피커와 O점 사이 거리를 증가시키면 $y_1 = \frac{L\lambda}{2d}$에서 y_1은 증가한다.

403 ○

OP 연장선에 첫 번째 극대점이 나타나는 거리는 극소점이 나타나는 위치의 2배이므로 $2y_1$이다.

404 ×

진동수가 증가하면 $V = \lambda f$에 의해 음파의 파장이 짧아진다. λ가 작아지므로 y_1은 감소한다.

405 ○

만일 음파의 속력이 온도에 따라 변하고 온도를 증가 시키면 속력이 증가하고 진동수는 일정하므로 파장이 증가한다. 따라서 $y_1 = \frac{L\lambda}{2d}$에서 y_1은 증가한다.

406 ×

P 점에 도달하는 음파의 경로차는 $\Delta = \frac{\lambda}{2}$가 된다.

407 ○

만일 A와 B의 위상이 반대이면 경로차가 파장과 같기 때문에 P에서 보강 간섭이 일어난다.

IV. 파동과 빛

개념이론
소리굽쇠의 공명이 일어난 길이(l)을 측정하여 음파의 파장을 구할 수 있다.

정답해설

408 ✗

l_0의 길이는 정확이 $\frac{\lambda}{4}$가 아니다. 정상파의 배 부분이 정확이 관 끝에 끝나지 않고 공기 중으로 더 확장되어 분포한다. 실험과정에서 언급하였듯이 실제 측정값에 이론적인 보정 값을 더해주어야 정확한 파장을 구할 수 있다. 이론적인 보정 값이 1cm이므로 24cm가 아니라 25cm가 정확한 $\frac{\lambda}{4}$이다. 문제에서 정확한 파장을 확인하려면 $l_1 - l_0$과 $l_2 - l_0$을 계산하여야 한다. 각각 $\frac{\lambda}{2}$과 λ이므로 파장은 100cm이다.

409 ✗

소리굽쇠 B에서 발생하는 소리의 파장은 $(127.5 - 76.5) \times 2 = 102$ cm이다. 따라서 소리굽쇠 발생하는 소리의 파장은 A에서가 B에서 보다 작다.

410 ○

음속 $v = \lambda f$이므로 두 소리굽쇠로 측정한 음속은 같아야 하므로 파장이 큰 쪽이 진동수가 작다. 즉, A의 파장이 작으므로 A의 진동수가 더 크다.

411 ○

정확한 음속을 계산하기 위해서는 소리굽쇠의 진동수를 알아야 한다. 그런데 실험에서 두 소리굽쇠의 맥놀이가 매초 7회이므로 $f_A - f_B = 7$이고, $v = 100\,\text{cm} \times f_A = 102\,\text{cm} \times f_B$이므로 두 식을 연립하면 $f_A = 357$Hz, $f_B = 350$Hz이다.

412 ✗

$f_B = 350$Hz이다.

413 ○

$v = 100\,\text{cm} \times f_A = 102\,\text{cm} \times f_B$에서 음속은 357m/s이다.

414 ○

만일 음파의 속력이 온도에 따라 변하고 온도를 증가 시키면 속력이 증가한다. 소리굽쇠의 진동수는 일정하므로 파장이 증가하여 소리굽쇠 A의 l_0도 증가한다.

Ⅳ. 파동과 빛 | 415-421

▌개념이론

줄에서 파동의 속력은 $v = \sqrt{\dfrac{T}{\mu}} = f\lambda$를 만족한다.

▌정답해설

415 ○

진동장치에서 도르래까지 길이를 l이라고 하면 (가)에서 파장은 $2l$이고, (나)에서 파장은 $\dfrac{l}{2}$이다. 따라서 줄에 생성되는 파동의 파장은 (가)에서가 (나)에서보다 크다.

416 ×

동일한 진동장치에 연결되어 있으므로 진동수 f는 양쪽이 같다.

417 ×

진동수 f는 양쪽이 같다. 파장의 경우 (나)에서 파장이 (가)에서 파장의 $\dfrac{1}{4}$이므로 $v_{(가)} : v_{(나)} = 4 : 1$이다.

418 ×

음파의 진동수는 양쪽이 같고 속력도 일정하다. 따라서 음파의 파장은 (가)와 (나)에서가 같다.

419 ○

줄에서 파동의 속력은 $v = \sqrt{\dfrac{T}{\mu}} = \lambda f$의 관계가 있다. (가)와 (나)에서 보면 선밀도 μ와 진동수 f는 양쪽이 같다. 파장의 경우 (나)에서 파장이 (가)에서 파장의 $\dfrac{1}{4}$이므로
$v_{(가)} : v_{(나)} = 4 : 1 = \sqrt{T_{(가)}} : \sqrt{T_{(나)}}$ 가 된다.
따라서 줄의 장력은 $T_{(가)} : T_{(나)} = 16 : 1$이 된다.

420 ○

(가)에서 줄의 장력은 매달린 물체의 중력과 같다. (나)에서 물체는 장력 $T_{(나)}$, 부력 B, 중력을 받고 있고 정지하고 있으므로 $T_{(나)} + B = mg = T_{(가)}$ (m은 물체의 질량)가 성립한다. 따라서 (나)에서 물체의 부피를 V라 하면 장력은 $(\rho - \rho')gV$이다.

421 ○

$T_{(나)} = \dfrac{1}{16} T_{(가)} = \dfrac{1}{16} mg$의 관계가 있으므로 $B = \dfrac{15}{16} mg$이다.
즉, $B = \rho' gV = \dfrac{15}{16} mg = \dfrac{15\rho}{16} gV$를 만족해야 하므로
$\rho' = \dfrac{15}{16}\rho$이다.

IV. 파동과 빛 | 422-428

┃개념이론

관측자와 음원의 상대 속도에 의해 음파의 진동수가 다르게 측정된다.

┃정답해설

422 ○

음파의 속력을 v라고 하고, 관측자 A의 진동수를 f_A라고 하면 음원과 감지기가 모두 오른쪽으로 움직이고 있으므로 $f_A = \dfrac{v + \frac{1}{9}v}{v + \frac{1}{9}v} f = f$이다.

423 ○

관측자 B의 진동수를 f_B라고 하면 음원은 오른쪽으로 움직이지만 감지기는 정지해 있으므로

$f_B = \dfrac{v}{v + \frac{1}{9}v} f = \dfrac{9}{10} f$이다.

424 ✕

만일 관측자 A가 기차의 이동방향과 반대 방향으로 $\frac{2}{9}v$로 움직이면 한 주기(T)동안 기차의 속력만큼 더 움직이게 된다. 따라서 파장은 $(v + \frac{1}{9}v)T$이므로 정지할 때의 $\frac{10}{9}$배이다.

425 ○

음파의 속력을 v라고 하고, 관측자 A의 진동수를 $f_A{'}$라고 하면 $f_A{'} = \dfrac{v - \frac{2}{9}v}{v + \frac{1}{9}v} f = 0.7f$이다.

426 ✕

만일 관측자 B가 기차의 이동방향과 반대 방향으로 $\frac{2}{9}v$로 움직이면 한 주기(T)동안 기차의 속력만큼 더 움직이게 된다. 따라서 파장은 $(v + \frac{1}{9}v)T$이므로 정지할 때의 $\frac{10}{9}$배이다.

427 ✕

만일 관측자 B가 기차의 이동방향과 반대 방향으로 기차에 대해 $\frac{2}{9}v$로 움직이면 지면에 대한 관측자 B의 속도는 기차의 이동 방향과 반대 방향으로 $\frac{1}{9}v$이다.

따라서 관측자 B의 진동수를 $f_B{'}$라고 하면

$f_B{'} = \dfrac{v - \frac{1}{9}v}{v + \frac{1}{9}v} f = 0.8f$이다.

428 ✕

관측자 B가 기차 앞에 있으면 $f_B{'} = \dfrac{v}{v - \frac{1}{9}v} f = \dfrac{9}{8} f$이므로 뒤에서 들을 때보다 진동수가 높다.

개념이론

(가), (나)에서 줄에서 파동의 속력은 $v = \sqrt{\dfrac{T}{\mu}} = f\lambda$를 만족한다. (가), (나)의 진동수가 동일한 조건에서 (나)에서 더 큰 파장 값을 가지므로, (나)에 걸린 장력의 크기가 증가했음을 유추할 수 있다.

정답해설

429 ○

진동 장치부터 도르래까지 실의 길이를 L이라 하면 (가)에서 2배수 진동이 일어나므로 파장은 L이다.

430 ×

(나)에서 기본진동이 일어나므로 파장은 $2L$이다. 따라서 줄에서 파동의 파장은 (가)에서가 (나)에서보다 작다.

431 ×

(가)와 (나)에서 파동의 속력은 각각 $v_{(가)} = \lambda_{(가)} f_{(가)}$, $v_{(나)} = \lambda_{(나)} f_{(나)}$이다. (가)와 (나)에서 진동수는 같고, (가)에서보다 (나)에서 파장이 2배 크므로 (나)에서 줄의 속력이 (가)의 2배이다.

432 ×

(가)에서 줄에서 파동의 속력은 줄의 장력이 T이고, 선밀도가 μ일 때 $v = \sqrt{\dfrac{T}{\mu}}$이다. (가)와 (나)에서 진동수는 같고, (가)에서보다 (나)에서 파장이 2배 크므로 (나)에서 줄의 속력이 (가)에서보다 2배 크다. 따라서 (나)에서 줄에서 장력이 (가)의 4배이다.

433 ○

(나)에서 줄의 장력은 $4Mg$이다.

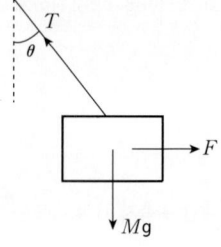

그림에서 $F = Mg\tan\theta$이고, $T = \dfrac{Mg}{\cos\theta}$다. 장력이 4배가 되려면 $\cos\theta = \dfrac{1}{4}$이다.

434 ○

433번에서 $T = \dfrac{Mg}{\cos\theta}$이다.

435 ○

$\cos\theta = \dfrac{1}{4}$이므로 $F = Mg\tan\theta = \sqrt{15}\,Mg$가 된다.

IV. 파동과 빛 | 436-442

┃ 개념이론

수면파의 경우 전파속도는 수심의 제곱근에 비례한다. ($v_{수면파} \propto \sqrt{h}$)

┃ 정답해설

436 ×

구간 전체가 파장과 같으므로 $\lambda_0 = 100\,\text{cm}$이다.

437 ×

3배수 진동이므로 (나)에서 파장은 $\frac{200}{3}\,\text{cm}$이다.

438 ○

(가)와 (나)의 수심이 같으므로 전파 속도가 일정하다.($v_{수면파} \propto \sqrt{h}$)

따라서 $v = f\lambda$이므로 $f_1 = \frac{3}{2}f_0$이다.

439 ○

(다) 수면파의 모양으로 보아 $\lambda'' = \lambda_0 = 1$이고,

$f_1 = \frac{3}{2}f_0$이므로 $v'' = \frac{3}{2}v_0$이다.

440 ×

수면파의 경우 전파속도는 수심의 제곱근에 비례하므로($v_{수면파} \propto \sqrt{h}$), $h_1 = \frac{9}{4}h_0$이다.

441 ○

(가)에서 진동수는 일정하므로 수심을 h_2로 만들어 4개의 배가 생겼다면 전달 속도가 $\frac{1}{2}$배가 된다. 따라서 $v_{수면파} \propto \sqrt{h}$에서 높이는 $\frac{1}{4}$배가 되므로 $h_2 = \frac{h_0}{4}$이다.

442 ○

(나)에서 진동수는 일정하므로 수심을 h_3로 만들어 2개의 배가 생겼다면 전달 속도는 $\frac{3}{2}$배가 된다.

따라서 $v_{수면파} \propto \sqrt{h}$에서 높이는 $\frac{9}{4}$배가 되므로 $h_3 = \frac{9}{4}h_0$다.

Ⅳ. 파동과 빛 | 443-449

▎개념이론

줄에서 파동의 속력은 $v = \sqrt{\dfrac{T}{\mu}} = f\lambda$를 만족한다.

줄 A, B의 진동수와 선밀도가 동일하므로 정상파의 파장을 통하여 줄에 걸린 장력을 비교할 수 있다.

▎정답해설

443 ◯

A는 2배 진동을 하고 있기 때문에 파장은 L이다.

444 ✕

B는 3배 진동을 하고 있기 때문에 파장은 $\dfrac{2}{3}L$이다.

445 ◯

두 줄의 진동수는 동일하므로 파장의 비가 바로 전파 속력의 비율이다. 파장은 A, B에서 각각 L, $\dfrac{2}{3}L$이므로 속력의 비율도 $1 : \dfrac{2}{3} = 3 : 2$가 성립한다.

446 ✕

진동수가 같기 때문에 주기도 서로 같다.

447 ✕

$v = \sqrt{\dfrac{T}{\mu}}$에 의해 선밀도가 동일한 줄이므로 장력의 비는 9 : 4를 만족한다.

448 ✕

음파의 파장은 음속과 진동수가 같기 때문에 A와 B가 같다.

449 ◯

장력은 9 : 4이고 선밀도는 4 : 1이므로 파장의 속력비는 $\sqrt{\dfrac{9}{4}} : \sqrt{4} = Lf_A : \dfrac{2}{3}Lf_B$이므로 진동수는 A가 B의 $\dfrac{1}{2}$배이다.

IV. 파동과 빛

▌개념이론
열린관에서 정상파가 발생하는 상황이다.

▌정답해설

450 ×
음파의 속력은 파장과 관계없으므로 일정하다.

451 ○
파장은 $2L$이므로 L을 줄이면 파장은 감소한다.

452 ×
파동의 속력은 $V=\lambda f$이고, V가 일정하므로 관의 길이 L을 줄이면 파장이 줄고 진동수는 증가한다.

453 ○
기본 진동이므로 음파의 파장은 $2L$이다.

454 ×
원통의 지름을 줄이더라도 파장의 변화가 없으므로 진동수는 전과 같다.

455 ○
다른 조건은 같고 한쪽 끝이 막혀있으면 파동의 파장은 $4L$이 된다. 따라서 $V=\lambda f$이고, V가 일정하고 파장이 증가하므로 파동의 진동수는 감소한다.

456 ×
다른 조건은 같고 온도가 증가하면 파동의 속력이 증가한다. $V=\lambda f$이고 파장은 일정하므로 진동수는 증가한다.

IV. 파동과 빛 | 457-463

▌개념이론
관 속에 일정한 간격으로 가루가 쌓여있다는 것은 공기 분자의 마디가 된다.

▌정답해설

457 ○
일정한 진동수의 소리에 의해 가루가 일정한 간격으로 쌓여 있으므로 가루는 정상파의 모습을 나타낸다.

458 ○
가루가 가장 적게 쌓여 있는 지점은 공기 분자의 배가 된다. 공기 분자가 좌우로 진동하기 때문에 배 지점에 가루가 쌓여 있을 수 없다.

459 ×
배와 배 사이 거리가 d이므로 음파의 파장은 $2d$이다.

460 ×
가루가 가장 많게 쌓여 있는 점에서 기체 가루 분자의 변위 진동은 마디이고 그점에서 압력은 배에 해당한다. 따라서 기체의 압력은 계속 변한다.

461 ×
가루가 가장 적게 쌓여 있는 점에서 기체 가루 분자의 변위 진동은 배이고 그 점에서 압력은 마디에 해당한다.

462 ×
d가 증가하면 파장이 증가하고 $v=\lambda f$에서 음파의 진동수는 감소한다. 따라서 주기는 증가한다.

463 ○
스피커의 진동수를 감소시키면 $v=\lambda f$에서 d는 증가한다.

IV. 파동과 빛 | 464-470

▌개념이론

적혈구 관측 장비의 수신기에서는 적혈구에서 반사된 진동수를 측정하게 된다. 이때 f'의 진동수는 수신기 입장에서 파원이 된다.

▌정답해설

464 ✕

적혈구에 초음파가 반사될 때 반사 전 진동수 f'은 적혈수가 관측자 역할을 하므로
$f' = f_0 \dfrac{V+v}{V}$ 가 된다.

465 ✕

반사된 후의 진동수도 이와 같다. 이제 관측 장비의 초음파 수신기에서는 적혈구에서 반사된 진동수를 측정하게 되는데 이때 f'의 진동수는 수신기 입장에서 파원이 된다.
따라서 $f = f' \dfrac{V}{V-v}$ 이다. 따라서 적혈구에서 관측하는 반사 전 진동수는 f보다 작다.

466 ✕

$f = f_0 \dfrac{V+v}{V-v}$ 이므로 $f > f_0$ 이다.

467 ○

$f = f_0 \dfrac{V+v}{V-v}$ 에서 $v = \dfrac{f-f_0}{f+f_0} V$ 이다.

468 ○

$f = f_0 \dfrac{V+v}{V-v}$ 에서 적혈구의 속력이 증가하면 관측 장비에 측정되는 진동수는 f보다 크다.

469 ○

적혈구가 관측 장비의 수평선과 30°의 각도를 이루며 속력 v로 움직이면 도플러 효과에 영향을 주는 v가 감소하므로 관측 장비에서 측정되는 진동수는 f보다 작다.

470 ✕

만일 관측장비의 진동수를 증가시켜 같은 실험을 하면 f가 다르게 측정되어 적혈구의 속력은 원래 속도와 동일하게 측정된다.

IV. 파동과 빛 | 471-477

▌개념이론

영의 이중 슬릿 실험에서 다른 조건이 일정할 때 간섭 무늬 사이의 간격은 파장에 비례한다.

▌정답해설

471 ○

이때 Δx는 중앙점에서 첫 번째 어두운 무늬까지 거리의 2배이다. 슬릿의 폭이 d, 입사되는 빛의 파장을 λ, 슬릿과 스크린 상의 거리 L, 빛의 경로차를 Δ라고 하면 첫 번째 어두운 무늬가 생길 조건은 회절에서 빛의 상쇄 조건을 쓰면 되므로
$\Delta = d\sin\theta = \lambda$이다.

$\theta \ll 1$에서 $\sin\theta \approx \tan\theta = \dfrac{\Delta x}{2L}$ 이므로

$\Delta x = \dfrac{2L\lambda}{d}$ 이다. 따라서 슬릿의 폭 d를 줄이면 가운데 밝은 무늬 간격 Δx가 증가한다.

472 ×

슬릿을 아래로 이동하면 단일 슬릿에 도착하는 빛은 굴절이 크게 일어나므로 파장이 짧아진다. 따라서 빛의 파장은 감소한다.

473 ×

프리즘을 통과한 빛의 진동수가 클수록(파장이 작을수록) 굴절의 정도가 크다. 따라서 단일 슬릿을 위로 이동해야 큰 파장의 빛이 단일 슬릿을 통과하게 되고, 무늬 간격도 넓어진다.

474 ○

$\Delta x = \dfrac{2L\lambda}{d}$ 에서 슬릿과 스크린 사이의 거리 L를 증가하면 밝은 무늬 간격 Δx는 증가한다.

475 ×

중앙 극대로부터 첫 번째 밝은 무늬 간격은 $\dfrac{3\lambda L}{2d}$ 이므로 $\dfrac{3}{4}\Delta x$이다.

476 ×

중앙 극대로부터 두 번째 어두운 지점까지의 거리는 $\dfrac{2\lambda L}{d}$ 이므로 Δx이다.

477 ×

입사되는 빛의 세기는 무늬 간격을 넓히지 못하고, 단지 밝은 무늬를 좀 더 밝게 해주는 역할을 한다.

IV. 파동과 빛

개념이론
반사의 법칙과 스넬의 법칙을 만족한다.

정답해설

478 ○
삼각형 ABC는 AC와 BC가 원의 반지름으로 같기 때문에 이등변삼각형이다.

479 ×

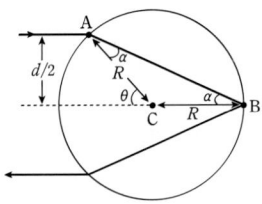

그림은 각 θ로 입사한 빛의 유리 내 진행 경로에 대한 각을 나타낸 것이다. 입사각이 θ이면 굴절각이 α로 주어지고, $\theta = 2\alpha$의 관계가 있다. 따라서 공기에서 유리로 굴절할 때 굴절각은 $\frac{\theta}{2}$이다.

480 ○
반사의 법칙에 따라 거울에서 반사될 때 입사각과 반사각은 같다.

481 ○
ABC가 이등변 삼각형이므로 유리에서 거울로 반사될 때 입사각은 $\frac{\theta}{2}$이다.

482 ×
유리의 굴절률은 물질에 성질에 따른 고유값이므로 θ를 증가시켜도 변하지 않는다.

483 ○
스넬의 법칙에 의해 $\sin\theta = n\sin\alpha = n\sin\frac{\theta}{2}$이므로 굴절률은 $n = \frac{\sin\theta}{\sin(\theta/2)}$이다.

484 ○
λ를 증가시키면 굴절률이 감소하므로 거울면의 위쪽 부분에서 반사가 일어난다.

IV. 파동과 빛

개념이론

빛의 파동성을 확인하는 주요 실험은 빛의 간섭과 회절 현상에 대한 것이다. 각 실험에서 조건을 변경하여 실험의 결과인 무늬의 변화가 생기는 정도를 이론적으로 예측하는 것이 중요하다. 특히 무늬 간격이 어떤 실험 조건과 관계되는지 간섭과 회절 현상에서 비교하여 이해해 두어야 한다. 단일 슬릿을 통과한 빛의 회절 현상에 대한 문제이다. 회절 현상에서 중요한 물리적 개념은 어두운 무늬의 위치를 결정하는 것과 회절 무늬의 간격을 변화시키는 요인을 찾는 것이다.

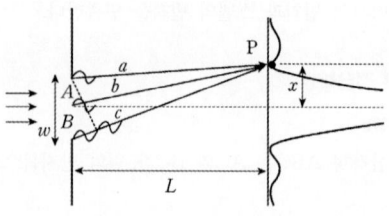

그림은 문제의 단일 슬릿 부분을 확대한 것을 나타낸 것이다. 슬릿의 폭이 w, 단일 슬릿과 스크린 사이의 거리 L, 중앙선에서 첫 번째 어두운 무늬까지 거리 x, 슬릿의 폭을 반으로 나누어 위쪽으로 진행하는 빛을 A, 아래쪽으로 진행하는 빛을 B라 한다. a, b, c는 슬릿을 통과한 세 개의 빛에 대한 경로를 나타낸 것이다. P점에 어두운 무늬가 생기려면 P점에 들어오는 두 빛이 상쇄 간섭을 일으켜야 한다. 단일 슬릿을 통과한 빛 a는 아래쪽 가운데를 통과한 빛 b와 경로차 Δ가 $\frac{\lambda}{2}$가 되어 상쇄 간섭된다. 또한 b의 빛은 c의 빛과 정확히 $\frac{\lambda}{2}$의 경로차를 보이므로 P점에서 상쇄된다. a의 바로 아래쪽 빛도 b의 바로 아래쪽 빛과 $\frac{\lambda}{2}$의 경로차를 보이므로 상쇄된다. 즉, A영역의 모든 빛은 B 영역의 모든 빛과 경로차가 $\frac{\lambda}{2}$이므로 상쇄되어 결국 P점은 어두워지게 된다. 따라서 a와 c를 비교하면 두 빛은 λ의 경로차를 보이게 된다.

경로차 $\Delta = w\sin\theta \approx w\tan\theta = \frac{wx}{L}$가 빛의 파장 λ와 같으므로 $x = \frac{L\lambda}{w}$이다.

정답해설

485 ×
빛의 세기와 가장 밝은 무늬의 폭은 관계가 없다.

486 ×
첫 번째 어두운 무늬에서 상쇄 간섭이 일어난다.

487 ○
진동수가 $\frac{c}{\lambda}$보다 큰 단색광으로 교체하면 파장은 감소한다. 따라서 D는 감소한다.

488 ○
슬릿과 스크린 사이의 간격을 증가시키면 빛의 세기는 거리 제곱에 반비례하기 때문에 I_0는 감소한다.

489 ×
파장이 커지면 D는 파장에 비례하기 때문에 D는 증가한다.

490 ○
슬릿의 폭을 줄이면 회절 무늬의 폭은 증가한다.

491 ○
물속에서 실험을 하면 파장이 진공 중에서보다 짧아지는 효과가 생긴다. 파장이 짧아지면 슬릿의 폭 D가 감소한다.

Ⅳ. 파동과 빛 | 492-498

개념이론

파장이 짧은 물질이 굴절률이 더 크다. 따라서 같은 매질에 입사할 때 더 큰 굴절각을 가진 A가 B보다 짧은 파장을 갖는다.

정답해설

492 ✕

매질 1에서의 굴절률이 A가 B보다 크다. 따라서 파장은 A가 B보다 작다.

493 ✕

파장이 A가 B보다 작기 때문에 빛의 진동수는 A가 B보다 크다.

494 ○

모든 빛은 진공에서 속력이 일정하다.

495 ✕

매질면 1에서 굴절의 정도는 각 매질의 속도 차이에 의해 결정된다. A 빛이 굴절의 정도가 크므로 A의 공기와 매질 1에서 속도 차이가 B에서 보다 크다. A빛의 속도가 더 작다.

496 ✕

매질면 2에서 전반사가 일어나야 하므로 $\frac{n_1}{n_2}>1$이다.

497 ○

O점에서 반사된 빛 A, B와 매질면 2에서 전반사되어 진공으로 나온 빛 A, B는 모두 나란하다.

498 ✕

진공에서 매질로 굴절될 때 B가 O에서 더 멀다. 따라서 매질면 2에서 반사되어 진공으로 다시 나온 빛의 O로부터 떨어진 거리는 A가 B보다 작다.

IV. 파동과 빛 | 499-505

개념이론

서로 다른 매질에 입사하기 전 A와 B는 위상차가 0이다. B가 다른 매질에 입사한 뒤 발생하는 위상차를 계산하면 P에서의 보강 간섭, 상쇄 간섭의 여부를 판단할 수 있다.

정답해설

499 ○

매질 내의 파장은 $\lambda_n = \dfrac{\lambda}{n}$이다. 따라서 $\lambda_n = \dfrac{2}{3}\lambda$가 된다.

500 ○

매질 내에서 파장은 $\dfrac{2}{3}\lambda$이고, 길이가 λ이므로 단색광의 파동수는 1.5이다.

501 ×

파동수가 1.5이므로 렌즈에 굴절되기 전 두 단색광의 위상차는 π이다.

502 ×

공기에서 매질로 매질이 달라지더라도 진동수는 변하지 않는다. 파장이 달라져 단색광의 속력이 달라진다.

503 ×

아래 그림은 A와 B 빛의 위치에 따른 파장을 나타낸 것이다. A의 경우 길이가 λ인 부분에 한 파장이 위치하고, B의 경우 파장이 짧아져 1.5λ이 들어 있다. 매질을 벗어난 부분의 A와 B의 위상이 180°가 다르므로 P점까지 경로차가 같다는 조건에서 P 점은 상쇄 간섭한다.

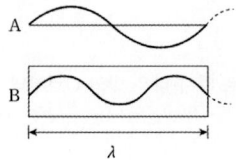

504 ×

다른 조건은 동일하고 A와 B의 위상이 반대이면 굴절전 A와 B의 위상은 같기 때문에 P점에서 보강 간섭이 일어난다.

505 ○

만일 B와 유사하게 A에 길이가 $\dfrac{\lambda}{4}$이고 굴절률이 2인 매질이 추가되면 매질에서의 A의 파장은 $\dfrac{\lambda}{2}$이고, 파동수는 0.5이다. 따라서 P점에서 보강 간섭이 일어난다.

IV. 파동과 빛 | 506-512

개념이론

소한 매질에서 밀한 매질로 빛이 진행할 때 일부는 반사되고 일부는 굴절한다. 이때 반사된 빛은 위상이 반대가 된다.

정답해설

506 ○
코팅막에서 렌즈로 진행하는 빛은 굴절률이 작은 곳에서 굴절률이 큰 곳을 지나는 동안 반사가 일어나기 때문에 고정단 반사를 한다.

507 ○
공기에서 코팅막으로 진행하던 도중 반사된 빛은 고정단 반사를 하기 때문에 180° 위상이 바뀐다.

508 ×
506번과 507번의 빛은 둘다 고정단반사이기 때문에 위상이 같다.

509 ○
단색광의 파장은 굴절률이 큰 곳에서 짧아진다. 따라서 렌즈 부분의 굴절률이 가장 크므로 단색광 파장도 가장 짧다. 렌즈에서 파장은 $\frac{\lambda}{1.5}$이다.

510 ×
①의 과정을 거치는 빛의 코팅막에서 경로차는 $2d$이고 파장은 $\frac{\lambda}{1.2}$이므로 파동수는 $\frac{2.4d}{\lambda}$이다.

511 ×
상쇄 간섭 조건이 $2d = \frac{\lambda}{2n_1}$가 될 때 d가 가장 작다. 따라서 $d = \frac{\lambda}{4 \times 1.2} = \frac{\lambda}{4.8}$이다.
따라서 $d = \frac{5}{24}\lambda$이다.

512 ×
만일 굴절률이 1.8인 코팅막을 사용하면 코팅막에서 렌즈로 진행하는 빛은 자유단 반사이고 공기에서 코팅막으로 진행하던 도중 반사된 빛은 180° 위상이 바뀌기 때문에 위상이 반대이다. 상쇄 간섭 조건이 $2d = \frac{\lambda}{1.8}$이므로 $d = \frac{\lambda}{3.6} = \frac{5}{18}\lambda$이다.

개념이론

주어진 상황은 다음과 같이 이중 슬릿 간섭으로 해석할 수 있다.

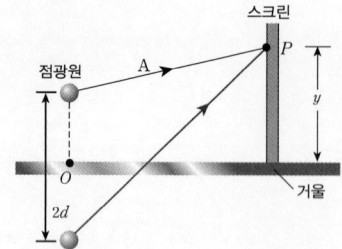

정답해설

513 ○
B는 매질이 소한 공기에서 매질이 밀한 거울로 진행하면서 반사가 일어나기 때문에 고정단반사이다.

514 ✕
B가 고정단반사를 하기 때문에 P점에 도달하는 A와 B의 위상이 반대이다.

515 ○
P점이 첫 번째 어두운 무늬이므로 P점에 도달하는 두 빛 사이의 경로차는 $\Delta = \lambda$가 되어야 한다. 빛 B가 반사되면서 위상이 180° 달라지기 때문이다.

516 ○
그림은 반사되어 진행하는 빛 B에 대해 거울 아래로 점광원을 놓았을 때로 바꾸어 본 것이다. 이 경우 점광원 2개에 의한 이중 슬릿 간섭과 유사한 형태를 띠게 된다. 단지 다른 점은 빛 B의 경우 반사가 되면서 위상이 180° 바뀌게 되므로 거울 아래에 있는 점광원과 거울 위의 점광원은 위상이 180° 다른 빛을 보내준다고 생각할 수 있다. 따라서 경로차 Δ에 들어가 있는 파동은 P점에서 첫 번째 어두운 무늬를 만들기 위해 한 파장(λ)이어야 한다. $\Delta = 2d\dfrac{y}{L} = \lambda$에 의해 $y = \dfrac{\lambda L}{2d}$이다.

따라서 λ가 증가하면 y는 증가한다.

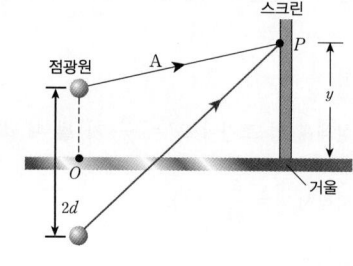

517 ○
$y = \dfrac{\lambda L}{2d}$이기 때문에 L이 증가하면 y는 증가한다.

518 ✕
$y = \dfrac{\lambda L}{2d}$이기 때문에 d가 증가하면 y는 감소한다.

519 ✕
만일 거울의 굴절률보다 크고 굴절률이 2인 액체에서 실험을 하면 A와 B의 위상은 같다 경로차가 $2d\dfrac{y}{L} = \lambda$이고 파장이 $\dfrac{\lambda}{2}$이므로 P점에서 보강 간섭이 일어난다.

Ⅳ. 파동과 빛 | 520-526

개념이론
스넬의 법칙을 만족한다.

정답해설

520 ✕
그림에서 처음 굴절이 일어날 때 굴절각은 θ보다 작다.

521 ○
n과 n'의 경계면에서 굴절각을 r이라고 하면 스넬의 법칙은 $n\sin\theta = n'\sin r$가 된다. 입사각 θ보다 굴절각 r이 작으므로 $n < n'$이 된다.

522 ○
단색광이므로 진동수는 굴절률이 n인 매질에서와 굴절률이 n'인 매질에서 같다.

523 ✕
$n\sin\theta = n'\sin r$이고 $n'\sin r = n\sin\theta'$이므로 $\theta = \theta'$이다.

524 ✕
두께 D를 증가시키면 n'에서 굴절각은 변하지 않고, 거리가 점점 멀어지므로 d는 증가한다.

525 ✕
파장을 증가시키면 굴절되는 정도가 작아진다. 매질 n과 n' 사이에서 굴절각이 전보다 커지므로 거리 d는 전보다 작아진다.

526 ○
$\theta = \theta'$이므로 점선과 아래쪽 굴절률이 n인 매질을 통과하는 광선은 평행하다.

IV. 파동과 빛 | 527-533

▎개념이론

단색광이 물 밖의 공기 중으로 새어나오지 못하게 하려면, 빛이 반지름 R의 반경 내에서 전반사를 해야 한다.

▎정답해설

527 ○

입사각이 임계각 이상일 경우 굴절은 일어나지 않고 전반사만 일어난다.

528 ✕

$\sin\theta_c = \dfrac{1}{n}$을 만족하므로 임계각은 $\sin^{-1}(\dfrac{1}{n})$이다.

529 ○

$\sin\theta_c = \dfrac{R}{\sqrt{R^2+H^2}}$ 이므로 임계각은 $\sin^{-1}\dfrac{R}{\sqrt{R^2+H^2}}$ 이다.

530 ○

$R = \dfrac{H}{\sqrt{n^2-1}}$ 이므로 H를 증가시키면 R이 증가한다.

531 ○

λ가 증가하면 파장에 따른 굴절률이 감소하여 굴절의 정도가 약해진다. 따라서 R이 증가해야 한다.

532 ✕

단색광의 진동수를 증가시키면 λ가 감소하므로 R이 감소한다.

533 ✕

n이 증가하면 R은 작아진다.

IV. 파동과 빛 | 534-540

개념이론

이웃하는 간섭무늬 사이의 d값은

$\Delta d = d_{n+1} - d_m = \dfrac{\lambda}{2}$ 이다.

정답해설

534 ○

A는 매질이 소한 공기에서 매질이 밀한 유리판으로 진행하면서 반사하기 때문에 고정단반사이다. 따라서 A의 반사에서 빛의 위상이 180° 달라진다.

535 ○

B는 매질이 밀한 유리에서 매질이 소한 공기로 진행하면서 반사하기 때문에 자유단 반사이다.

536 ○

A는 고정단반사를 하고 B는 자유단 반사를 하기 때문에 A와 B의 위상은 반대이다.

537 ×

A와 B의 위상은 반대이기 때문에 보강 간섭이 일어나기 위한 $2d$는 λ의 반 정수배($\dfrac{2m+1}{2}$)이다.

538 ×

$\Delta = 2d = \dfrac{\lambda}{2}(2m+1)$에서 d의 최솟값은 $\dfrac{\lambda}{4}$이다.

539 ○

이웃하는 간섭무늬 사이의 d값은 $\Delta d = d_{m+1} - d_m = \dfrac{\lambda}{2}$가 된다. 따라서 파장 λ가 증가하면 Δd가 증가하므로 무늬 사이의 간격도 증가한다.

540 ×

굴절률이 1.5이고 유리보다 큰 액체에서 실험하면 A와 B의 위상차는 반대이고 파장은 $\dfrac{2\lambda}{3}$으로 감소한다. Δd가 감소하므로 무늬 사이의 간격도 감소한다.

Ⅳ. 파동과 빛 | 541-547

개념이론

점광원이 보이지 않도록 하기 위해서는 전반사가 일어나기 전의 지역을 가려야 한다.

정답해설

541 ✕

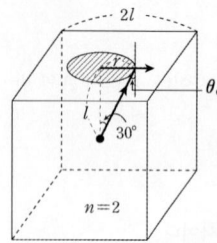

그림처럼 헝겊은 원모양이다.

542 ◯

전반사가 일어나는 영역에서는 굴절이 일어나지 않으므로 헝겊은 전반사가 일어나지 않는 영역을 가려한다.

543 ✕

정육면체에서 전반사가 일어나기 위해서는 그림처럼 정육면체의 임계각(θ_c)으로 진행하는 빛의 안쪽 부분을 원의 모양으로 헝겊을 덮으면 빛이 통과하지 못하여 점광원이 보이지 않는다. $\dfrac{\sin 90°}{\sin \theta_c} = \dfrac{2}{1}$이므로 $\theta_c = 30°$이다.

544 ✕

$\tan 30° = \dfrac{r}{l}$ 이고, $r = \dfrac{l}{\sqrt{3}}$ 이므로 원의 면적은 $\pi(\dfrac{l}{\sqrt{3}})^2 = \dfrac{1}{3}\pi l^2$ 인데, 정육면체에서 여섯 개의 헝겊의 면적을 더한 값이 최솟값이므로 $6 \times \dfrac{1}{3}\pi l^2 = 2\pi l^2$이다.

545 ◯

만일 점광원의 파장을 증가시키면 굴절률이 감소하므로 임계각은 증가한다. 따라서 필요한 헝겊의 면적도 증가한다.

546 ◯

만일 굴절률이 감소하면 그림에서처럼 임계각이 증가한다. 따라서 필요한 헝겊의 면적은 증가한다.

547 ✕

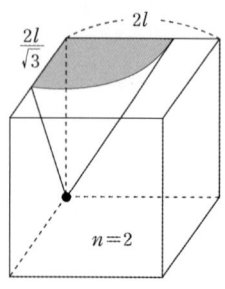

그림에서처럼 필요한 헝겊은 사분원이고 반지름을 $\tan 30° = \dfrac{r}{2l}$ 에서 $r = \dfrac{2l}{\sqrt{3}}$ 이다. 따라서 헝겊 면적의 최솟값은 $\pi(\dfrac{2l}{\sqrt{3}})^2 \times \dfrac{1}{4} = \dfrac{1}{3}\pi l^2$ 이다.

IV. 파동과 빛 | 548-554

▌개념이론

(가)에서 A의 표면에서는 고정단반사, B의 표면에서는 자유단반사가 일어난다. (나)에서 A, B의 표면에서 모두 고정단반사가 일어난다.

▌정답해설

548 ✕

(가)에서 A의 표면에서는 고정단반사가 일어나고 B의 표면에서는 자유단반사가 일어나므로 두 광선의 위상차는 π이다.

549 ✕

(나)에서 B의 표면에서는 고정단반사가 일어나고 A의 표면에서도 고정단반사가 일어난다. 따라서 두 광선의 위상차는 0이다.

550 ✕

A를 통과하는 동안 경로차는 $2d$이고, 파장은 $\dfrac{\lambda}{n_1}$이다. 따라서 파동수는 $\dfrac{2dn_1}{\lambda}$이다.

551 ✕

(가)에서 어두운 무늬가 생길 최소한의 파동수는 1이고, (나)에서 어두운 무늬가 생길 최소한의 파동수는 $\dfrac{1}{2}$이다. 파동수는 같지 않다.

552 ○

(가)에서 A 표면에서 첫 상쇄 간섭이 일어나기 위한 조건은 두 빛의 위상이 서로 반대인 빛이 만나야 한다. $n_1 > n_2$에 의해 A의 윗면에서 반사된 빛은 고정단반사를 하지만, A와 B 사이에서 반사된 빛은 자유단 반사를 한다. 따라서 $2n_1d = \lambda$를 만족해야 A 표면에서 상쇄 간섭한다. 따라서 (가)에서 n_1이 증가하면 d는 감소한다.

553 ○

(나)에서는 B의 윗면에서 반사된 빛과 B와 A 사이에서 반사된 빛이 모두 고정단반사를 하므로 x가 가장 작을 때 상쇄 간섭 조건은 $2n_2x = \dfrac{\lambda}{2}$이다. (나)에서 λ가 증가하면 x는 증가한다.

554 ○

(가)와 (나)에서 $2n_1d = \lambda = 4n_2x$를 만족한다. 정리하면 $\dfrac{n_1}{n_2} = \dfrac{2x}{d}$이다.

Ⅳ. 파동과 빛 | 555-561

┃ 개념이론

줄과 폐관에서 파동의 진동수는 같다.

┃ 정답해설

555 ○

줄에서 기본진동이므로 파장은 $2L$이다.

556 ✕

폐관에서 3배수 진동이므로 파장은 $\frac{4L}{3}$이다.

557 ○

일정한 시간간격으로 동일하게 진동하므로 줄과 폐관에서 파동의 진동수는 같다.

558 ○

줄에서의 기본 진동은 파장 $\lambda=2L$이므로 줄에서의 속도가 v라면 진동수 $f=\frac{v}{2L}$이므로 줄에서 파동의 속력은 $2fL$이다.

559 ○

소리의 속도가 V라면 진동수 $f=\frac{3V}{4L}$이므로 음파의 속력은 $\frac{4}{3}fL$이다.

560 ✕

$\frac{v}{2L}=\frac{3V}{4L}$이다. 이 식을 정리하면 $v=\frac{3}{2}V$이다.

561 ○

만일 폐관에서 기본진동을 한다면 소리의 속도가 V라면 진동수 $f=\frac{V}{4L}$이므로 $\frac{v}{2L}=\frac{V}{4L}$ $v=\frac{V}{2}$이다.

IV. 파동과 빛 | 562-567

▌개념이론
음속보다 빠른 속력으로 움직이는 음원에 의해 충격파가 발생하는 상황이다.

▌정답해설

562 ×
t초 후 음원이 S_2에 위치할 때 파면이 그리는 원의 반지름은 속력과 시간의 곱으로 나타낼 수 있기 때문에 vt이다.

563 ×
S_1에서 S_2까지 거리는 음원의 속력과 시간의 곱이기 때문에 $v_s t$이다.

564 ×

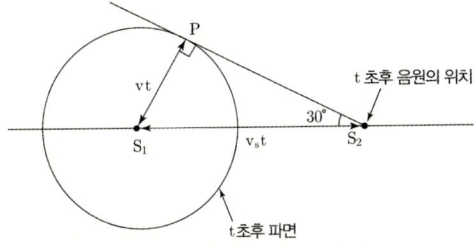

그림에서 $\sin 30° = \dfrac{vt}{v_s t}$이다.

565 ○
$\sin 30° = \dfrac{v}{v_s}$이므로 $v_s = 2v$이다.

566 ○
음원이 S_1과 S_2의 중앙에 위치할 때 파면은 $\dfrac{t}{2}$초 동안 진행하고 진행거리는 $v\dfrac{t}{2}$이다. S_2까지 거리는 $v_s t$의 절반이므로 음원이 S_1과 S_2의 중앙에 위치할 때 발생한 파면은 Mach 원뿔표면에 접한다.

567 ×
566번과 같은 방법으로 음원이 S_1과 S_2의 사이에 위치할 때 발생한 파면은 Mach 원뿔표면에 접하기 때문에 S_2의 위치에 도달할 때까지 각 위치에서 발생한 파면은 Mach 원뿔 표면을 통과 할 수 없다.

IV. 파동과 빛 | 568-573

▌ 개념이론

도플러 효과에 의하면 음파 측정기와 음파 발생기가 서로 가까워지는 방향으로 움직이면 관측되는 진동수가 증가한다.

▌ 정답해설

568 ○

음원이 일정한 속력으로 움직이기 때문에 음원에 작용하는 알짜힘은 0이다.

569 ×

질량이 증가하더라도 중력의 빗면성분과 마찰력의 크기는 같기 때문에 등속운동을 한다. 따라서 음원의 진동수는 m과 관계없이 일정하다.

570 ○

θ가 증가하면 중력의 빗면 방향 성분인 $mg\sin\theta$는 증가하고 마찰력 $\mu mg\cos\theta$는 감소하므로 음원은 빗면방향으로 속도가 증가하는 운동을 한다. 음속을 v라고 하고 음원의 속도를 v_s라고 하면 v_s가 점점 증가하기 때문에 음파관측기에서 측정되는 진동수는 $f'=f\dfrac{v}{v-v_s}$에서 점점 커진다.

571 ×

시간 $\dfrac{1}{f}$은 연속하는 파면 W_1과 W_2가 발사되는 시간 간격이라고 하면 시간 $\dfrac{1}{f}$동안 W_1은 거리 $\dfrac{v}{f}$동안 움직이며 이 때 음원은 $\dfrac{v_s}{f}$만큼 움직인다. 그리고 $\dfrac{1}{f}$의 시간이 지난 후 파면 W_2가 발사된다. 따라서 음파의 파장은 $\dfrac{v-v_s}{f}$이므로 f가 클수록 작다.

572 ×

한 주기 동안 관측되는 파동의 파면이 움직인 거리는 음파 측정기가 정지했으므로 음원이 정지했을 때와 같다.

573 ○

만일 공기 저항력이 작용하면 음원의 속력이 점점 감소하므로 진동수는 $f'=f\dfrac{v}{v-v_s}$에서 점점 감소한다.

IV. 파동과 빛 | 574-579

개념이론
빛의 분산에서 굴절률이 큰 빛은 파장이 짧다.

정답해설

574 ✗
굴절률은 입사각 혹은 굴절각의 sin값에 반비례한다. 따라서 굴절률이 가장 큰 매질은 굴절률이 n_3인 매질이다.

575 ○
빛의 분산에서 굴절률이 작으면 파장이 크다. 스넬의 법칙에서 $n\sin\theta$가 일정하므로 각이 제일 큰 n_2 매질에서 굴절률이 제일 작고 파장이 제일 크다.

576 ✗
빛의 속력은 굴절률에 반비례한다. 따라서 속력이 가장 작은 매질은 굴절률이 가장 큰 n_3이다.

577 ✗
진동수는 매질이 달라지더라도 변하지 않는다.

578 ✗
n_2에서 n_3로 빛이 진행할 때 각이 작아지므로 $n_2 < n_3$의 관계가 있다. 따라서 전반사는 불가능하다.

579 ○
$\dfrac{\sin 20°}{\sin 10°} = \dfrac{n_3}{n_1}$ 이므로 임계각은 $\dfrac{\sin\theta_c}{\sin 90°} = \dfrac{n_1}{n_3}$ 에서 $\sin^{-1}\left(\dfrac{\sin 10°}{\sin 20°}\right)$ 이다.

IV. 파동과 빛

▌개념이론

정삼각형 프리즘 내에서 처음 굴절한 빛이 평행하게 진행하기 때문에 초기 입사각과 나중 굴절각이 같음을 유추할 수 있다.

▌정답해설

580 ○

동일한 굴절이기 때문에 프리즘으로부터 빠져나오는 광선의 굴절각과 처음 입사각이 서로 같다.
따라서 $\theta_1 = \theta_2$이다.

581 ×

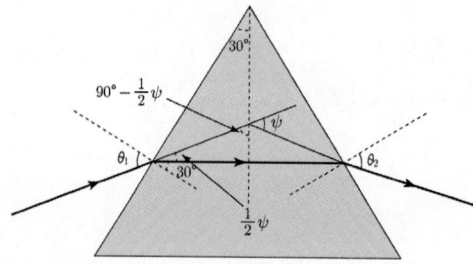

그림에서 $\theta_1 = 30° + \dfrac{\psi}{2}$이다.

582 ○

그림에서 유리의 굴절률은 $\dfrac{\sin\theta_1}{\sin 30°}$이다.

583 ×

그림에서 굴절률은 $\dfrac{\sin\theta_1}{\sin 30°} = \dfrac{\sin(30° + \dfrac{1}{2}\psi)}{\sin 30°} = \sqrt{2}$이다.

584 ×

굴절률 $= \dfrac{\sin(30° + \dfrac{1}{2}\psi)}{\sin 30°}$ 이기 때문에 굴절률이 감소하면 편향각(ψ)은 감소한다.

585 ○

파장을 감소시키면 굴절률이 증가하므로 굴절률 $= \dfrac{\sin\theta_1}{\sin 30°}$에서 θ_1이 증가한다.

IV. 파동과 빛 | 586-592

개념이론
Michelson 간섭계에서 광원에서 직진하는 빛과 거울에서 반사하는 빛의 경로차이에 의해 줄무늬 개수가 결정된다.

정답해설

586 ○
거울에서 매질이 소한 곳에서 밀한 곳으로 반사가 일어나므로 고정단반사이다.

587 ○
빛의 파장은 굴절률에 반비례하므로 공기에서 파장은 $\frac{\lambda}{n}$이다.

588 ○
공기의 굴절률을 n이라고 하면 길이 L인 관을 왕복하는 동안 빛의 파동수는 $N_1 = \frac{2L}{\lambda_n} = \frac{2Ln}{\lambda}$이다.

589 ×
진공의 굴절률이 1이므로 같은 방법으로 왕복하는 동안 파동수는 $N_2 = \frac{2L}{\lambda}$이다.

590 ○
진공펌프를 사용하여 공기를 천천히 뽑아 내는 동안 N개의 줄무늬 만큼 변화가 생겼으므로 $N_1 - N_2 = N$이다.
따라서 $N = \frac{2Ln}{\lambda} - \frac{2L}{\lambda} = \frac{2L}{\lambda}(n-1)$이다.

591 ○
식을 정리하면 $n = \frac{N\lambda}{2L} + 1$이다. 따라서 파장을 증가시키면 N은 감소한다.

592 ×
$n = \frac{N\lambda}{2L} + 1$이므로 L이 증가하면 N은 증가한다.

MEMO

V 전자기학

빠른답

V. 전자기학

593 ○	594 ×	595 ×	596 ○	597 ○	598 ○	599 ○	600 ×	601 ○	602 ×
603 ×	604 ○	605 ○	606 ×	607 ○	608 ○	609 ○	610 ○	611 ○	612 ○
613 ○	614 ×	615 ○	616 ×	617 ○	618 ○	619 ×	620 ○	621 ×	622 ○
623 ○	624 ○	625 ○	626 ×	627 ○	628 ○	629 ○	630 ○	631 ○	632 ○
633 ○	634 ○	635 ○	636 ○	637 ○	638 ○	639 ○	640 ○	641 ○	642 ○
643 ○	644 ○	645 ×	646 ○	647 ×	648 ○	649 ○	650 ○	651 ×	652 ○
653 ○	654 ○	655 ○	656 ×	657 ○	658 ○	659 ○	660 ○	661 ○	662 ○
663 ×	664 ○	665 ○	666 ○	667 ○	668 ○	669 ×	670 ○	671 ×	672 ○
673 ○	674 ○	675 ○	676 ○	677 ○	678 ○	679 ○	680 ○	681 ○	682 ○
683 ○	684 ×	685 ○	686 ○	687 ○	688 ○	689 ○	690 ×	691 ○	692 ×
693 ○	694 ×	695 ○	696 ○	697 ○	698 ○	699 ○	700 ○	701 ○	702 ○
703 ○	704 ×	705 ○	706 ○	707 ○	708 ○	709 ○	710 ○	711 ○	712 ○
713 ×	714 ○	715 ○	716 ○	717 ○	718 ○	719 ○	720 ○	721 ○	722 ○
723 ○	724 ○	725 ○	726 ○	727 ○	728 ×	729 ○	730 ○	731 ○	732 ×
733 ×	734 ○	735 ○	736 ○	737 ○	738 ○	739 ○	740 ○	741 ○	742 ○
743 ○	744 ×	745 ○	746 ○	747 ○	748 ○	749 ○	750 ○	751 ○	752 ○
753 ×	754 ○	755 ○	756 ○	757 ○	758 ○	759 ×	760 ×	761 ○	762 ○
763 ○	764 ○	765 ○	766 ○	767 ○	768 ○	769 ○	770 ○	771 ○	772 ○
773 ○	774 ○	775 ○	776 ○	777 ○	778 ○	779 ○	780 ○	781 ○	782 ○
783 ○	784 ○	785 ○	786 ○	787 ○	788 ○	789 ○	790 ○	791 ○	792 ○
793 ○	794 ○	795 ×	796 ○	797 ○	798 ○	799 ○	800 ○	801 ×	802 ○
803 ○	804 ○	805 ○	806 ○	807 ○	808 ○	809 ○	810 ○	811 ○	812 ○
813 ×	814 ○	815 ○	816 ○	817 ○	818 ○	819 ○	820 ○	821 ○	822 ○
823 ○	824 ○	825 ○	826 ○	827 ○	828 ○	829 ○	830 ○	831 ○	832 ○
833 ×	834 ×	835 ○	836 ○	837 ×	838 ×	839 ×	840 ○	841 ○	

V. 전자기학 | 593-597

개념이론

(가) 축전기의 전기 용량은 $C=\epsilon_0\dfrac{A}{b}$이다. (나)의 경우 전기장이 존재하는 영역이 $b-a$로 줄어들면서 전기 용량은 $\epsilon_0\dfrac{A}{b-a}$가 된다.

정답해설

593 ○

A는 금속 대전체이므로 중심에서 0.5 a만큼 떨어진 지점을 반지름으로 하는 구 모양의 가우스면을 그리면 내부의 전하량은 0이므로 전기장의 크기는 0이다.

594 ×

중심에서 1.5 a만큼 떨어진 지점을 반지름으로 하는 구 모양의 가우스면을 그리면 내부의 전하량은 $+q$이므로 전기장의 크기는 0이 아니다.

595 ×

도체 내부에서 전기장은 0이다. 따라서 금속 대전체 B의 내부에 대전되는 전하량은 $-q$이다.

596 ○

2.5 a만큼 떨어진 지점을 반지름으로 하는 구 모양의 가우스면을 그리면 내부의 전하량은 $+q+(-q)=0$이므로 전기장의 크기는 0이다.

597 ×

595에서 B의 안쪽 표면에 대전되는 전하량은 $-q$이므로 B의 바깥쪽 표면에 대전되는 전하량은 전체 전하량이 $+8q$가 되기 위해서 $+9q$이다. A 표면의 단위면적당 전하량은 $\dfrac{+q}{4\pi a^2}$이고, B의 바깥쪽 표면의 단위면적당 전하량은 $\dfrac{+9q}{4\pi(3a)^2}$이므로 서로 같다.

V. 전자기학 | 598-603

┃ 개념이론

고정되어 있는 점전하 A와 줄에 매달린 부도체 껍질 B가 거리 d만큼 떨어져 정지해 있는 것을 나타낸 것이다.

┃ 정답해설

598 ○

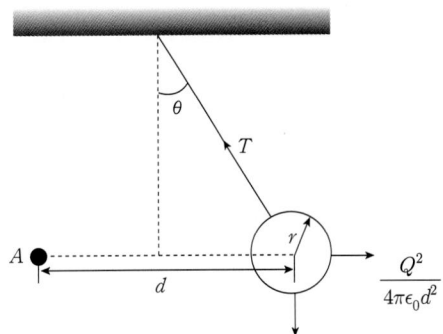

장력의 연직 성분이 중력과 같다. $T\cos\theta = mg$이다.

599 ○

전기력은 $T\sin\theta$와 같으므로 ㄱ에서 실의 장력에 대한 식을 적용하면 $mg\tan\theta$가 된다.

600 ×

B 내부에서 전기장의 크기는 알짜전하가 0이기 때문에 0이다.

601 ○

다른 조건은 같고 Q가 감소하면 전기력이 감소한다. 전기력은 $mg\tan\theta$이므로 θ가 감소한다. 따라서 d는 감소한다.

602 ×

다른 조건은 같고 r이 감소하여도 전기력에 변화가 없으므로 정지 상태를 유지하기 위한 Q도 변화가 없다.

603 ×

부도체인 B대신에 도체로 교체하면 아래 그림처럼 전하가 분포한다. 도체의 경우 자유전자의 이동으로 $+Q$가 구 표면에 고르게 분포하지 않고, A의 영향으로 A의 반대편으로 +전하가 더 몰리게 된다. 쿨롱의 힘은 $\dfrac{Q^2}{r^2}$에 비례하므로 +전하가 상대적으로 먼 거리에 위치한 도체에서 전기력이 작다. $F > F'$이므로 각 θ는 도체에서 부도체의 경우보다 더 작아진다.

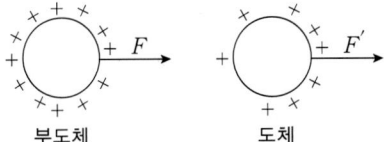

부도체   도체

V. 전자기학 | 604-609

개념이론
힘의 평형을 이루기 위해서는 물체에 작용하는 힘의 벡터적인 합이 0이 되어야한다. 만일 물체에 2가지의 힘이 작용하면 이 때 두 힘의 크기는 같고 방향은 반대여야 한다.

정답해설

604 ○

A에 의한 $x=1$에서 전하량이 $+3C$이고, 거리가 1이므로 가우스 법칙에 따라 전기장의 세기는 $\dfrac{3}{4\pi\epsilon_0}$이다.

605 ○

$x=3$인 지점에서 A에 의한 전위는 $-k\dfrac{3}{3}$, B에 의한 전위는 $+k\dfrac{2}{2}$이므로 이 둘의 합은 0이다.
$x=3$지점의 전위는 0이다.

606 ×

$x=3$인 위치에 양전하 q를 놓으면 쿨롱력 $F=k\dfrac{Qq}{r^2}$에 의해서 힘을 받게 되고, A에 의해서는 $+x$, B에 의해서도 $+x$ 방향으로 힘을 받는다. 전위가 0인 곳이 전기장의 세기가 0인 곳은 아니다.

607 ○

$x>5$인 영역에서는 A에 의해서 시험 점전하 $+1C$이 $-x$로 힘을 받고, B에 의해서는 같은 크기의 힘을 $+x$ 방향으로 받는 지점이 존재한다. ($k\dfrac{3}{x^2}=k\dfrac{2}{(x-5)^2}$인 x좌표)

608 ×

만일 점전하 B가 고정되지 않고 정지 상태로 놓여 있으면 $x=1$에서 B의 운동에너지는 전기적 위치에너지 차이와 같다.
따라서 운동에너지는 $-\dfrac{-6}{4\pi\epsilon_0}\left(\dfrac{1}{1}-\dfrac{1}{5}\right)=\dfrac{6}{5\pi\epsilon_0}$이다.

609 ○

$x=1$에서 전하량이 $-1C$전하가 $+x$방향으로 움직이다 $x=4$에서 순간적으로 멈추면 출발 시 운동에너지는 A와 B에 의한 전기적 위치에너지 차이와 같다. 따라서
$\dfrac{-3}{4\pi\epsilon_0}\left(\dfrac{1}{4}-\dfrac{1}{1}\right)+\dfrac{+2}{4\pi\epsilon_0}\left(\dfrac{1}{1}-\dfrac{1}{4}\right)=\dfrac{15}{16\pi\epsilon_0}$이다.

V. 전자기학 | 610-614

개념이론

균일한 전하 밀도를 가진 부도체 판이 만드는 전기장을 계산하기 위해서는 가우스면을 그려야 한다. 가우스면 안의 전하량 (Q)은 σA이므로 $\oint E \cdot dA = \dfrac{\sigma A}{\epsilon_0}$이다.

정답해설

610 ○

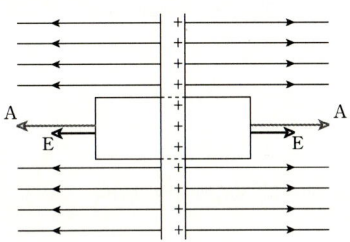

그림처럼 무한한 크기의 부도체 판에 가우스면을 그리면 가우스면 안의 전하량은 σA이므로 $\oint E \cdot dA = \dfrac{\sigma A}{\epsilon_0}$이다.

따라서 식을 정리하면 $EA + EA = \dfrac{\sigma A}{\epsilon_0}$이고, 이 $E = \dfrac{\sigma}{2\epsilon_0}$이다.

따라서 $z=1$에서 부도체 판에 의한 전기장의 크기는 $\dfrac{\sigma}{2\epsilon_0}$이다.

611 ✕

$z=2$에서 부도체 판에 의한 전기장의 크기는 $\dfrac{\sigma}{2\epsilon_0}$이다.

612 ○

점전하가 받는 힘의 크기는 $\dfrac{\sigma}{2\epsilon_0}q$이고 무한한 크기의 판이므로 전기장의 크기는 z와 관계없이 일정하다.

따라서 전기장이 한 일은 $W = F \cdot z = \dfrac{\sigma}{2\epsilon_0}qz$이다.

613 ○

점전하가 이동한 뒤 운동에너지는 점전하의 하는 일과 같기 때문에 $\dfrac{\sigma}{2\epsilon_0}qz$이다.

614 ✕

판에서 수직하게 z만큼 떨어진 지점에서 전기 퍼텐셜을 V라고 하면 $(V - V_0)q = -\dfrac{\sigma}{2\epsilon_0}qz$이므로 $V = V_0 - \dfrac{\sigma}{2\epsilon_0}z$이다.

V. 전자기학 | 615-621

▌개념이론
가우스 법칙과 내부의 알짜전하를 이용하여 전기장을 구할 수 있다.

▌정답해설

615 ○
가우스 법칙을 적용하면 부도체 구 내부에서 전기장의 세기는 거리가 r인 점에서 가우스 표면을 잡으면 $E4\pi r^2 = \frac{Q'}{\epsilon_0} = \frac{1}{\epsilon_0}(\frac{4\pi r^3/3}{4\pi R^3/3})Q$로 계산될 수 있다. Q'은 거리 r인 가우스 표면 내부에 있는 전하량이다. 따라서 전기장 E는 거리 r에 비례한다.

616 ×
$R<r<2R$에서 전기장의 세기는 가우스법칙에 의해 $E(4\pi r^2) = \frac{Q}{\epsilon_0}$이므로 거리의 제곱에 반비례하다.

617 ○
도체 내부에서는 전기장이 무조건 0이다. 따라서 도체 껍질인 $r=2R$과 $r=3R$에서의 전위는 같다. 전위의 차이가 생기면 전기장이 생기기 때문에 전기장이 0이라는 정보로 전위가 같다는 것을 추론할 수 있다.

618 ×

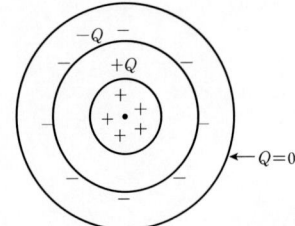

도체 내부에서 전기장이 0이므로 도체 껍질 내부의 임의의 점에서 가우스 표면을 잡았을 때 가우스 표면에 알짜전하가 0이어야 도체 내부에서 전기장이 0이다. 따라서 $r=2R$인 지점에 전하량 $-Q$가 모두 유도되어야 한다.

619 ×
$r=2R$인 지점에 전하량 $-Q$가 모두 유도되어야 하므로 $r=3R$인 지점에는 유도되는 전하량은 0이다.

620 ×
$r=4R$인 구 모양의 가우스 표면 내부의 알짜전하는 $Q+(-Q)=0$이다.

621 ×
$2R<r<3R$에서의 전기장은 0이므로 (도체 내부)$r=2.5R$에서의 전기장도 0이다.
$0<r<R$에서의 전기장 $E=\frac{Q}{4\pi\epsilon_0}\frac{r}{R^3}$이므로 $r=\frac{1}{2}R$에서의 전기장은 $E=\frac{Q}{8\pi\epsilon_0}\frac{1}{R^2}$이다.

V. 전자기학

▌ 개념이론

$x = \frac{l}{2}$ 일 때, 유전체가 없는 곳의 전기 용량은

$C_0 = \epsilon_0 \frac{A/2}{d}$ 이며, 유전체가 들어간 곳의 전기 용량은

$C_1 = \kappa\epsilon_0 \frac{A/2}{d}$ 이다.

▌ 정답해설

622 ○

유전 상수가 κ인 유전체가 축전기 절반을 차지하고 있는 것은 다음 그림처럼 병렬로 연결된 회로로 볼 수 있다. 극판의 면적을 A라 할 때 유전체가 들어가기 전의 전기 용량은 $C_0 = \epsilon_0 \frac{A}{d}$이다. 그림에서 유전체가 들어간 곳의 전기 용량은 $C_1 = \kappa\epsilon_0 \frac{A/2}{d} = \kappa\frac{C_0}{2}$이고, 유전체가 없는 축전기의 전기 용량은 $C_2 = \epsilon_0 \frac{A/2}{d} = \frac{C_0}{2}$이다. 두 축전기는 병렬연결되어 있으므로 전체 전기 용량은 $C = C_1 + C_2 = \frac{1}{2}(\kappa+1)C_0$이다.

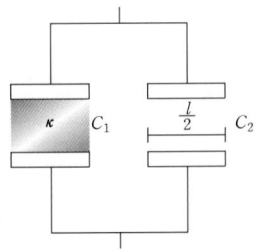

623 ○

$Q = CV$에서 Q는 변화가 없고 C는 증가하므로 V는 감소한다. 따라서 유전체가 들어가면서 유전체 내부 양단의 전위차는 들어가기 전보다 감소한다.

624 ×

전원이 제거된 상태에서 축전기 양단에 충전된 전하량은 일정하다. 어떠한 경우도 전하량이 외부로 이동할 수 없기 때문이다.

625 ○

$V = Ed$에서 V가 감소하고 d는 그대로 이므로 E는 감소한다.

626 ×

$U = \frac{Q^2}{2C}$에서 Q는 일정하고, C는 전보다 증가하였으므로 U는 유전체가 들어가기 전보다 감소한다.

627 ×

들어가기 전에 전기적 에너지가 들어간 후보다 크기 때문에 밀어 넣을 때 가해진 힘이 하는 일은 음(−)의 부호이다.

V. 전자기학 | 628-632

▌개념이론

$+q$로 대전된 전하 A는 $(-)$극판 방향으로 전기력을 받으며, $-q$로 대전된 전하 B는 $(+)$극판 방향으로 전기력을 받는다.

▌정답해설

628 ×

가속도의 크기는 $a = \dfrac{F}{m} = \dfrac{qE}{m}$이므로 질량에 반비례한다. 따라서 A의 가속도는 B의 2배이다.

629 ○

A의 가속도의 크기는 $a = \dfrac{F}{m} = \dfrac{qE}{m}$이므로 만날 때까지 A와 B가 이동한 거리의 합은 $\dfrac{1}{2}(\dfrac{qE}{m})t^2 + \dfrac{1}{2}(\dfrac{qE}{2m})t^2 = d$이다. 따라서 t에 관해 정리하면 $t = \sqrt{\dfrac{4md}{3qE}}$이다.

630 ○

A와 B가 만날 때까지 이동한 거리의 비는 $\dfrac{1}{2}(\dfrac{qE}{m})t^2 : \dfrac{1}{2}(\dfrac{qE}{2m})t^2 = 2:1$이므로 A가 이동한 거리는 $d \times (\dfrac{2}{1+2}) = \dfrac{2}{3}d$이다.

631 ○

전기장의 크기가 증가해도 A와 B의 가속도의 비 $\dfrac{qE}{m} : \dfrac{qE}{2m} = 2:1$이므로 이동한 거리의 비도 $2:1$이 된다. 따라서 A가 이동한 거리는 $\dfrac{2}{3}d$이므로 변하지 않는다.

632 ○

d가 감소해도 거리의 비는 $2:1$로 일정하다. 따라서 A와 B가 만날 때까지 A와 B가 이동한 거리의 비는 일정하다.

V. 전자기학 | 633-637

개념이론

전자는 (−) 부호를 띠며, (+) 극판 방향으로 전기력을 받는다. 중력은 작용하지 않으나 아래 방향으로 전기력을 받기 때문에 중력장에서의 비스듬히 쏘아 올린 물체와 유사한 운동을 한다.

정답해설

633 ○

전자가 받는 힘은 $F = ma = eE = e\dfrac{V}{d}$ 이다.

634 ○

$ma = \dfrac{eV}{d}$ 에서 도체판 내부의 전자의 가속도는 $\dfrac{eV}{md}$ 이다.

635 ○

비스듬히 던진 물체에 연직방향의 일정한 크기의 힘이 작용하기 때문에 전자는 포물선운동을 한다.

636 ○

중력장 포물체 운동과 유사하다. θ가 증가하면 전기력을 받는 방향의 속도 성분($v_0\sin\theta$)이 증가하므로 최고점 높이도 높아지고 운동 시간($\dfrac{2v_0\sin\theta}{a}$)도 늘어난다.

637 ○

$h = \dfrac{v_0^2\sin2\theta}{a}$ 가 성립한다. 같은 속력 v_0일 경우 $\theta = 45°$가 가장 멀리 운동하므로 $\theta = 45°$인 경우 $\theta = 45°$일 때 $h = \dfrac{v_0^2\sin2\theta}{a} = \dfrac{v_0^2}{a} = \dfrac{md}{eV}v_0^2$이 된다.

V. 전자기학

▎개념이론
전위는 (+) 전하에 가까울수록 큰 값을 갖는다.

▎정답해설

638 ×
전위는 방향을 갖는 물리량(벡터)이 아닌 스칼라 값이므로 논할 수 없다.

639 ×
판 하나가 주는 전기장의 세기는 $\frac{\sigma}{2\epsilon_0}$이고, 방향은 판에서 수직하게 멀어지는 방향이다. 따라서 a, b, c에서 전기장의 세기는 모두 $\frac{\sigma}{2\epsilon_0}\sqrt{2}$이다.
x 방향, y 방향의 전위가 더해진 결과이다.

640 ×
a에서 전기장의 방향은 $+x$ 방향과 $+y$ 방향이 더해진 x 축으로부터 45°의 각으로 원점에서 멀어지는 방향이다.

641 ○
무한 평면 판에서 생기는 전기장은 $\frac{\sigma}{2\epsilon_0}$이고, 거리와 상관없이 항상 같은 값이다. 전기장이 같을 경우 두 점 사이 (d)의 전위차는 $V=Ed$가 된다. 문제의 경우 두 판에 의한 전위를 합해야 각 점에서 전위가 된다. 따라서 판에서 가장 가까운 b의 전위가 가장 크다.

642 ○
a와 c에서의 전위는 각 판에서 떨어진 거리가 같으므로 같은 값을 갖는다.

V. 전자기학 | 643-647

개념이론

가우스의 법칙에 의해 거리 r에서의 전기장의 크기는 점전하 Q가 있을 때 전기장의 크기와 같으므로 $\dfrac{Q}{4\pi\epsilon_0 r^2}$이다.

$r<a$인 곳은 도체구 내부이므로 전기장은 무조건 0이다. 전기장이 r에 비례하는 것은 전하가 고르게 퍼져 있는 절연체 구의 경우이다.

정답해설

643 ○

전기 용량의 정의에 따라 $\dfrac{Q}{\Delta V}$이다.

644 ○

$\Delta V = V_a - V_b = -\int_b^a E \cdot dr$에서 $\Delta V = \dfrac{Q}{4\pi\epsilon_0}\left(\dfrac{1}{a} - \dfrac{1}{b}\right)$이다.

645 ×

$C = \dfrac{Q}{\Delta V} = \dfrac{4\pi\epsilon_0 ab}{b-a}$에서 Q와 관계없다.

646 ○

$C = \dfrac{Q}{\Delta V} = \dfrac{4\pi\epsilon_0 ab}{b-a}$에서 전기 용량은 a가 증가하면 증가한다.

647 ×

$C = \dfrac{Q}{\Delta V} = \dfrac{4\pi\epsilon_0 ab}{b-a}$에서 전기 용량은 b가 증가하면 감소한다.

V. 전자기학 | 648-653

| 개념이론

가우스 법칙과 내부의 알짜전하를 이용하여 전기장을 구할 수 있다.

| 정답해설

648 ○

금속 구의 내부에 반지름이 a인 구 모양의 가우스 면을 그리고 가우스 법칙을 사용하면,

$\oint E \cdot dA = \dfrac{q}{\epsilon_0}$ 이므로 $E_A \cdot (4\pi a^2) = \dfrac{q}{\epsilon_0}$ 에서 A점에서의 전기장은 $E_A = \dfrac{q}{4\pi\epsilon_0 a^2}$ 이다.

649 ×

도체구 내부에서 전기장이 0이되어야 하므로 내부 껍질에 대전된 전하량은 $-q$이다.

650 ○

전기적으로 중성이기 때문에 도체구 외부 껍질에 대전된 전하량은 $+q$이다.

651 ×

금속 구의 내부 껍질에 있는 전하량은 $-q$이므로 총 전하량은 0이다. 따라서 금속 구와 중심이 같고 점 B를 지나는 구 모양의 가우스면을 그리면 $\oint E_B \cdot dA = \dfrac{q'}{\epsilon_0}$ 인데 $q' = 0$이므로 $E_B = 0$이다.

652 ○

그림처럼 금속 구의 내부 껍질에 있는 전하량은 $-q$이므로 점전하 q와 내부 껍질의 전하량의 합은 0이다. 따라서 금속 구와 중심이 같고 점 C를 지나는 구 모양의 가우스 면을 그리면,

$\oint E \cdot dA = E_C \cdot 4\pi c^2 = \dfrac{q}{\epsilon_0}$ 이므로 $E_C = \dfrac{q}{4\pi\epsilon_0 c^2}$ 이다. 따라서 전위는 $-\displaystyle\int_\infty^c \dfrac{q}{4\pi\epsilon_0 r^2} dr = \dfrac{q}{4\pi\epsilon_0 c}$ 이다.

653 ×

도체 내부에서 전기장은 0이므로 전위는 도체구 표면에서의 전위와 같다.

V. 전자기학 | 654-658

┃ 개념이론

음(-)으로 대전된 운동전하는 운동 방향과 반대되는 방향으로 전기력을 받는다. 따라서 운동하면서 운동에너지는 점차 감소하며 전기적 위치에너지가 증가한다.

┃ 정답해설

654 ○

A점에서 B점으로 이동하는 동안 운동전하는 이동방향과 반대방향의 알짜힘을 받는다. 따라서 운동전하는 음(-) 의 일을 한다.

655 ×

전기장은 A점에서 B점 방향이고, A점에서 B점으로 가는 동안 음(-)으로 대전된 운동전하가 받는 힘은 전기력이고, 방향은 전기장의 반대이다. 따라서 A점에서 B점으로 갈수록 운동전하의 속력은 계속 감소하여 v_0보다 점점 작아진다.

656 ×

운동전하의 가속도 a의 크기는 $\frac{qE}{m}$이고, 전기장의 세기는 단위면적당 전기력선의 수이다. A점에서 O점으로 갈수록 전기장 E의 세기는 감소하고, O점에서 B점으로 갈수록 전기장 E의 세기는 증가한다. 따라서 가속도의 크기는 O점까지는 감소하다가 O점 이후부터는 다시 증가한다.

657 ○

양전하에서 음전하로 갈수록 전위는 감소하나, 운동전하는 음(-)전하이므로 전기력에 의한 위치에너지는 증가한다.

658 ○

역학적에너지 보존의 법칙으로부터 $\frac{1}{2}mv_0^2 - \frac{Qq}{4\pi\epsilon_0 d} + \frac{Qq}{4\pi\epsilon_0 3d} = 0 - \frac{Qq}{4\pi\epsilon_0 3d} + \frac{Qq}{4\pi\epsilon_0 d}$

이므로 $v_0 = \sqrt{\frac{2Qq}{3\pi\epsilon_0 dm}}$ 이다.

V. 전자기학 | 659-664

개념이론
저항과 축전기의 병렬 연결 상황이다.

정답해설

659 ○
모든 전기 장치가 병렬로 연결되었기 때문에 저항 R에 걸리는 전압은 축전기 C에 걸리는 전압과 같다.

660 ○
병렬회로에서 저항에 반비례하여 전류가 흐르므로 R에 흐르는 전류의 세기는 $2R$에 흐르는 전류보다 2배 크다.

661 ×
축전기 양단의 전위차 V가 같으므로 $Q=CV$에 의해 전기 용량에 비례하여 전하량이 충전된다.

662 ×
축전기에 충전된 전기적 위치에너지는
$U=\frac{1}{2}CV^2$의 관계가 있으므로 전기 용량 C에 비례하여 저장된 에너지가 결정된다. 따라서 $2C$에 저장된 에너지가 C보다 2배 크다.

663 ×
축전기에 대전된 전하량이 0이고 스위치를 닫은 직후 전류는 모두 저항이 0인 축전기로 흐르기 때문에 저항 R에 흐르는 전류는 0이다.

664 ○
시간 상수(τ)의 정의에 따라 저항 R과 축전기 C가 전지에 직렬로 연결되면 시간 상수(τ)는 RC이다.

V. 전자기학 | 665-669

개념이론

스위치가 닫힌 후 충분한 시간이 지나면 축전기에 $=CV$ 만큼의 전하가 충전되며, 스위치가 열린 직후부터 축전기에 저장된 전하가 서서히 방전된다.

정답해설

665 ○

$t=0$일 때 대전된 전하량은 0이므로 축전기 양단의 전위차는 $0V$이다.

666 ○

스위치를 연결한 직후 전류가 5A이므로 저항은 2Ω이다. 스위치를 연결한 직후 축전기에는 전하가 쌓이지 못하고 모든 전류는 저항을 통과하기 때문이다.

667 ○

RC 회로에서 전류는 $I=I_0 e^{-\frac{t}{RC}}$이다. 전류가 3A일 때 $3=5e^{-\frac{t}{RC}}$에서 $e^{-\frac{t}{RC}}=\frac{3}{5}$이므로 전하량은 $q=C\varepsilon(1-e^{-\frac{t}{RC}})$에서 $q=20\mu C$이다.

668 ○

축전기의 전기에너지는 $\frac{1}{2}\frac{q^2}{C}$에서 $4\times 10^{-5} J$이다.

669 ×

완전 충전된 후 전하량은 $C\varepsilon$과 관계되므로 저항과는 상관이 없다.

V. 전자기학 | 670-675

▌개념이론

축전기가 병렬로 연결되면 축전기에 걸리는 전압은 같고 대전되는 전하량은 축전기의 전기 용량에 비례한다. 하지만 축전기가 직렬로 연결되면 축전기에 대전되는 전하량은 같고, 걸리는 전압은 축전기의 전기 용량에 반비례한다.

▌정답해설

670 ×

스위치를 1에 연결하는 순간 축전기를 대전하기 위해 전류가 흐른다.

671 ×

스위치를 1에 연결하면 축전기가 병렬연결되기 때문에 합성 전기 용량이 $2C$이다. 따라서 회로의 시간상수는 $2RC$이다.

672 ○

스위치를 2에 연결하는 순간 축전기를 대전하기 위해 전류가 흐르지만 저항이 도선과 병렬로 연결되어 있으므로 모든 전류는 도선으로 흐르게 된다. 따라서 스위치를 2에 연결하는 순간 저항에 흐르는 전류는 0이다.

673 ○

스위치를 2에 연결하고 오랜 시간이 지나면 축전기에 전류가 흐르지 않는다. 따라서 저항에 흐르는 전류는 0이다.

674 ×

스위치를 2에 연결하고 오랜 시간이 지나면 축전기에 저장되는 전기에너지는 $\frac{1}{2}CV^2$이고, 그 동안 저항에서 소모된 전기에너지는 전류가 흐르지 않기 때문에 0이다. 따라서 서로 같지 않다.

675 ○

스위치를 1에 연결하고 오랜 시간이 지나면 축전기는 충분히 대전되어 있고 병렬연결이다. 그리고 각 축전기에 걸리는 전압은 V로 같다. 따라서 하나의 축전기에 대전되는 전하량은 CV이므로 두 축전기에 대전되는 전하량의 합은 $2CV$이다.

V. 전자기학 | 676-682

개념이론
전위차계의 핵심적인 내용이 담긴 실험에 대한 문제이다. 검류계의 눈금이 0이 될 때, a점과 b점의 전위차가 같다는 것이 핵심이다.

정답해설

676 ✕
검류계의 바늘이 0이 되는 지점이므로 전류가 흐르지 않는다. 따라서 두 지점의 전위는 같다.

677 ✕
검류계의 눈금이 0이 된다는 것은 a점과 b점의 전위가 같다는 것을 의미한다. 따라서 cb 사이의 전위차와 ca 사이의 전위차가 같고, bd 사이의 전위차와 ad 사이의 전위차가 같다. 또한 cb 사이의 전위차와 bd 사이의 전위차 비율이 ca 사이의 전위차와 ad 사이의 전위차 비율과 같아야 ab 사이의 전위차가 없게 된다. 따라서 $V_{cb} : V_{bd} = V_{ca} : V_{ad}$이므로 c점과 d점 사이의 전위차는 a점과 d점 사이의 전위차보다 크다.

678 ✕
$V_{cb} : V_{bd} = V_{ca} : V_{ad}$이고, $l_1 > l_2$이므로 c점과 b점 사이의 전위차는 b점과 d점 사이의 전위차보다 크다.

679 ◯
$V_{cb} : V_{bd} = V_{ca} : V_{ad}$이므로 b점과 d점 사이의 전위차는 a점과 d점 사이의 전위차와 같다.

680 ◯
c점과 a점 사이의 전위차와 b점과 d점 사이의 전위차의 합은 전체 전압이므로 전지의 전압(E)과 같다.

681 ◯
$l_1 : l_2 = R_k : R_x$를 만족하므로 $R_x = \dfrac{l_2}{l_1} R_k$이다.

682 ✕
$R_x = \dfrac{l_2}{l_1} R_k$이고, $l_1 > l_2$이므로 $R_x < R_k$이다.

V. 전자기학

개념이론
축전기를 완전히 충전시킨 후 스위치를 p에 연결하면 축전기와 코일만 존재하는 LC 회로가 된다.

정답해설

683 ◯

LC 진동에서 전하량 q는 $\dfrac{d^2q}{dt^2}=-\dfrac{1}{LC}q$를 만족한다. 여기서 각진동수는 $\omega=\dfrac{1}{\sqrt{LC}}$이 된다.

따라서 $T=\dfrac{2\pi}{\omega}=2\pi\sqrt{LC}$이다.

684 ✕

전기에너지와 자기에너지를 합한 전체 에너지는 $U=U_E+U_B=\dfrac{1}{2}CV^2+\dfrac{1}{2}Li^2$이다. 축전기의 전하량 q가 가장 크면 U_E가 최댓값을 가지므로 $U_B=0$이 되어 코일에 흐르는 전류는 0이다.

한편, 전류 $i=\dfrac{dq}{dt}$이므로 t_2에서 $i=0$이 된다.

685 ✕

t_1일 때 축전기에 저장된 전하량이 0이므로 축전기에 저장되는 전기에너지는 최소이다.

686 ◯

t_3일 때 축전기에 대전되는 전하량이 0이므로 흐르는 전류가 최대이다. 따라서 코일에 저장되는 자기에너지가 최대이다.

687 ◯

축전기에 저장되는 전기에너지 최댓값은 전하량이 최대인 Q_0일 때이므로 $\dfrac{Q_0^2}{2C}$이다.

688 ◯

코일에 저장된 자기에너지의 최댓값은 전류가 최대일 경우 $U_B=\dfrac{1}{2}Li^2$이다. LC에서는 전자기적 에너지 손실이 없는 단진동이므로 최초 축전기에 충전된 전기에너지와 같다.

따라서 $U_B=U_{E\max}=\dfrac{1}{2}CV^2$이다.

V. 전자기학 | 689-695

개념이론

RC 회로에서 스위치를 닫고 오랜 시간 방치하면 축전기에는 전하가 완전히 충전되어 전류가 흐르지 않으나 저항에는 전류가 흐른다.

정답해설

689 ×

전류계가 있는 곳에는 축전기가 위치하여 스위치를 닫고 오랜 시간이 흐르면 축전기에 전하가 완전 충전되어 더 이상 전류가 흐르지 않는다.

690 ×

R_1에 걸리는 전압은 직렬연결이므로 저항에 비례한다. 따라서 $30V \times \dfrac{40}{50} = 24V$이다.

691 ○

R_2에 흐르는 전류는 전체 전류와 같다. 합성저항이 50Ω이고, 전체 전압이 $30V$이므로 흐르는 전류는 $0.6A$이다.

692 ×

충전된 전하량은 전압비가 $1:4$이고, 전기 용량 비가 $2:1$이므로 C_1에서가 C_2에서의 2배이다.

693 ○

C_1에 걸리는 전위차는 전류가 R_1, R_2를 각각 통과하므로 R_2에 걸리는 전압과 같다. 따라서 C_1에 걸리는 전위차는 $6V$이다. 전하량은 $Q_1 = C_1 V = 10\mu \cdot 6V = 60\mu C$이다.

694 ×

$U = \dfrac{1}{2}CV^2$이다. $U_1 : U_2 = C_1 V_1^2 : C_2 V_2^2$이다. $V_1 : V_2 = 1:4$이고, $C_1 : C_2 = 2:1$이므로 $U_1 < U_2$의 관계가 성립한다.

695 ○

축전기에 대전된 전하량은 0이고, 스위치를 닫은 직 후라면 축전기의 저항을 0으로 생각할 수 있기 때문에 모든 전류가 축전기쪽으로 흐른다. 따라서 R_1에 흐르는 전류는 0이다.

V. 전자기학

개념이론

RL 회로의 스위치를 닫은 직후 코일에서 역기전력이 발생하여 저항에 걸리는 전압이 감소하지만, 시간이 지나면 외부 전압 V가 그대로 저항 양단에 걸린다.

정답해설

696 ○

(나)에서 시간이 오래 흐르면 코일을 통과하는 전류 변화 $\frac{di}{dt}$도 점점 감소하여 코일에서 유도 기전력이 발생하지 않는다. 따라서 외부 전압 V가 그대로 저항 양단에 걸린다.

697 ✕

$t = t_0$에서 전류가 점점 증가하고 있으므로 코일에서는 역기전력을 만들어 전류의 흐름을 방해하게 된다. 이때 b의 전위는 c보다 높게 된다.

698 ○

(나)에서 $t = t_0$일 때 코일에 걸리는 전압 전체 전압에서 저항에 걸리는 전압의 차이다. 따라서 $V_{bc} = V - v_0$이다.

699 ✕

(나)에서 $t = t_0$일 때 코일에 흐르는 전류는 직렬연결이므로 저항에 흐르는 전류와 같다. 따라서 $\frac{v_0}{R}$이다.

700 ○

(나)에서 오랜 시간이 지난 후 코일에 저장된 자기에너지는 흐르는 전류가 $\frac{V}{R}$이므로 $\frac{1}{2}L(\frac{V}{R})^2$이다.

701 ✕

코일의 유도 계수(L)이 증가한다는 것은 유도 기전력(역기전력)의 더 크게 작용한다는 것을 의미한다. 따라서 전류가 전보다 더 천천히 흐르게 하는 역할을 하므로 t_0일 때 V_{ab}는 전보다 작아진다. 시간 상수 $\gamma = \frac{L}{R}$이 클수록 그래프는 완만하게 증가한다.

V. 전자기학 | 702-706

▎ 개념이론

나무 원통이 경사면에서 정지해 있으므로 자기력과 마찰력에 의한 돌림힘이 평형을 이루는 상태이다.

▎ 정답해설

702 ○
경사면에서 정지 상태를 유지하므로 나무 원통에 작용하는 알짜힘은 0이다.

703 ○
경사면에서 정지 상태를 유지하므로 원통 중심을 회전 중심으로 할 때 알짜 토크는 0이다.

704 ×
나무 원통이 미끄러지지 않고 정지하기 위해서는 자기력에 의한 토크와 마찰력에 의한 토크가 같아야 한다. 따라서 원통의 밑면과 윗면에 감긴 도선은 힘의 방향 때문에 원통의 토크에 영향을 주지 않고 그림처럼 원통의 옆면에 감긴 도선만이 자기력에 의한 토크의 크기와 같다.
따라서 자기력은 $F=BiL$이고 모멘트의 팔이 $R\sin\theta$이므로 자기력에 의한 토크의 크기는 $2NBiLR\sin\theta$이다.

705 ○
마찰력에 의한 토크는 운동 방정식과 $mg\sin\theta - f = ma$, $a=0$이므로 $f = mg\sin\theta$이다.

706 ×
원통의 회전관성을 I라고 할 때 토크에 관한 식 $f \cdot R - 2NBiLR\sin\theta = I\alpha$에서 $\alpha=0$이므로
$i = \dfrac{mgR\sin\theta}{2NBLR\sin\theta} = \dfrac{mg}{2NBL}$이다.

V. 전자기학 | 707-711

▌개념이론

폐곡선이므로 Ampere 법칙을 적용할 수 있다.

▌정답해설

707 ×

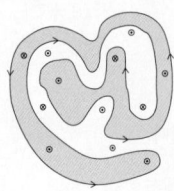

그림에서 짙은 색으로 표시된 폐곡선 안에 있는 도선은 6개이다.

708 ○

닫혀진 경로이기 때문에 Ampere 법칙을 적용할 수 있다.

709 ×

나오는 방향의 도선은 4개이고 들어가는 방향의 도선은 2개이므로 $\oint B \cdot ds$는 양수이다.

710 ○

Ampere 법칙에 의해 $\oint B \cdot ds = \mu_0(4i - 2i)$이므로 $\oint B \cdot ds$의 값은 $2\mu_0 i$이다.

711 ×

만일 닫혀진 경로에 반대 방향으로 따라 갈 때 $\oint B \cdot ds = \mu_0(-4i + 2i) = -2\mu_0 i$이다.

V. 전자기학 | 712-716

▎개념이론

(다)의 질량 분석기에서 원운동 반지름은 $R=\dfrac{mv}{qB_0}$ 을 만족한다.

▎정답해설

712 ×

(가) 내부의 전기장은 $\dfrac{V}{d}$로 일정하다. 따라서 입자가 받는 힘은 $\sum F=ma=q\dfrac{V}{d}$ 이므로 가속도 a는 $\dfrac{qV}{md}$ 이다.

713 ×

(나)에서 입자에 작용하는 알짜힘은 등속 직선운동을 하기 때문에 0이다.

714 ×

(나)에서 자기장은 지면을 뚫고 나오고 있으므로 자기장에 의한 입자가 받는 힘은 Ⅰ에서 Ⅱ의 방향이다. 따라서 전기장에 의한 힘은 Ⅱ에서 Ⅰ로 받아야 한다. 전기장의 방향은 Ⅱ에서 Ⅰ의 방향이다.

715 ○

(다)에서 작용하는 알짜힘은 자기력이고 구심력으로 작용한다.

716 ○

(다)에서 입자는 진행 방향에 수직인 힘을 받아 등속 원운동한다. 구심력은 로렌츠 힘으로 주어지는데 그 관계는 다음과 같다. $qvB=m\dfrac{v^2}{R}$ 이다. 또한 입자의 진입 속력 v는 (가) 영역에서 확인할 수 있다. ((나) 영역의 입자는 등속 운동하므로 (다) 영역에 들어가는 입자의 속력은 (가) 영역에서 확인한다.) (가) 영역에서 입자의 위치에너지 감소량만큼 운동에너지를 갖기 때문이다. $\dfrac{1}{2}mv^2=qV$. 두 식을 연립하면 반지름 R은 $\sqrt{\dfrac{2mV}{qB^2}}$ 이다.

V. 전자기학 | 717-723

▌개념이론

도체 막대의 회전으로 도체 내부의 전자가 자기력을 받아 불균등하게 분포하게 된다.

▌정답해설

717 ○

O점과 p점 사이의 전자는 O점 방향으로 힘을 받기 때문에 전위는 O점보다 p점이 높다.

718 ○

유도되는 기전력은 $V = \int dV = \int_0^L B\omega l dl = \frac{1}{2}B\omega L^2$이 된다.

따라서 p점에 유도되는 기전력은 $V_p = \frac{1}{2}B\omega L^2$이고, $V_q = \frac{1}{2}B\omega(2L)^2$이 된다. 전위는 p점보다 q점이 높다.

719 ×

q점에서 각속력은 ω이고 회전반경이 $2L$이므로 선속력은 $2\omega L$이다.

720 ○

막대의 회전 중심에 대한 회전 관성은 $\frac{1}{12}m(3L)^2 + m(\frac{L}{2})^2 = mL^2$이다. 따라서 도체 막대의 각운동량은 $mL^2\omega$이다.

721 ○

p와 q 사이의 전위차는 $V_q - V_p = \frac{3}{2}B\omega L^2$이다.

722 ○

만일 각속력이 반대 방향이면 전자는 p점 방향으로 힘을 받기 때문에 전위는 O점이 p점보다 높다.

723 ○

만일 자기장의 방향이 반대이면 전자는 p점 방향으로 힘을 받기 때문에 전위는 O점이 p점보다 높다.

V. 전자기학 | 724-728

┃ 개념이론

앙페르 법칙에 의해 $\oint B dl = \mu_0 I_{end}$을 만족한다.

┃ 정답해설

724 ○

전류가 지면을 뚫고 들어가는 방향으로 흐르고 있으므로 P점에서 자기장의 방향은 $-y$방향이다.

725 ○

그 고리 안의 전류가 없으므로 알짜 전류는 0이다.

726 ○

앙페르 법칙에 의해 $\oint B dl = \mu_0 I_{end}$에서 앙페르 고리를 만들고 그 고리 안의 전류 I_{end}이 없으므로 $r<a$에서 자기장의 세기는 0이다.

727 ○

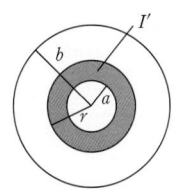

전류가 균일하게 흐르므로 $a<r<b$인 지점에 앙페르 고리를 잡으면 그 고리 안에 들어있는 전류의 세기 I'은 단면적에 비례한다.

그림에서 $I' = \dfrac{A'}{A} I_0 = \dfrac{\pi(r^2-a^2)}{\pi(b^2-a^2)} I_0$를 계산할 수 있다.

728 ×

앙페르 법칙을 적용하면 $B 2\pi r = \mu_0 \left(\dfrac{r^2-a^2}{b^2-a^2} \right) I_0$이 된다. 따라서 자기장은 $B = \dfrac{\mu_0}{2\pi} \dfrac{(r^2-a^2) I_0}{(b^2-a^2) r}$이다.

V. 전자기학 | 729-733

┃ 개념이론

원형 도선에 의한 자기장의 크기는 반지름의 제곱에 비례한다. ($B_0 \propto \dfrac{1}{r^2}$)

┃ 정답해설

729 ○

전자가 움직이고 있으므로 전류는 전자의 움직임과 반대 방향으로 흐른 셈이므로 자기장은 위쪽 방향으로 형성된다.

730 ○

전류는 $i=\dfrac{q}{t}$ 이므로 $i=ef=e\dfrac{v}{2\pi r}$ 가 된다.

731 ○

전류의 크기는 $i=ef=e\dfrac{v}{2\pi r}$ 이므로 반지름이 큰 B가 A보다 작다.

732 ×

원형 도선에 의한 자기장의 크기는 $B_0=\dfrac{\mu_0}{2}\dfrac{i}{3r}=\dfrac{\mu_0}{2}\dfrac{ev}{2\pi 3r}\dfrac{1}{3r}$ 이다.

733 ×

$B_0 \propto \dfrac{1}{r^2}$ 이다. r이 $1:3$이므로 B_0은 $9:1$이다.

V. 전자기학 | 734-739

▌개념이론

질량 분석기에서 원운동 반지름은 $R = \dfrac{mv}{qB_0}$ 을 만족한다.

▌정답해설

734 ○

가속 전압 V에 의해 전자는 eV의 위치에너지를 점점 감소시켜 운동에너지 $\dfrac{1}{2}mv^2$을 증가시킨다. 여기서 $v = \sqrt{\dfrac{2eV}{m}}$ 이다.

735 ○

구심력은 $F = evB = m\dfrac{v^2}{R}$ 이므로 $R = \dfrac{mv}{Be}$ 가 된다.

따라서 다른 조건은 일정하고 질량이 증가하면 반지름은 증가한다.

736 ○

$R = \dfrac{mv}{Be}$ 이므로 다른 조건은 일정하고 속력이 증가하면 자기장의 크기는 증가한다.

737 ○

$R = \dfrac{mv}{Be}$ 이므로 다른 조건은 일정하고 자기장의 크기를 감소시키면 반지름은 증가한다.

738 ✕

전압 V를 증가시키면 자기장 영역에 진입하는 v가 증가한다. 자기장 영역에서 전자의 운동 시간은 그림처럼 반원을 운동하여 자기장 영역을 빠져나갈 경우 시간을 T라 하면 $T = \dfrac{\pi R}{v} = \dfrac{\pi m}{Be}$ 가 되어 속력 v와 상관없다. 속력 v가 증가하면 R은 증가하지만 T는 변화가 없는 것을 주의한다.

739 ○

$T = \dfrac{\pi R}{v} = \dfrac{\pi m}{Be}$ 이므로 질량을 증가시키면 전자가 자기장을 영역을 통과하는 시간도 증가한다.

V. 전자기학 | 740-744

▌개념이론

플레밍의 왼손법칙을 적용하여 반원 도선이 자기장 영역에서 받는 자기력의 방향을 판단할 수 있다.

▌정답해설

740 ✕

플레밍의 왼손법칙에 의해 반원의 아주 작은 부분(dl)이 받는 자기력의 방향은 원의 중심과 반대방향이다.

741 ✕

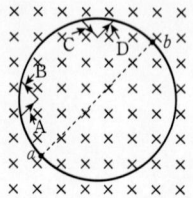

반원의 도선을 그림처럼 지름과 평행하거나 수직한 모양의 작은 계단 모양으로 나타내면(그림에서는 편의상 일부분만 표현하였다.) A와 D에 작용하는 힘은 $+y$ 축에서 45° 회전한 방향의 힘이 작용한다.

742 ✕

B와 C에 작용하는 힘은 서로 반대 방향이므로 상쇄된다. 따라서 a에서 b로 반원 모양의 전류가 흐르면 a와 b를 직선으로 연결한 길이에 해당하는 힘을 도선이 받고 그 방향은 $+y$ 축에서 45° 회전한 방향이다. 따라서 a와 b를 직선으로 연결한 길이에 해당하는 힘을 받기 때문에 힘의 크기는 $Bi(2R)$이다.

743 ○

원형 모양의 전류가 흐르면 연결한 길이가 0이므로 힘도 0이다.

744 ✕

만일 전류의 방향이 반대이면 도선이 받는 힘의 방향은 $-y$ 축에서 45° 회전한 방향이다.

V. 전자기학 | 745-750

▍개념이론

각 도선이 받는 힘(F_B)은 다른 도선이 만드는 자기장 B와 도선에 흐르는 전류 I로 계산할 수 있다.

▍정답해설

745 ○

같은 방향으로 전류가 흐르고 있으므로 도선 4에 의한 도선 1의 자기력은 $+x$ 방향이다.

746 ○

도선 4에 의해 도선 1위치에서 형성되는 자기장의 세기는 암페르법칙에 따라 $\dfrac{\mu_0 I_0}{2\pi a}$이다.

747 ○

도선 1이 도선 4와 도선 2에 의해 받는 자기력의 크기는 위치만 다르고 떨어진 거리와 흐르는 전류가 같기 때문에 서로 같다.

748 ×

도선 1이 C점의 전류에 의해 힘의 평형을 유지하려면 도선 1과 도선 3 사이에는 척력이 작용해야 한다. 따라서 도선 3의 전류 방향은 도선 1과 반대이다.

749 ○

도선 2가 도선 1에 작용하는 자기장을 B라고 하면 도선 2와 도선 4가 도선 1에 작용하는 자기장의 벡터 합은 $\sqrt{2}\,B$이다. 도선 3이 도선 1에 작용하는 자기장은 크기가 $\sqrt{2}\,B$이고 방향은 반대이어야 하므로 도선 3에 흐르는 전류는 $2I_0$가 된다. (도선 1과 도선 3의 거리는 $\sqrt{2}\,a$이다.)

750 ×

만일 도선 4와 도선 2의 전류방향이 $-z$방향이면 도선 4와 도선 2에 의해 받는 자기력의 합력도 반대 방향이다. 따라서 도선 3의 전류의 방향은 $+z$이다.

V. 전자기학 | 751-755

▌개념이론

RLC 직렬 교류 회로이다.

▌정답해설

751 ○

저항에 걸리는 실효 전압은 30V이고 실효전류는 1A이므로 $R=30\Omega$이다.

752 ×

$\frac{1}{\omega C} = 40\Omega$이고, $\omega L = 80\Omega$이므로 두 식을 연립하면 $\frac{L}{C} = 3200$이다.

753 ×

교류 전원에 대한 각 소자의 전압은 위상차가 있는 전압이므로 단순 합산을 하면 안되고 전체 전압 $V = \sqrt{V_R^2 + (V_L - V_C)^2}$ 의 공식을 활용한다. 대입하면 전체 전압은 50V이다.

754 ○

주어진 상황에서 $V_L > V_C$는 $X_L > X_C$를 의미한다. (전압=전류×리액턴스) 즉, 유도리액턴스 $X_L = 2\pi f L$과 용량리액턴스 $X_C = \frac{1}{2\pi f C}$을 대입하여 정리하면 $f > \frac{1}{2\pi \sqrt{LC}}$이다. 즉, 현재 교류전원의 주파수는 공명주파수보다 큰 상황이다.

755 ○

현재 회로에서 저항에 걸린 실효값이 30V이지만 주파수 f가 공명주파수에 일치하면 $V_L = V_C$이 되어 $V = \sqrt{V_R^2 + (V_L - V_C)^2}$ 서 볼 수 있듯이 전체 전압 교류 전압 $V = V_R = 50V$가 된다. 회로의 소비전력 $P = \frac{V_R^2}{R}$ 임을 사용하면 저항에 걸린 전압이 이전에 비해서 $\frac{5}{3}$ 배 증가하므로 소비전력은 그것의 제곱에 해당하는 $\frac{25}{9}$배인 최대 소비전력이 형성된다.

V. 전자기학 | 756-761

개념이론

RLC 직렬 교류 회로이다.

정답해설

756 ✕

스위치를 A에 연결하면 회로의 임피던스가 R보다 크게 된다. 따라서 스위치는 A에 연결하면 B에 연결한 것보다 전류가 작다.

757 ○

교류 전원의 각진동수가 $\dfrac{1}{\sqrt{2LC}}$ 이므로 스위치를 B에 연결해야 회로의 임피던스가 가장 작고, 전류가 가장 크다. 이때 임피던스는 R이다.

758 ○

스위치를 A에 연결했을 때 회로의 고유 각진동수는 $\dfrac{1}{\sqrt{LC}}$ 이다. 따라서 고유 각진동수 보다 작은 각진동수 이므로 임피던스는 R보다 크다.

759 ✕

회로 전체의 소비전력은 $P = I^2 R$로 회로의 전류와 관계된다. 축전기와 코일에서는 에너지를 소비하지 않는다. 따라서 B에 연결해야 A보다 전류가 더 크므로 소비전력도 마찬가지다.

760 ✕

스위치를 A에 연결한 경우 회로의 고유 각진동수는 $\dfrac{1}{\sqrt{LC}}$ 이다. 따라서 $\dfrac{1}{\sqrt{2LC}}$ 인 각진동수를 감소시키면 임피던스가 증가하므로 회로에 흐르는 전류가 감소하고 전체의 소비 전력은 감소한다.

761 ✕

만일 스위치를 하나 더 추가하여 A와 B를 모두 연결하면(L과 $2L$이 회로에 병렬 연결되면) 합성 자체유도계수는 $\dfrac{1}{L_{eq}} = \dfrac{1}{L} + \dfrac{1}{2L}$ 에서 $L_{eq} = \dfrac{2L}{3}$ 이다. 따라서 고유 각진동수는 $\dfrac{1}{\sqrt{3LC}}$ 이 아니다.

V. 전자기학 | 762-766

┃ 개념이론

자기선속이 시간에 따라 일정하게 증가하고 있으므로 원형 도선에 유도 전류가 흐를 것이다.

┃ 정답해설

762 ○

지면을 뚫고 나오는 자기선속이 증가하고 있으므로 렌츠의 법칙에 의해 지면을 뚫고 들어가는 자기장이 생성되어야 한다. 따라서 유도 전류는 시계 방향이다.

763 ○

시간 t_0일 때 자기장의 크기가 B_0이므로 원형도선의 자속은 $\pi a^2 B_0$이다.

764 ×

시간 $\frac{t_0}{2}$일 때 원형도선의 단위 시간당 자속 변화는 $\frac{A \Delta B}{\Delta t} = \frac{AB_0}{t_0} = \frac{\pi a^2 B_0}{t_0}$이다.

765 ○

유도 기전력은 $\epsilon = -\frac{A \Delta B}{\Delta t} = -\frac{AB_0}{t_0}$이다. 자기장 영역의 면적이 $A = \pi a^2$이므로 유도기전력의 크기는 $\frac{\pi a^2 B_0}{t_0}$이다.

766 ×

전구의 밝기는 시간당 소모되는 전기에너지인 전력을 뜻하므로 이것을 확인하면 된다.

$P = IV = I^2 R$이므로 전류의 제곱에 비례하는데 유도 전류는 $\frac{\pi a^2 B_0}{Rt_0}$로 일정한 값이다.

따라서 밝기는 일정하다.

V. 전자기학 | 767-773

▎ 개념이론

RLC 직렬 교류 회로이다.

▎ 정답해설

767 ○

합성 전기 용량이 $\frac{C}{2}$이고, 임피던스는 $Z=\sqrt{R^2+(\omega L-\frac{2}{\omega C})^2}$ 이므로 전류의 진폭이 최대가 되기 위해서 $\omega L-\frac{2}{\omega C}=0$이어야 한다. 따라서 전류의 진폭이 최대가 되기 위한 각진동수(ω)는 $\sqrt{\frac{2}{LC}}$ 이다.

768 ×

직렬연결이므로 전류의 위상은 저항과 축전기에서 같다.

769 ○

$\omega L-\frac{2}{\omega C}=0$이므로 임피던스는 R이다.

770 ○

각진동수가 전류의 진폭이 최대가 될 때 소모되는 전기에너지는 최대가 되므로 스위치를 닫으면 스위치를 닫기 전보다 감소한다.

771 ○

만일 스위치를 닫으면 전기 용량이 C이므로 임피던스는 $Z=\sqrt{R^2+(\omega L-\frac{1}{\omega C})^2}$ 이다.

772 ○

전기 용량이 C이고, 임피던스는 $Z=\sqrt{R^2+(\omega' L-\frac{1}{\omega' C})^2}$ 이므로 전류의 진폭이 최대가 되기 위해서 $\omega' L-\frac{1}{\omega' C}=0$ 이어야 한다. 즉, 전류의 진폭이 최대가 되기 위한 각진동수(ω')는 $\sqrt{\frac{1}{LC}}$ 이다. 따라서 전류의 진폭이 최대가 되기 위한 각진동수(ω)는 감소한다.

773 ×

전압의 위상은 축전기에서 전류가 일정하게 흐르기 때문에 오른쪽 축전기에서와 왼쪽 축전기에서가 같다.

V. 전자기학

▌개념이론

저항과 축전기는 직렬로 연결되어 있으므로 같은 전류가 흐르며, 저항과 코일은 병렬로 연결되어 있으므로 같은 크기의 전압이 걸린다.

▌정답해설

774 ✕

저항과 축전기의 회로는 같은 전류가 통과하게 되고, 저항에 걸리는 전압의 위상은 전류의 위상과 같다. 그러나 축전기에 걸리는 전압의 위상은 전류의 위상보다 90° 늦다.

775 ✕

RC 회로에서 임피던스는 $Z = \sqrt{R^2 + (\frac{1}{\omega C})^2}$ 에서 ω가 증가하면 Z는 감소하게 된다.

776 ○

ω를 증가시키면 코일 양단의 임피던스는 $Z = X_L = \omega L$에서 증가하게 된다. 병렬 회로이므로 코일 양단에 걸리는 전압 진폭이 일정하게 유지되므로 $V = IZ$에서 전류 진폭 I는 감소한다.

777 ✕

다른 조건을 그대로 두고 ω를 감소시키는 경우 유도리액턴스값 $X_L = \omega L$은 감소한다.

778 ✕

회로의 소비전력은 저항에서만 생긴다. 따라서 저항을 통과하는 전류의 진폭에 따라 소비전력이 결정된다. RC 회로에서 임피던스는 $Z = \sqrt{R^2 + (\frac{1}{\omega C})^2}$ 에서 ω가 감소하면 Z는 증가하게 된다. 따라서 전류 진폭이 감소하여 소비전력이 감소한다.

V. 전자기학 | 779-784

개념이론
막대가 일정한 속력으로 움직이기 위해서는 알짜힘이 0이어야 한다. 따라서 자기력과 중력은 서로 평형을 이룬다.

정답해설

779 ○

막대의 전하는 $qE = qvB$의 평형을 만족하게 되고, a와 b 사이의 전위차를 V라 하면 $E = \dfrac{V}{l}$에서 $V = Blv$가 된다. 이것은 패러데이 법칙을 이용해도 마찬가지이다.

780 ○

저항이 R이므로 a와 b 사이의 흐르는 전류는 $\dfrac{Blv}{R}$이다.

781 ×

유도 전류는 렌츠의 법칙을 적용하면 반시계 방향으로 흐른다. a의 전위가 b의 전위보다 높은 것은 a의 음(−) 전하가 계속 b쪽으로 이동된 결과이다.

782 ○

일정한 속력으로 움직이기 때문에 알짜힘이 0이므로 자기력은 중력과 평형을 이룬다. 따라서 막대에 작용하는 자기력의 방향은 중력과 반대이다.

783 ○

유도 전류는 $i = \dfrac{Blv}{R}$의 관계가 있으므로 $mg = Bil = Bl\dfrac{Blv}{R}$이다.

784 ○

$mg = \dfrac{B^2l^2v}{R}$을 정리하면 $v = \dfrac{mgR}{B^2l^2}$이다.

V. 전자기학 | 785-789

▌개념이론

RL 회로의 임피던스 Z는 $Z=\sqrt{R^2+X_L^2}$ 으로 계산할 수 있다.

▌정답해설

785 ✕

임피던스 Z는 $Z=\sqrt{R^2+X_L^2}$ 이고, $X_L=\omega L$이다. ω가 커지면 X_L이 증가하고, Z가 증가한다.

786 ○

a점의 전류의 진폭과 V와의 관계는 $I=\dfrac{V}{Z}$이다. 여기서 임피던스 Z는 $Z=\sqrt{R^2+X_L^2}$ 이고, $X_L=\omega L$이다. ω가 커지면 X_L이 증가하고, Z가 증가하여 전류 진폭 I는 감소한다.

787 ✕

b와 c 사이의 전압 진폭은 $V_L=IX_L$이다. ω가 커지면 X_L이 증가하고, I가 감소하여 $V_L=IX_L$의 관계식으로는 그 증감을 확인할 수 없다. 저항에 걸린 전압의 진폭은 $V_R=IR$에서 I가 감소하면 V_R이 감소하므로 전체 교류 전원의 전압 진폭 V은 $V=\sqrt{V_R^2+V_L^2}$ 의 관계에 따라 V_R은 감소하고, V_L은 증가한다.

788 ○

ω가 커질수록 전류의 진폭이 감소하므로 회로에서 소모되는 전기에너지는 감소한다.

789 ✕

회로에 흐르는 순간 전류를 $i=I\cos\omega t$라 하면 저항에 걸리는 순간 전압은 $v_R=V_R\cos\omega t$가 되고, 코일에 걸리는 순간 전압은 $v_L=L\dfrac{di}{dt}$의 관계에 따라 $v_L=-\omega L\sin\omega t$가 된다. 따라서 a와 b 사이의 전압(v_R)의 위상이 b와 c 사이의 전압(v_L)의 위상보다 90° 느리다.

V. 전자기학 | 790-795

개념이론

원형 도선 주변의 자기장이 시간에 따라 변하므로 원형 도선에 유도 전류가 흐르게 된다.

정답해설

790 ○

$t = \dfrac{1}{4}T$인 순간 그래프에 따라서 자기장의 크기는 최대이다.

791 ×

자기장을 받는 면적이 일정한 상황에서 dB/dt가 큰 경우, 즉 시간당 외부 자기장 변화가 큰 경우에 가장 큰 유도 기전력과 유도 전류가 형성된다. 즉, 그래프의 순간 기울기가 유도 전류 크기에 비례하므로 $t = \dfrac{1}{4}T$인 순간 유도 전류는 0이다.

792 ○

$t = t_1$에서 외부에 형성된 자기장은 문제의 약속에 따라 지면에서 수직으로 올라오는 방향으로 증가하며 원형 도선은 이러한 외부 자기장 변화에 방해하도록, 즉 지면 아래로 들어가는 자기장을 만들도록 시계 방향의 유도 전류를 형성한다. (유도 전류의 방향이 오른손 네 손가락의 감아쥐는 방향일 때 솟아오른 엄지의 방향이 형성된 유도 자기장의 방향이다.)

793 ○

dB/dt, 즉 그래프의 순간 기울기가 $t_2 < t < T$에서 계속 증가하므로 유도 전류의 세기는 점점 증가한다.

794 ○

$0 < t < T$인 t에 대해 유도 전류의 세기가 0인 순간은 $\dfrac{1}{4}T$와, $\dfrac{3}{4}T$인 2회이다.

795 ×

$0 < t < T$인 t에 대해 유도 전류의 세기가 최대인 순간은 $\dfrac{T}{2}$인 1회이다.

V. 전자기학 | 796-801

┃개념이론

가우스 법칙을 적용할 수 있다.

┃정답해설

796 ×

도체 내부로 가우스 표면을 잡아서 가우스 법칙 $\oint EdA = \dfrac{Q_{end}}{\epsilon_0}$을 적용하면 $Q_{end}=0$이어야 한다. 따라서 $r=a$에서 전하는 0이다.

797 ○

$r=a$에서 전하는 0이고, 알짜전하는 $+Q$이므로 $r=b$에 분포된 전하량은 $+Q$이다.

798 ×

도체 내부의 전기장은 0이고 $r=b$에 분포된 전하량은 $+Q$이므로 $r=c$에 분포된 전하량은 $-Q$이다.

799 ○

$r=c$에 분포된 전하량은 $-Q$이고, 알짜전하가 $-2Q$이므로 $r=d$에 분포된 전하량은 $-Q$이다.

800 ○

$r>d$에서 $\oint EdA = \dfrac{Q_{end}}{\epsilon_0}$을 적용하면 $E4\pi r^2 = \dfrac{-Q}{\epsilon_0}$이다.

따라서 전기장의 세기는 $\dfrac{1}{4\pi\epsilon_0}\dfrac{Q}{r^2}$이고 방향은 $-r$방향이다.

801 ×

$r>d$에서 전기장은 800번에서 $E=-\dfrac{1}{4\pi\epsilon_0}\dfrac{Q}{r^2}$이므로 전위는 $r=\infty$인 지점에서 $V=0$인 기준으로 $V=-\dfrac{1}{4\pi\epsilon_0}\dfrac{Q}{r}$이다. 따라서 $V=-\dfrac{1}{4\pi\epsilon_0}\dfrac{Q}{d}$이다.

V. 전자기학 | 802-806

개념이론
도체 내부의 전기장이 0이며, 도체 표면에만 전하가 분포한다.

정답해설

802 ○

$r = \dfrac{R}{2}$인 곳에서 가우스면을 그리면 $E \times (4\pi(\dfrac{R}{2})^2) = \dfrac{q}{\epsilon_0}$라고 할 수 있다. 따라서 전기장의 크기는 $\dfrac{q}{\pi\epsilon_0 R^2}$이다.

803 ×

도체 내부의 전기장이 0이므로 $r = R$인 구 표면에 대전된 전하량은 $-q$이다.

804 ×

$r = R$인 구 표면에 대전된 전하량은 $-q$이고, 중심에 양전하 q가 존재하므로 $r = 2R$인 구 모양의 가우스 표면 내부의 알짜전하는 0이다.

805 ○

$r = 2R$인 곳에서 가우스면을 그리면 알짜전하량의 크기가 0이다. 따라서 전기장의 크기도 0이다.

806 ○

$r = R$에서 도체에 대전되는 전하량은 $-q$이다. 따라서 이곳의 면적이 $4\pi R^2$이므로 면전하 밀도는 $\dfrac{-q}{4\pi R^2}$이다.

V. 전자기학

개념이론
스위치를 A에 연결한 뒤 오랜 시간이 지나면 도선에 전류가 흐르지 않는다.

정답해설

807 ×

연결한 순간 축전기에는 전하기 쌓이지 않고 두 저항 R_1, R_2에만 전압 20V가 걸린다.

따라서 저항의 비율로 전압을 나누어 가지므로 $V_1 = 20(\frac{1}{3})$V이다.

808 ×

스위치를 A에 연결하고 오랜 시간이 지난 후 축전기에 걸리는 전압은 회로에 전류가 흐르지 않으므로 전체 전압과 같다. 따라서 축전기에 걸리는 전압은 20V이다.

809 ○

스위치를 A에 연결할 때 시간 상수는 RC이므로 $4.5 \times 10^{-4}\,(s)$이다.

810 ×

오랜 시간이 흐르면 축전기에 전하가 완전 충전되고, 도선에는 전류가 흐르지 않는다.

811 ○

B에 연결하고 오랜 시간이 흐르면 코일 속을 통과하는 전류는 저항 R_1, R_2의 직렬 연결에 의해 $\frac{2}{3}$A가 흐른다.

따라서 코일 내부에 저장되는 자기에너지는 $E_B = \frac{1}{2}LI^2 = \frac{1}{2}2(\frac{2}{3})^2 = \frac{4}{9}$J이다.

V. 전자기학 | 812-816

개념이론
폐회로의 법칙을 적용하여 각 저항에 걸리는 전류의 크기를 계산한다.

정답해설

812 ○
R_1에 흐르는 전류의 세기를 i라고 하면 폐회로의 법칙에 따라 $5-10i=0$이므로 $i=0.5$A이다.

813 ×
R_2에 흐르는 전류의 세기를 x라고 하면 폐회로의 법칙에 따라 $5-6+5x+4=0$라고 쓸 수 있다. 따라서 $x=-0.6$A이다.

814 ○
소비전력은 $x^2R=0.6^2\times 5=1.8$W이다.

815 ×
a에 흐르는 전류는 R_2에 흐르는 전류와 같기 때문에 0.6A이다.

816 ○
전위는 $6V+5\times 0.6V=9V$이므로 a점이 b점보다 9V높다.

V. 전자기학 | 817-821

▌개념이론

질량 분석기에서 원운동의 반지름 $r = \dfrac{mv}{qB}$ 을 만족한다.

▌정답해설

817 ×

처음에 반시계방향으로 회전을 출발하는 순간 아랫 방향으로 힘을 받아야 하므로 (+)전하이다.

818 ×

입자는 두 번째 반원 운동을 하는 동안 운동에너지 $q\Delta V + \dfrac{1}{2}mv_0^2$ 를 갖게 된다.

819 ○

$x = 0$에 다시 도달했을 때의 속도가 v_0이고, 회전 반경이 $r = \dfrac{mv}{qB}$ 임을 이용하면 회전 반경이 2배가 되었다는 것은 속도가 2배가 된 것이므로 $q\Delta V = \Delta E_k$ 임을 이용하면

$q\Delta V = \dfrac{1}{2}m(2v_0)^2 - \dfrac{1}{2}mv_0^2 = \dfrac{3}{2}mv_0^2$ 이다.

820 ○

$q\Delta V = \dfrac{1}{2}m(2v_0)^2 - \dfrac{1}{2}mv_0^2 = \dfrac{3}{2}mv_0^2$ 에서 전위차 ΔV는 $\dfrac{3mv_0^2}{2q}$ 이다.

821 ×

주기는 $Bqv = \dfrac{mv^2}{r}$ 에서 $v = \dfrac{Bqr}{m}$ 로 정리할 수 있고, $v = \dfrac{2\pi r}{T}$ 이므로 $\dfrac{2\pi r}{T} = \dfrac{Bqr}{m}$ 라고 할 수 있다. 따라서 $T = \dfrac{2\pi m}{qB}$ 이므로 초기 속도와 무관하게 같다.

V. 전자기학 | 822-826

개념이론
비오 사바트의 정의를 이용하여 도선에서 생성되는 자기장의 크기를 계산한다.

정답해설

822 ×
반지름이 r이고 흐르는 전류가 i인 완전한 원모양의 도선에서 생성되는 자기장의 크기는 Bit-savart 정의에 따라 $\int_0^{2\pi} \frac{\mu_0 i}{4\pi} \frac{rd\theta}{r^2}$에서 $\frac{\mu_0 i}{2r}$이다.

823 ○
오른 나사 법칙에 따라 S가 열려있을 때 중심 점에서 원형 도선에 의한 자기장의 방향은 지면에서 나오는 방향이다.

824 ○
S가 열려있을 때 중심 O점에서 원형 도선에 의한 자기장의 크기는 $\int_0^{\pi} \frac{\mu_0 i}{4\pi} \frac{rd\theta}{r^2} = \frac{\mu_0 i}{4r}$이다.

825 ○
$R_1 = R_2$이면 두 반원 모양의 도선에 흐른 전류의 세기는 병렬연결이기 때문에 같다. 그런데 두 저항의 전류의 방향이 시계방향과 반시계방향으로 반대 방향이다. 따라서 S를 닫았을 때 중심 O에서 자기장의 크기는 0이다.

826 ○
$R_1 > R_2$이면 두 반원 모양의 도선에 흐른 전류의 세기는 병렬연결이기 때문에 저항의 크기가 작은 쪽으로 더 큰 세기의 전류가 흐른다. 그런데 두 저항의 전류의 방향이 시계방향과 반시계방향으로 반대 방향이다. 따라서 S를 닫았을 때 자기장의 방향은 전류의 세기가 큰 쪽의 방향을 따르게 된다. 따라서 중심 O에서 자기장의 방향은 지면에서 나오는 방향이다.

V. 전자기학 | 827-831

| 개념이론

전하가 일정한 자기장 영역에서 나선 운동을 하는 상황이다.

| 정답해설

827 ✕

전자기력이 구심력이고 속도와 자기장이 $90°-\phi$의 각을 이루므로 구심력의 크기는 $Bqv\cos\phi$이다.

828 ○

전자기력이 구심력으로 작용하므로 $Bqv\cos\phi = \dfrac{mv^2\cos^2\phi}{r}$이다.

따라서 $r = \dfrac{mv\cos\phi}{Bq}$이므로 v가 두 배가 되면 r도 두 배가 된다.

829 ○

$Bqv\cos\phi = \dfrac{mv^2\cos^2\phi}{r}$에서 $v\cos\phi = \dfrac{2\pi r}{T}$를 대입하여 정리하면 $T = \dfrac{2\pi m}{Bq}$이다.

수직방향으로 등속운동을 하기 때문에

$P = v\sin\phi \times T = v\sin\phi \times \dfrac{2\pi m}{Bq} = \dfrac{2\pi mv\sin\phi}{Bq}$이다. 따라서 v가 두 배가 되면 P도 두 배가 된다.

830 ✕

$T = \dfrac{2\pi m}{Bq}$이므로 T는 v가 변하여도 일정하다.

831 ✕

$T = \dfrac{2\pi m}{Bq}$이므로 B가 두 배가 되면 T는 $\dfrac{1}{2}$배가 된다.

V. 전자기학 | 832-836

개념이론
a, c에서는 원형 도선을 통과하는 자속의 크기가 변화하기 때문에 유도전류가 흐르지만, b에서는 자속이 일정하므로 유도전류가 흐르지 않는다.

정답해설

832 ○
a에서 유도전류의 방향은 들어가는 자기장이 증가하기 때문에 변화를 상쇄시켜주는 반시계방향이다.

833 ×
유도 b에서는 자속 변화($\Delta\Phi$)가 없기 때문에 유도 전류가 흐르지 않는다.

834 ×
유도 전류의 방향은 a에서는 들어가는 자기장이 증가하기 때문에 나오는 자기장이 생성되도록 반시계방향의 유도 전류가 흐르고, c에서는 들어가는 자기장이 감소하기 때문에 들어가는 자기장이 생성되도록 시계방향의 유도 전류가 흐른다. 따라서 유도 전류의 방향은 a와 c에서 반대이다.

835 ○
유도 전류의 세기는 고리모양의 도선의 저항이 일정하므로 유도 전압의 크기에 비례한다.

$\varepsilon = -N\dfrac{\Delta\Phi}{\Delta t}$ 인데 a지점을 통과한 뒤 b를 포함한 영역을 지날 때 자속 변화($\Delta\Phi$)가 없고 등속 운동을 하여 c를 지날 때 속력이 더 작다.

836 ○
시간당 자속 변화가 c에서 더 작기 때문에 유도 전류의 세기는 a보다 c가 작다.

V. 전자기학 | 837-841

■ 개념이론

RLC 직렬 교류 회로이다.

■ 정답해설

837 ✗

저항과 코일의 전압은 진동수와 관계없이 코일이 항상 저항 보다 $\frac{\pi}{2}$ 만큼 빠르다.

838 ✗

교류전원의 진동수를 증가시키면 $X_C = \frac{1}{\omega C}$ 는 감소하고 $X_L = \omega L$ 은 증가하기 때문에 임피던스 $Z = \sqrt{R^2 + (X_L - X_C)^2}$ 는 증가한다. $I = \frac{V}{Z}$ 에서 회로에 흐르는 전류의 진폭이 감소하므로 V_R 은 감소한다.

839 ✗

회로에 흐르는 전류의 진폭은 직렬연결이므로 같고, **838**번에서 회로에 흐르는 전류의 진폭이 감소하므로 코일에 흐르는 전류의 진폭은 감소한다.

840 ○

저항에서 소비되는 평균전력은 $P = I^2 R$ 이므로 감소한다.

841 ○

회로에 흐르는 전류와 교류 전원 전압의 위상차(ϕ)는 $\tan\phi = \frac{X_L - X_C}{R}$ 에서 분자가 증가하기 때문에 위상차는 증가한다.

VI
현대물리학

빠른답

VI. 현대물리학										
	842 ○	843 ×	844 ○	845 ○	846 ○	847 ○	848 ×	849 ○	850 ×	851 ○
	852 ○	853 ×	854 ○	855 ○	856 ×	857 ○	858 ○	859 ×	860 ○	861 ○
	862 ×	863 ○	864 ○	865 ×	866 ○	867 ×	868 ×	869 ○	870 ○	871 ○
	872 ○	873 ○	874 ○	875 ○	876 ×	877 ○	878 ○	879 ○	880 ○	881 ○
	882 ○	883 ○	884 ×	885 ○	886 ○	887 ○	888 ○	889 ○	890 ○	891 ○
	892 ○	893 ×	894 ○	895 ○	896 ○	897 ×	898 ○	899 ○	900 ○	901 ×
	902 ×	903 ×	904 ○	905 ×	906 ○	907 ○	908 ○	909 ○	910 ○	911 ○
	912 ×	913 ×	914 ×	915 ○	916 ○	917 ×	918 ○			

VI. 현대물리학 | 842-846

개념이론

운동량과 물질파는 $p = \dfrac{h}{\lambda}$의 관계가 있다.

정답해설

842 ○

영역 A, B에서 운동에너지의 비율은 49:64이다. 운동에너지는 $\dfrac{1}{2}mv^2 = \dfrac{p^2}{2m}$으로 운동량 제곱에 비례하므로 운동량의 비율은 $p_A : p_B = 7 : 8$이다.

843 ×

운동량과 물질파는 $p = \dfrac{h}{\lambda}$의 관계가 있으므로 $\lambda_A : \lambda_B = 8 : 7$이다.

844 ○

만일 질량이 같다면 운동량의 비가 속력의 비와 동일 하므로 속력은 A에서가 B에서의 $\dfrac{7}{8}$ 배이다.

845 ○

역학적에너지가 100eV이므로 입자의 위치에너지는 A영역에서 51eV이다.

846 ○

역학적에너지는 100eV이고, 위치에너지는 각 영역에서 각각 51eV, 36eV이므로 A의 위치에너지가 B보다 15eV 크다.

Ⅵ. 현대물리학 | 847-851

개념이론

1차원 퍼텐셜 우물에 갇힌 입자의 양자 역학적 해석을 이해해야 한다. $|\psi(x)|^2$가 입자가 존재할 확률 밀도란 것을 알아야 하고, 파장이 다른 파동 함수에서 입자가 갖는 운동량을 비교할 수 있어야 한다. 또한 1차원 퍼텐셜 우물에서 입자는 위치에너지를 갖지 않고, 운동에너지만 갖는 것으로 입자의 에너지를 결정해야 한다.

정답해설

847 ○

$x=+a$, $x=-a$지점에서 퍼텐셜 에너지가 유한하면 입자는 퍼텐셜 벽에서 터널링하여 뚫고 지나 갈 수 있다. 입자가 그림의 파동함수처럼 $|x|>a$에서 0이 되려면 $U(x)$가 ∞이어야 한다.

848 ×

입자가 발견될 확률 밀도는 $|\psi(x)|^2$와 관계되므로
$x=-\frac{a}{2}$, $x=\frac{a}{2}$지점에서 확률 밀도가 가장 크고, 그 크기도 같다.

849 ○

파동함수는 원점에 대칭적이고 발견될 확률 밀도는 $|\psi(x)|^2$에 비례하므로 입자가 발견될 확률은 $-a<x<0$에서와 $0<x<a$에서가 같다.

850 ×

파동함수의 형태로 주양자수는 $n=2$이다.

851 ○

퍼텐셜 우물에서는 퍼텐셜 에너지(U)가 없으므로 입자는 운동에너지만 갖는다. $E_n=\frac{P_n^2}{2m}$에서 운동량은 $P_n=\frac{h}{\lambda_n}$이므로 파동함수의 경계 조건에서 λ_n을 확인하면 된다.

에너지는 $E_n=\frac{n^2h^2}{32ma^2}$ ($n=1, 2, 3, \cdots$)같이 양자화된다. 위 파동함수는 $n=2$이므로 $n=1$에서 에너지는 $n=2$에서보다 $\frac{1}{4}$배로 작다. 따라서 1eV이다.

VI. 현대물리학 | 852-856

▌개념이론

파장이 λ인 광자의 에너지는 $hf = \dfrac{hc}{\lambda}$ 이다.

▌정답해설

852 ○

고전 역학적 관점으로 보면 입자의 운동에너지는 퍼텐셜 장벽보다 작다. 따라서 입자는 퍼텐셜 장벽을 뛰어넘지 못한다.

853 ✕

터널효과에 의해 입자는 퍼텐셜 장벽을 뛰어넘을 확률이 존재한다. 따라서 $0 < x < L$에서 파동함수는 0이 아니다.

854 ○

터널 효과에 의해 $x > L$으로 입자가 투과할 확률이 존재한다. 따라서 $x > L$에서 입자가 존재할 확률은 0보다 크다.

855 ○

파동함수의 진폭은 입자가 존재할 확률과 관계가 있다. 입자가 존재할 확률은 터널 효과에 의해서 $x < 0$에서가 $x > L$에서보다 크다. 따라서 파동함수의 진폭은 $x < 0$에서가 $x > L$에서보다 크다.

856 ✕

터널 효과에 의해 퍼텐셜 장벽의 길이가 증가하면 입자가 투과할 확률은 감소한다.

VI. 현대물리학 | 857-861

▌개념이론

1차원 퍼텐셜 우물에 갖힌 입자의 양자 역학적 해석을 이해해야 한다. $|\psi(x)|^2$가 입자가 존재할 확률 밀도란 것을 알아야 하고, 파장이 다른 파동 함수에서 입자가 갖는 운동량을 비교할 수 있어야 한다. 또한 1차원 퍼텐셜 우물에서 입자는 위치에너지를 갖지 않고, 운동에너지만 갖는 것으로 입자의 에너지를 결정해야 한다.

$E < U_0$이더라도 전자는 퍼텐셜 장벽을 투과할 수 있다. 양자역학적으로 이 현상을 터널링이라 한다.

▌정답해설

857 ○
파동함수의 정의의 따라 파동함수의 제곱값은 확률밀도에 비례한다.

858 ○
전자의 에너지는 $-U_0$보다 크므로 sin 형태의 파동함수를 가질 수 있다.

859 ×
$x < x_1$, $x > x_2$의 영역에서는 터널링효과에 의해 입자가 존재할 수 있다.

860 ○
파동함수의 제곱을 구간에 대해 적분한 것이 그 구간에서 전자가 발견될 확률이고 확률은 연속적으로 나타나기 때문에 파동함수는 연속적으로 나타난다.

861 ○
입자의 분포가 이상적이므로 파동함수는 전역역에서 미분가능하다.

VI. 현대물리학 | 862-867

▎개념이론

무한 퍼텐셜 우물에서 입자의 에너지는 $\dfrac{h^2}{8mL^2}n^2$ 이다.

▎정답해설

862 ✕

ψ_1의 물질파 파장은 ψ_2의 물질파 파장의 2배이다.

863 ◯

ψ_1의 경우 바닥상태의 파동함수이다. 입자의 정상파 파장은 $\lambda=2L$이다. 따라서 입자가 갖는 운동량은 $p=\dfrac{h}{2L}$이 되어 입자의 전체에너지는 위치에너지가 없으므로 $E=\dfrac{p^2}{2m}=\dfrac{h^2}{8mL^2}$이 된다.

864 ◯

입자의 에너지는 $\dfrac{h^2}{8mL^2}n^2$ 이므로 가장 큰 것은 ψ_3이다.

865 ✕

$E=\dfrac{P^2}{2m}$ 이므로 입자의 에너지가 가장 클 때 운동량도 가장 크다. 따라서 입자의 운동량이 가장 큰 것은 ψ_3이다.

866 ◯

확률밀도는 $|\psi|^2$을 뜻한다. 각 파동함수에서 $x=\dfrac{L}{2}$인 지점의 $|\psi|^2$ 값은 ψ_2에서만 0이 된다.

867 ✕

ψ_3에서 입자가 발견될 확률은 $|\psi|^2$에 비례하므로 발견될 확률이 가장 높은 곳은 세 번 관찰된다.

VI. 현대물리학

▌개념이론

광전효과에서 빛(hf)에너지, 금속판의 일함수(W), 전자의 최대 운동에너지의 관계는 $hf = W + \frac{1}{2}mv^2$이다.

▌정답해설

868 ✗

광전효과에서 광자의 에너지는 금속판의 일함수와 전자의 최대 운동에너지의 합과 같다.

869 ○

광자의 에너지 $hf = 1.2W_0$이고 일함수가 W_0이므로 금속판 A의 최대 운동에너지는 $0.2W_0$이다.

870 ✗

광전효과에서 빛(hf)에너지, 금속판의 일함수(W), 전자의 최대 운동에너지의 관계는 $hf = W + \frac{1}{2}mv^2$이다. 이때 전자의 운동에너지는 $\frac{p^2}{2m}$의 형태로 생각할 수 있고, 드브로이 물질파의 파장과 운동량 관계를 운동에너지에 반영하면 $\frac{p^2}{2m} = \frac{h^2}{2m\lambda^2}$이다. 금속판 A에서 최대 운동에너지는 $0.2W_0$이다. 즉, $\frac{h^2}{2m\lambda^2} = 0.2W_0$의 관계를 만족한다. 금속판 B의 파장이 A의 절반이 되면 금속판 B에서 전자의 최대 운동에너지는 $0.8W_0$가 된다.

871 ○

광자의 에너지 $hf = 1.2W_0$이고 금속판 B의 최대 운동에너지가 $0.8W_0$이므로 금속판 B의 일함수는 $0.4W_0$이다.

872 ○

$hf_c = 0.4W_0$에서 금속판 B의 한계진동수는 $\frac{0.4W_0}{h}$이다.

Ⅵ. 현대물리학 | 873-877

▌개념이론

주어진 그림은 드브로이 물질파 가설을 실험적으로 확인한 데이비슨-저머(Davisson-Germer)의 실험 장치를 나타낸 것이다.

▌정답해설

873 ○

전압 V_e일 때 전자가 얻는 운동에너지는 $eV_e = \dfrac{p^2}{2m}$이다.

874 ○

전자의 운동량에서 전자의 파장을 드브로이 물질파 가설로 확인하여야 한다. 즉, $\sqrt{2meV_e}$가 운동량의 크기이다.

875 ○

$\lambda = \dfrac{h}{p}$에서 전자의 파장은 $\dfrac{h}{\sqrt{2meV_e}}$가 된다.

876 ✕

그림 (나)의 실험 결과를 보면 각 50도에서 가장 밝고, 30도 근방에서 어두워지고 나서 30도 이전에서 다시 밝아지는 것을 볼 수 있다. 이것은 전자의 파동성을 증명한다. 전자가 파동성을 띤다는 것과 각 50도에서 가장 밝은 산란의 세기를 보이는 것에서 니켈 표면에서 반사한 전자는 파동의 성질 때문에 보강 간섭을 일으켰다고 유추할 수 있다. 보강 간섭 조건은 두 빛의 경로차가 파장의 정수배를 띠면 된다. 즉, 경로차를 $\varDelta$라 할 때 $\varDelta = d\sin\phi = n\lambda$($n$=1,2,3,⋯)가 된다. 따라서 보강 간섭을 하는 두 빛의 최소 경로차는 $d\sin50°$이다.

877 ○

가장 밝은 무늬는 $n=1$일 때 발생한다. 따라서 $\lambda = d\sin50°$이다.
실제 실험에서 $V=54\text{eV}$일 때 전자의 파장 값은 $\lambda_{이론} = 1.67\text{Å}$과 $\lambda_{실험} = 1.65\text{Å}$으로, 둘 사이 차이가 거의 없음을 알 수 있다.

Ⅵ. 현대물리학 | 878-882

개념이론

현대물리에서 보어의 수소원자모형이 차지하는 비중이 크다. 보어가 주장한 두 가지 양자 가설을 제대로 이해해야 하고, 원운동에 따른 전자의 반지름, 속력, 에너지 등이 불연속적으로 양자화되어 있는 것을 정량적으로 학습해야 한다. 드브로이 물질파 개념과 각 운동량 보존법칙 등도 응용하여 함께 출제가 되므로 출제 가능성이 있는 모든 개념을 정리해 두는 것이 도움이 된다.

보어의 수소 원자 모형에서 전자의 궤도별 반지름과 전자의 파장을 확인하는 문제이다. 수소 원자 모형은 현대 물리에서 출제 가능성이 가장 높은 영역이므로 관련 내용을 확실히 이해해야 한다. 러더퍼드 모형의 문제점을 해결하기 위해 보어는 두 가지 양자 조건을 가설로 제시하였다. 첫 번째로 원운동하는 전자의 각운동량이 $rmv = \frac{h}{2\pi}n$ 으로 양자화 되어 있다는 것이다. 전자 궤도는 물질파 파장 $\lambda = \frac{h}{p} = \frac{h}{mv}$ 의 정수배로 정상 상태를 보인다. 즉, $2\pi r = \frac{h}{mv}n = n\lambda$ 이다.

두 번째로 전자가 에너지 준위로 전이할 때 빛이 복사되거나 흡수된다는 조건이다.

즉, 전자는 $E_m - E_n = hf$ 의 조건을 만족하면서 전이된다. 전자는 등속원운동하므로 구심력은 전기적 인력이다.

전자의 전하량을 e 라 하고, 전자의 궤도 반지름을 r_n 이라 하면 구심력은 $F = \frac{1}{4\pi\epsilon_0}\frac{e^2}{r_n^2} = m\frac{v_n^2}{r_n}$ 이 된다.

각운동량 양자화 조건을 대입하면 $r_n = \frac{\epsilon_0 h^2}{\pi m e^2}n^2$ 이고, $v_n = \frac{e^2}{2\epsilon_0 h}\frac{1}{n}$ 이 된다.

정답해설

878 ○

정상파가 이룬 모양에 따라 (가)의 주양자수(n)는 2이다.

879 ✕

(나)의 주양자수는 3이므로 주양자수(n)는 (가)에서가 (나)의 $\frac{2}{3}$ 배이다.

880 ○

수소원자의 각운동량 양자화 조건($mv_n r_n = \frac{h}{2\pi}n$)과 전자의 구심력($\frac{1}{4\pi\epsilon_0}\frac{e^2}{r_n^2} = m\frac{v_n^2}{r_n}$)을 이용하면 궤도 반지름 ($r_n$)이 n^2에 비례하는 것을 알 수 있다. $n=1$에서의 궤도 반지름을 r_0이라 하면 $r_n = r_0 n^2$이다. 전자가 운동하는 궤도의 길이와 정상파 조건에서 $2\pi r = n\lambda_n$이므로 λ_n은 $\lambda_n = \frac{2\pi r_n}{n} = 2\pi r_0 n$이다. 따라서 (가)는 $n=2$이고 (나)는 $n=3$이므로 $\lambda_{(가)} = \frac{2}{3}\lambda_{(나)}$의 관계가 있다.

881 ○

전자의 운동량은 $mv_n = \frac{h}{\lambda_n} = \frac{h}{2\pi r_0 n}$이므로 (가) 전자의 운동량이 (나) 전자의 운동량보다 더 크다.

882 ○

(나)의 전자에너지는 (가) 전자에너지보다 크다. 따라서 전자가 전이하면 전자는 에너지를 방출한다.

Ⅵ. 현대물리학 | 883-887

▍개념이론

다른 에너지 준위로 전이하면서 방출 혹은 흡수하는 에너지의 크기는 에너지 준위의 차이로 계산할 수 있다.

▍정답해설

883 ○

각 에너지 준위로 전이하는 전자기파의 파장은 에너지 준위차가 같다면 같은 값을 가진다.

884 ×

그림에서 λ_1의 에너지가 λ_2보다 크다. 따라서 파장은 에너지에 반비례하므로 $\lambda_1 < \lambda_2$이다.

885 ○

높은 에너지 준위에서 낮은 에너지 준위로 전이하면서 방출하는 에너지는 에너지 준위의 차이로 계산할 수 있다. 따라서 $n=3$에서 $n=2$로 전이하면서 방출하는 전자기파의 에너지는 $E_3 - E_2$이다.

886 ○

λ_2는 $n=3$에서 $n=2$로 전자가 전이하면서 발생하므로, $hf = \dfrac{hc}{\lambda_2} = E_3 - E_2$에 의해 $\lambda_2 = \dfrac{hc}{E_3 - E_2}$이다.

887 ×

$n=1$에서 $n=3$으로 전자가 전이하기 위해 필요한 에너지는 $E_3 - E_1$이다.

따라서 $E_3 - E_1 = hc(\dfrac{1}{\lambda_1} + \dfrac{1}{\lambda_2}) = \dfrac{hc}{\lambda}$이므로

$\lambda = \dfrac{\lambda_1 \lambda_2}{\lambda_1 + \lambda_2}$이다.

VI. 현대물리학 | 888-893

▌개념이론

주양자수에 의한 에너지 준위는 $E_n = -\dfrac{E_0}{n^2}$를 만족한다.

▌정답해설

888 ○

에너지 준위 차가 크면 클수록 광자의 진동수는 커지고 파장은 작아진다. 따라서 $\lambda_1 > \lambda_3$이다.

889 ○

$(E_3 - E_2) + (E_2 - E_1) = E_3 - E_1$이므로 $n=3$에서 $n=1$로 전이할 때 방출되는 에너지는 $n=3$에서 $n=2$로 전이할 때와 $n=2$에서 $n=1$로 전이할 때 방출되는 에너지 합과 같다.

890 ×

$(E_3 - E_2) + (E_2 - E_1) = E_3 - E_1$이 성립한다. 각 경우 에너지 차이는 진동수와 관계하므로 $f_2 + f_1 = f_3$는 성립한다. 하지만 파장은 다르다.

파장의 경우 $\dfrac{1}{\lambda_1} + \dfrac{1}{\lambda_2} = \dfrac{1}{\lambda_3}$가 성립하게 된다.

891 ○

주양자수에 의한 에너지 준위는 $E_n = -\dfrac{E_0}{n^2}$를 만족한다. E_2의 경우 $E_n = -\dfrac{E_0}{4}$가 된다.

892 ○

$E_n = -\dfrac{E_0}{n^2}$에서 전자의 에너지가 가장 높은 곳은 $n=3$일 때 이다.

893 ×

운동에너지 $E_k \propto \dfrac{1}{n^2}$이므로 전자의 운동에너지가 가장 작은 곳은 $n=3$일 때이다. 따라서 파장은 운동량에 반비례하므로 전자의 파장이 가장 긴 곳은 $n=3$일 때이다.

VI. 현대물리학 | 894-898

▌개념이론

핵반응 전후 질량수는 보존된다.

▌정답해설

894 ○

반응식에서 X=$_1^1$p이므로 X는 양성자이다.

895 ○

(나)는 전자가 방출되므로 Y의 전하량은 $-e$이다.

896 ○

(나)는 전자가 방출되는 β붕괴이다.

897 ×

방출되는 에너지는 α붕괴가 β붕괴보다 크다.

898 ×

X는 양성자이므로 질량수가 1이고, Y는 전자이므로 질량수가 0이다.

VI. 현대물리학 | 899-903

개념이론

핵반응의 전후 질량수는 보존되므로 (가)는 전자이다.

정답해설

899 ○

원자핵 반응식의 반응 전후 질량수와 원자 번호를 비교하면 (가)는 전자($_{-1}^{0}e$)이다. 따라서 (가)의 질량은 양성자보다 작다.

900 ○

(가)는 전자($_{-1}^{0}e$)이므로 (가)의 전하량은 $-e$이다.

901 ×

(가)는 전자($_{-1}^{0}e$)이다.

902 ×

현재 남은 $_{6}^{14}C$의 양이 25%이므로 반감기 T가 진행할 때마다 50%의 양이 감소하므로 전체 걸린 시간은 $2T$가 된다.

903 ×

방사성 붕괴는 원자핵 내부에서 일어나므로 온도, 압력, 기타 외부 요인에 의해 영향을 받지 않는다.

Ⅵ. 현대물리학 | 904-908

■ 개념이론

일함수보다 큰 에너지를 가진 빛을 금속에 쪼이면 운동에너지를 갖는 광전자가 튀어나온다. 이 때, 광전자의 최대 운동에너지는 $E_k = E - W$이다.

■ 정답해설

904 ○

광전효과에 따라 광자의 에너지는 일함수와 광전자의 최대 운동에너지의 합과 같다.

905 ×

광전자의 최대 운동에너지는 $E_k = E - W$이므로 E가 2배가 되도 E_k는 2배가 아니다.

906 ○

E가 더 큰 빛을 비추면 E_k가 증가하고 $E_k = \dfrac{p^2}{2m}$에서 광전자의 운동량은 증가한다.

907 ○

빛의 에너지가 증가하면 E_k가 증가하고, $E_k = \dfrac{h^2}{2m\lambda^2}$에서 물질파의 파장 λ가 감소한다. 그러므로 첫 번째 어두운 무늬의 위치가 $x = \dfrac{L\lambda}{a}$임을 이용하면 중앙 밝은 무늬의 폭은 감소한다.

908 ×

빛의 세기를 증가하면 광전자가 많이 나오나 최대 운동에너지는 변하지 않는다. 그러므로 중앙 밝은 무늬그래프의 높이(세기)는 증가하나 파장이 변하지 않으므로 폭은 불변이다.

Ⅵ. 현대물리학 | 909-913

개념이론

한 물체가 복사를 내보내는 능력은 흡수할 수 있는 능력과 깊게 연결되어있다. 왜냐하면, 일정한 온도의 물체는 주위와 열적 평형에 있으므로 흡수하는 에너지는 같은 비율로 모두 다시 내놓아야만 하기 때문이다. 흑체(Black Body)라 부르는 것은 입사하여 들어오는 모든 복사를 진동수에 상관없이 모두 흡수하는 이상적인 물체로 생각하여 문제를 풀 수 있다.

정답해설

909 ○

흑체는 빈의 변위 법칙 $\lambda_{\max} \sim \dfrac{1}{T}$을 만족한다.

910 ○

빈의 변위 법칙에 의해 $\lambda_{\max} \propto \dfrac{1}{T}$이다. 따라서 온도가 2/3배이므로 파장은 3/2배가 된다.

911 ○

그래프가 만드는 면적은 슈테판 법칙에 의해 T^4에 비례 한다.

912 ×

A의 면적은 B에 비해 $(\dfrac{3}{2})^4$배이다.

913 ×

방출되는 광자 한 개의 에너지는 $hf = \dfrac{hc}{\lambda}$이므로 파장이 같으면 에너지도 같다.

Ⅵ. 현대물리학 | 914-918

| 개념이론

유한, 무한 퍼텐셜 우물에 구속된 입자의 에너지는 $E_n = \dfrac{n^2 h^2}{8mL^2}$ 이다.

| 정답해설

914 ×

구속된 입자의 de Brglie파장은 $\lambda_n = \dfrac{2L}{n}$ 이다. 따라서 입자의 운동량은 불연속적이다.

915 ○

입자의 운동에너지는 $\dfrac{1}{2}mv^2 = \dfrac{(mv)^2}{2m} = \dfrac{h^2}{2m\lambda_n^2}$ 이므로 $\lambda_n = \dfrac{2L}{n}$ 를 대입하여 정리하면 $E_n = \dfrac{n^2 h^2}{8mL^2}$ 이라고 할 수 있고 B에서 $n=2$이므로 입자가 갖는 에너지는 $\dfrac{h^2}{2mL^2}$ 이다.

916 ○

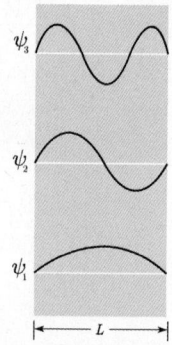

이므로 B는 $|\psi_2|^2$ 이다.

917 ×

915번에서 $E_n = \dfrac{n^2 h^2}{8mL^2}$ 이기 때문에 $n=1$일 때 즉, 파동함수가 C일 때 입자가 갖는 에너지는 가장 작다.

918 ○

구속된 입자의 de Brglie파장은 $\lambda_n = \dfrac{2L}{n}$ 에서

$\lambda_C = \dfrac{2L}{1}$ 이고, $\lambda_B = \dfrac{2L}{2} = L$ 이므로 입자의 파장은 C에서가 B에서의 2배이다.